阅读成就思想……

Read to Achieve

摆脱内心的 白熊

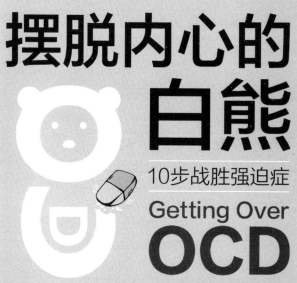

10步战胜强迫症

Getting Over OCD

A 10-Step Workbook for Taking Back Your Life

第2版 Second Edition

［美］乔纳森·S. 阿布拉莫维茨 ◎ 著　陈楠 ◎ 译
（Jonathan S. Abramowitz）

中国人民大学出版社
· 北京 ·

图书在版编目（CIP）数据

摆脱内心的白熊：10步战胜强迫症 ／（美）乔纳森
·S. 阿布拉莫维茨（Jonathan S. Abramowitz）著；陈
楠译. -- 2版. -- 北京：中国人民大学出版社，2023.3
书名原文：Getting Over OCD: A 10-Step Workbook
for Taking Back Your Life, Second Edition
ISBN 978-7-300-31499-0

Ⅰ．①摆… Ⅱ．①乔… ②陈… Ⅲ．①强迫症－通俗
读物②情绪－自我控制－通俗读物 Ⅳ．①R749.99-49
②B842.6-49

中国国家版本馆CIP数据核字(2023)第036109号

摆脱内心的白熊：10步战胜强迫症（第2版）

[美]乔纳森·S.阿布拉莫维茨（Jonathan S.Abramowitz）　著

陈楠　译

BAITUO NEIXIN DE BAIXIONG：10 BU ZHANSHENG QIANGPOZHENG（DI 2 BAN）

出版发行	中国人民大学出版社			
社　　址	北京中关村大街31号		**邮政编码**	100080
电　　话	010-62511242（总编室）			010-62511770（质管部）
	010-82501766（邮购部）			010-62514148（门市部）
	010-62515195（发行公司）			010-62515275（盗版举报）
网　　址	http://www.crup.com.cn			
经　　销	新华书店			
印　　刷	天津中印联印务有限公司			
规　　格	170mm×230mm　16开本		**版　　次**	2023年3月第1版
印　　张	22.25　插页1		**印　　次**	2023年3月第1次印刷
字　　数	290 000		**定　　价**	89.00元

强迫症跟其他精神障碍一样，都是生物、心理和社会因素共同作用于患者的结果。强迫症是临床上常见的一种精神障碍，它的治疗一直是临床上的难点，特别是在以药物治疗为主的过去和现在，在绝大多数精神心理科人员还都没掌握认知行为治疗（CBT）之前。我是一名精神科医生，在学习 CBT 之前，对于强迫症的治疗也常常感到束手无策，因为药物治疗对于强迫症的有效率不高，患者停药后强迫症状容易复发或加重，所以就会出现患者服用的药物剂量越来越高、种类越来越多，效果却越来越差的局面。

CBT 在强迫症治疗方面有着独特的优势，居于一线治疗地位，明显优于药物治疗。按照 CBT 的理论，强迫症与患者功能不良性的认知有关，如果能将患者功能不良性的认知转变为适应性的认知，其症状就可以得到明显改善；如果能将患者功能不良性的信念转变为适应性的信念的话，患者的强迫症状就可以得到持久的改善。因此，CBT 着重于教授患者了解 CBT 原理，在此基础上学会重新认识其强迫症，然后学着改变患者习以为常的思维和行为应对模式，从而逐步走出强迫症的泥潭，因为患者那些习以为常的思维和行为应对模式正是让患者陷入强迫症泥潭的关键力量。要想让患者做到这一点，就依赖于医生（或治疗师）与患者之间稳固的合作联盟。这一点译者在序中已做过介绍，在此不做赘述。

在简要介绍 CBT 在强迫症治疗中的作用后，就特别想谈一谈《摆脱内心的白熊：10 步战胜强迫症（第 2 版）》这本书。这既是一本供强迫症患者自助学习进而帮助自己走出强迫症的书，又是一本供精神心理从业人员学习强迫症 CBT 治疗的书。这本书浅显易懂，操作性强，值得购买。

在此序的最后，我特别想介绍一下译者陈楠。她是我的小同事，从第二届"中美认知行为治疗培训班"开始，她就经常应邀担任我们培训班的翻译。她不仅是一名出色的翻译，而且是一位常年从事心理治疗的临床心理治疗师。在作序之前，我粗略地浏览了此书，她的翻译让我爱不释手，一如她在培训班当中的现场口译一样。她的翻译准确简洁、不拗口，就像她的为人，简单真诚，乐观向上。

我非常喜欢这本书，所以特别推荐给各位读者，也希望你们能喜欢她的这本译作！

李献云

北京回龙观医院临床三科主任、主任医师
中国心理学会临床心理学注册工作委员会注册督导师

作为心理咨询与治疗的重要流派之一，认知行为治疗（Cognitive Behavioral Therapy，CBT）在业界可以说是无人不知、无人不晓。回想 2003 年，作为即将毕业的应用心理学研究生，初出茅庐的我带着自己的咨询记录和个案报告参加国家二级心理咨询师答辩时，大言不惭地说选择 CBT 的原因是"简单""清晰""好入手"，现在想来真是令人汗颜。事实是，自 2012 年起，我连续五年受邀担任北京心理危机研究与干预中心与国际认知治疗协会（International Cognitive Analytic Therapy Association，ICATA）、贝克认知行为疗法研究所（Beck Institute for Cognitive Behavior Therapy，BICBT）等联合举办的"中美认知行为治疗培训班"的翻译，有幸与基斯·S. 多布森（Keith S.Dobson）等国内外多位认知行为治疗领域的专家进行学习和交流，并通过在临床中与来访者的共同工作，才真正意识到 CBT 的魅力所在，并深深地为它倾倒。

因循证基础好、结构清晰、短程高效等特点，CBT 目前已成为世界上流行最为广泛、被使用最多的心理治疗方法，被多项国际疾病治疗指南认可为首选（或替代）治疗方法，针对焦虑障碍、抑郁障碍、强迫障碍、惊恐障碍、心理生理障碍（包括失眠症、神经性贪食症、厌食症、慢性疲劳综合征）、人格障碍、性心理障碍、童年期和少年期精神障碍、应激相关障碍、自杀、物质依赖甚至是重性精神疾病（如精神分裂症）均有成熟的治疗方案和治疗策略。CBT 是一种在实战中与时俱进的、不断调整和进化的治疗方法，最新的进展包括正念认知、接纳承诺和辩证行为治疗，等等。应该说，乔纳森·S.阿布拉莫维茨博士在这本书中针对强迫症治疗所介绍的方法和内容恰恰体现了 CBT 的优势所在。

首先，知己知彼，百战不殆。健康宣教是 CBT 治疗中非常重要的一部分，这也是我们在本书的第一部分要了解的基本知识，如究竟什么情况才算强迫症？强迫症究竟是怎么来的？它的诱因、作用机制、原理和治疗方法都是什么？我们应该怎样去看待它？

其次，CBT 具有明确的结构化流程和非常详尽的示例。正如我们将在本书的第二部分和第三部分所看到的，它会将治疗过程分解细化成逐步渐进的小目标，提供多种令人印象深刻、便于掌握的应对策略、技巧和练习（谁会忘记"门口的讨厌鬼"呢）。在治疗师（或是这本自助手册）的引导下，来访者、家属乃至懵懂的新手治疗师（比如当年的我）都可以一步一步慢慢切入，不会感觉信息太多、问题太难、无从下手。

再次，CBT 的治疗永远都是以互相合作的治疗关系为中心的，任何一个治疗目标的设定都是咨询师与来访者沟通的结果。正如本书第 4 步的标题所描述的，来访者所拥有的是量身定制的治疗方案。在乔纳森博士的引导下，他们通过自己的思考和努力，可以真正定位自己的困扰和恐惧，并最终具有解决问题的可能。在应用本书的过程中，来访者会发现选择权永远都在自己手中，他们可以选择解决眼前的一个小问题（比如某个闯入的强迫观念），也可以继续推进去讨论某个长期深层的困扰（比如核心信念的形成与调整）。

最后也是最重要的，CBT 将治疗视为一种学习方法的过程。作为一名饱受强迫症困扰的患者，他们需要专业人士（和书籍）的帮助与指引，通过不断的努力、学习和练习，每位患者都可以掌握更好的、更具效果的应对方法。就像乔纳森博士在第 10 步中"临别寄语"所说的："你所练习和学到的知识永远都属于你自己，你永远都能使用它们，不用依赖别人的建议去决定每个星期做什么，也不需要没完没了地去吃处方药。你所掌握的技术和知识是属于你自己的，没有人能夺走，取之不尽，用之不竭。"没错，授人以鱼不如授人以渔，希望这本书能够让我们的读者学会并享受"捕鱼"的快乐。

我在翻译此书期间，得到了多位老师和朋友的指点与帮助。感谢我的治疗督导老师李献云主任，她精湛的医术、诚挚的态度和耐心的指点永远是我从事心理治疗路上的一盏明灯；感谢北京心理危机研究与干预中心治疗团队的各位老师和同事；感谢我的治疗师小伙伴姚晶和王云辉，与你们的交流和讨论是推动我思考和进步的源泉。另外，还要特别感谢中国人民大学出版社张亚捷老师及各位编辑一直以来的支持，此书的出版和你们的努力是分不开的。

鉴于水平和时间所限，疏漏之处在所难免，还盼读者不吝指正。

— 前　言 —

强迫症（obsessive-compulsive disorder，OCD）是否正在妨碍你的生活？

也许你从来没有真正地考虑过这个问题。不管怎么说，你的生活目前肯定还没有彻底停摆。但是，强迫症在某种程度上已经干扰了你的生活：也许让你无法前往自己想去的地方；也许让你在自己想做的事情上止步不前；也许占用你宝贵的时间令你无暇他顾；也许让你感觉不太舒服。

怎样才能消除强迫症带来的干扰呢？答案就在这本书里。

欢迎你，我希望接下来的阅读对你而言会是一场收获与挑战并存的旅程。说收获，是因为通过练习本书中所列的技巧，你会发现自己获得了令人惊讶的巨大改变。想象一下，你再也不需要和强迫思维作战，再也不需要回避、逃跑，再也不需要依赖强迫行为来应对生活，日常生活中再也没有那么多的限制。听起来好极了，不是吗？说挑战，是因为那些能帮助你克服强迫症的技巧是需要练习和通过艰苦努力才能掌握的。你以前是否尝试过寻求帮助？也许那些治疗方法没有效果。你目前是否正在接受心理治疗？也许要找到一位能有效处理强迫症问题的治疗师并不容易。遗憾的是，大部分强迫症患者都没有机会从有资质的精神卫生或行为治疗专家那里获取帮助，这也是我下决心撰写本书的主要原因之一。也许这是你第一次准备为改善自己的强迫症状做点努力。不管怎样，你选择这本书，就意味着你选择了一项已有 50 年科学研究支持的治疗方法。我本人之前就进行过此类研究，也有许多和强迫症患者共同工作的经验，因此对强迫症及其治疗方法均有较为深入的了解。在撰写这本书的过程中，我力图将前沿的科学研究进展和个人的临床经验相结合，以最易于实施的方式将目前治疗强迫症的最佳方法分享给你。这种方法叫作暴露与反应阻断技术（exposure and response prevention，ERP），是 CBT 的一种亚型。

为什么我要写这本书的第 2 版呢？因为自第 1 版面世后，学界在强迫症的治疗上已经取得了许多令人兴奋且具影响力的科学研究进展，这使我们对强迫观念和强迫行为的认识和治疗发生了转变。比如，我们现在对接纳与承诺疗法（acceptance and commitment therapy，ACT①）的治疗效果有了更深入的了解，它为我们理解和定位强迫症提供了一个全新的角度。ACT 认为，对强迫和焦虑的抗拒和反击往往是无用的，重要的是要改变自己与这些情绪和其他糟糕的个人经历之间的关系，不要让这些负面情绪干扰你的正常生活。我个人的研究结果显示，对于过去一直难以从暴露与反应阻断技术中获益的患者而言，ACT 可以放大（但并非取代）暴露与反应阻断技术的效果，给他们带来新的希望。因此，在本书的第 2 版里我增加了 ACT 的技巧介绍，以帮助读者从整个治疗过程中获取最大的治疗效果。

此外，第 2 版也加入了暴露与反应阻断技术在神经科学领域的研究进展。比如，既往我们认为暴露疗法最重要的是诱发恐惧的刺激，但对大脑的研究结果否定了这项假设，在治疗过程中真正至关重要的一步是用暴露中学习到的新观念（如"浴室是安全的"）去推翻过去的强迫观念（如"浴室会让我生病"）。这个过程叫作抑制学习。科学研究引发了心理治疗的巨大变化，推动治疗师调整暴露与反应阻断技术的实施过程以使疗效最大化。例如，治疗的

---

① 学界通常认为 ACT 的核心是行为疗法，是关于采取行动的。所以将 ACT 读作一个单词，取意为"行动"，而不是读作 A-C-T 三个缩略字母。——译者注

重点应该是谨慎设置每一次的暴露练习并在多种情境中重复这种暴露，以此反复挑战患者的强迫性恐惧，而不是仅仅关注练习中患者的焦虑水平是否有所降低。我们诊所目前在临床治疗中会应用许多"抑制学习策略"来促进暴露与反应阻断技术的实施。我对此已有一定的了解，也会在本书的第 7 步和第 8 步中将其整合进来。

与其他同类型的书籍相比，我在本书中所描述的所有方法和技巧都经过了设计完备的临床研究的检验，有很强的循证依据。科学研究的结果已经证明，在将本书中所阐述的方法应用于临床治疗时，患者通常能够感受到强迫症状的明显缓解及应对生活能力的大幅度提升。简言之，我会选择那些在临床上已经证实有效的方法和策略，并将其改良为自助式手册提供给你。我既是你的教练，传授所有的小技巧来帮助你应对问题；也是你的拉拉队队长，给你鼓励，让你能够坚持下去。

让我们来想想，自己的问题到底有多严重？也许强迫症只是你生活中的"小插曲"，只在某些特定的时刻出来找麻烦：比如必须在公共场合上厕所；比如最后一个下班不得不负责锁门；比如看到一把刀、一根球棒、易受伤害的人或宠物就诱发自己并不想要的实施暴力的念头。也许强迫观念和强迫行为是你生活中的常客，影响了你的人际关系、家庭关系、信仰和精神生活，以及工作和人生中的各个重要领域。也许你脑中会持续出现（你并不想要的）关于性的想法，或是怀疑和害怕自己犯下罪行或不可挽回的大错；也许你总是担心自己要为诱发某件可怕的事而负责；也许事情看起来永远不是"刚刚好"，而你持续感受到那种要将其改正或安排到完美的强烈渴求。不管强迫观念和强迫行为到底给你带来了多少麻烦，我希望你愿意加入我的"10 步之旅"，跟我一起走向健康、自由和更充实的生活。我想你会发现每一步的努力都是值得的。

我是谁

我第一次和强迫症打交道是在 1994 年，那时我还是孟菲斯大学临床心理学专业的一名博士研究生。作为正在接受培训的治疗师，我当时负责的是一位温文尔雅的女性患者，她总是担心自己会突然暴怒失控，趁家人熟睡将他们全部杀死。因此，她将家里所有的刀具都锁了起来，而且频繁向上苍祈祷，希望神明能保佑自己不要做出那种毫无理性的可怕行为。那时的我虽然已经读过很多关于强迫症的专业书籍和科研论文，但亲耳听到这位女性陈述她的烦恼，亲眼看到强迫症给她的生活带来的困扰，对我来说是完全出乎意料的。在我导师的督导下，我最终使用暴露与反应阻断技术帮她克服了困扰。我对强迫症的研究兴趣就这样被激起，为了能更多地了解和学习，我决定开展自己的科学研究，增加临床经验，与强迫症领域中的其他临床工作者和科学家进行合作。

幸运的是，我是在费城的焦虑治疗和研究中心（Center for Treatment and Study of Anxiety，现在属于宾夕法尼亚大学的一部分）完成自己的博士学业并开始职业生涯的，这里有艾德娜·福阿（Edna Foa）、迈克尔·科萨（Michael Kozak）和马丁·富兰克林（Martin Franklin）等强迫症领域的世界级专家。在他们的指导和督导下，我花了四年的时间学习评估、治疗和研究强迫症，这对我本人临床和科研工作的价值是巨大的。

2000 年，我在明尼苏达州罗契斯特市的梅奥诊所（Mayo Clinic）任职，创办了强迫症和焦虑门诊，这是由精神科医师和心理学家共同组成的治疗和研究项目组。美国和世界各地的强迫症患者纷纷来到梅奥诊所。在那里，我为成百上千的患者提供咨询和治疗，也为许多想要帮助自己的患者改善强迫症状的治疗师提供培训和督导。我所著的第一本关于强迫症的专业书籍也是在梅奥诊所完成的，其中融入了我在研究、培训和临床工作中总结的经验和教训，目的是为他人提供帮助和使其受到启发。

2006年，我来到北卡罗来纳大学教堂山分校担任心理学和神经科学教授，同时我还负责北卡罗来纳大学焦虑和应激障碍门诊（这是为强迫及其他焦虑相关障碍的患者提供的门诊）的管理工作。我的工作主要是培训和督导博士研究生（那些未来的心理学家们），目的是教会他们如何理解、学习和治疗强迫症。我们的团队针对强迫症该如何进行防治的问题做了大量研究，力求将强迫症所引发的困扰和痛苦的程度降至最低。我们与婚姻治疗领域的专家唐纳德·鲍康（Donald Baucom）博士共同创建了强迫症的伴侣治疗项目，与ACT领域的专家迈克尔·托希德（Michael Twohig）博士和抑制学习领域的专家乔安娜·阿奇（Joanna Arch）博士合作，强化并提升了暴露与反应阻断技术对强迫症的疗效。2012年，我成了《强迫及相关障碍》（*Journal of Obsessive-Compulsive and Related Disorders*）杂志的总编辑，该杂志是一本专门刊发科学研究和临床进展的期刊。与此同时，我还开办了一家私人小型诊所，为全美各地慕名而来的强迫症患者提供治疗。

简单地说，我热爱我的工作。我热爱聆听他人的故事，愿意理解和应对不同患者独特强迫症状的挑战。尽管如此，对我来说，最大的奖励和乐趣就是帮助所有患者能将暴露与反应阻断技术的原则应用到他们各自的生活中，让他们远离强迫思维和恐惧，摆脱那些毫无道理的仪式和焦虑。考虑到我对工作的兴趣和热爱，以及我作为临床医师和科学家获得的培训和经验，为那些不能面对面交流的强迫症患者写一本治疗书籍似乎是最佳的选择。我希望你能够发现这本书涵盖了科学和艺术所能提供的与强迫症有关的一切信息。

这本书能为你提供什么帮助

心理学和精神病学的专家都认为，暴露与反应阻断技术是治疗强迫症最有效的方法。这一方法被应用于全世界成千上万的患者身上，有60%~70%的患者因此会获得一定改善。如果你能坚持完成整个疗程，你的强迫症状很可能会减轻 50%~70%。这种方法通常对提升你的生活质量也会有极大的助益。当然我不能拍胸脯打保票说对你一定有效，但如果你努力参与治疗，那么从中获益的可能性其实非常大。

在和强迫症患者共同开展的医疗和科研工作中，有一件事我看得很明白，即克服强迫症最好的办法就是一步一步来。由 CBT 演变而来的暴露与反应阻断技术之所以能取得那么好的疗效，正是因为在这个治疗过程中你自己一步步搭建起了成功的感受，这也正是本书与你平时在书店里看到的那些训练手册不同的地方，它是分步骤的，本书对应着治疗阶段的 10 个步骤，每一个步骤你都要按设计好的进行锻炼和练习，学习用策略去克服和挑战与强迫症有关的问题。我建议你读书的时候可以拿支笔边读边画，而且可以试着把书里常用的表格复制出来，便于在接下来的几个月的时间里继续使用。

这是一本自助书，意味着本书的设计目的是让你自己边读边练，但这并不能替代有资质的精神卫生从业者的专业帮助和治疗。你可以将本书应用于以下几个方面。

- 作为心理治疗的辅助工具。事实上，促使我写本书的动力之一就是让我的患者和来访者在治疗的过程中能获取有效的资源。如果你曾经尝试过心理治疗却没有取得太大成效，也许是因为你的治疗师并不擅长治疗强迫症。如果你正在和自己信任的临床医生（这是确保疗效的关键因素）一同努力，那么你可以与他分享这本书，这不仅可以充实你们的医患关系，也可以让你们在探讨处理强迫症问题时更有共同语言。作为治疗伙伴，本书可以起到推动和结构化的作用。

- 为缓解强迫症状提供帮助。许多人尚未得到针对强迫症的专业帮助，原因之一就是他们处于"亚临床"状态。也就是说，他们问题的严重程度尚不满足强迫症的正式诊断标准。然而，这并不是说他们的生活没有受到强迫症的影响，也不意味着他们无法从治疗中获益。在本书接下来的"第1步"里，我会帮助你重新检视自己的问题，判断一下，它们是否比你想象的更为严重，或者你是否需要去看精神科医生并请其为你做个评估诊断。如果答案是否定的，那么这本书里提到的自我指导的治疗对你来说就非常合适。如果你感到抑郁（这在强迫症患者中很常见）或正在考虑自杀，那你该做的就是立刻去医院就诊。

- 如果你受到强迫症的困扰，正在寻找额外的情感支持，那么本书正是你想要的。你在这本书里会读到许多故事和示例，都是我亲眼所见的真实人物、切实的症状以及真正的疗效。你会发现，在对抗强迫症的征途上自己并不是孤身一人。我治疗的患者中，有很多人经常会为自己的症状感到羞耻和困扰，尽管这些强迫症状的闯入并不是他们的错。如果能明白强迫症是不请自来闯入无辜人群生活的不速之客，那么羞耻和内疚就不会再成为阻碍我们改变和进步的挡路石了。

- 促进你的支持系统。这本书可以帮助你的朋友、家庭成员以及精神卫生专业人员更全面地认识强迫症，更好地理解你的感受，并使用更多工具来帮助你应对问题。

如果你患有强迫症，但从来没有咨询过精神卫生或行为治疗的专家，也不曾与具有相关培训和经验的专业人士沟通过，那么我很高兴有机会跟你分享一些强迫症的知识，并引导你走上康复之路。如果你读这本书时正在接受治疗，感谢你愿意让我成为你治疗中的一部分为你提供帮助。如果你是一名对强迫症没有太多经验的治疗师，我很荣幸能成为你的向导，希望这本书能对你的工作有所助益。

这本书里到底写了什么

在开始新的治疗之前，你有各种各样的感受和担心是很正常的。一方面，你可能感到自己被困住了，希望有所改变；另一方面，变化可能会给你带来焦虑情绪。你渴望丢下强迫症的包袱，但要做些什么才能达到这个目标呢？所有这些复杂情绪混杂起来，可能会让你感到困惑和无助。本书中的治疗方案会帮助你更好地理解自己的情绪，为你注入力量。这本书同样也会让你在面对恐惧和焦虑情绪时变得更具灵活性，不再受到这些感受和体验的阻碍，而是去追逐和实现自己生活的目标和价值。

这本书分为三个部分。

第一部分包括第1步至第3步，这三步会帮助你了解强迫症的症状、诱因及可选的治疗方法。强迫症分为几种不同的类型。在第一部分中，我会帮助你分析和了解自己独特的亚型，量体裁衣，对症下药，根据你的情况选择最能满足你独特需求的治疗策略。然后，你会加深对强迫症的理解，这有助于放大和增强在接下来的步骤中所学到的治疗策略的效果。

到了第二部分，你要为学习针对强迫症的有效策略做好准备。在第4步，你将学会制订自己的治疗方案；在第5步，你通过完成一些练习，强化动机，去应对暴露与反应阻断过程中深具挑战性的工作。

第三部分是本书的核心和灵魂。在第6步至第9步中，我会一步步地引导和帮助你将行之有效的CBT技术（包括暴露、反应阻断、认知治疗和ACT）应用到强迫症的治疗中。这些方法的整合会帮助你挑战那些诱发强迫症的思维和行为模式。在第10步，我会帮你做好计划，将治疗中取得的进步长久地保持下去，让你永远和强迫症说再见。我所提供的那些范例、工作表格会帮助你从这个项目中获得最佳疗效。在这10个步骤中，每一步都基于前一步的努力。举个例子来说，在第2步完成的自我分析在第3步、第4步、第5步和第6步设计和实施治疗时都会用到。因此，我强烈建议你按照顺序来阅读本书。

现在你知道接下来会发生什么了，那么让我们一起开始吧。我们从第1步开始你的旅程，向着更好、更充实的生活前进，让恐惧和焦虑越来越少，让你自己有更多的时间投入到工作和娱乐中，做回真正的自己。

— 目 录 —

第 3 步　了解强迫症的病理机制　// 072

第二部分　做好准备

第 4 步　量身定制治疗方案　// 103

第 5 步　坚定前进的决心　// 133

PART
第一部分 | # 了解强迫症

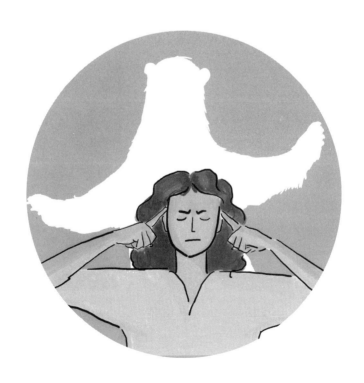

了解强迫症的症状、诱因及治疗方法

　　首先，我们应明确的是：强迫症是一种真实存在的心理障碍，会让患者及其亲近的人疲惫不堪；它并不是你自己编造出来的或是故意沉溺其中的事儿；它也不是你自找的麻烦；不过，学着改变自己在出现强迫思维和焦虑情绪时的想法和应对行为，绝对是帮助你摆脱强迫症的关键。

　　说到强迫症状，最好将其视为一系列非自愿的个人体验和行为模式，它们让人压力倍增，毫无助益，而且在得不到恰当帮助的情况下很难自行摆脱。个人体验包括毫无意义的想法、表象和怀疑，这些又被称为强迫观念。尽管你并不想要，但它们依然会侵入你的脑海。这类精神侵入通常由环境中的某些东西诱发，会激活你的焦虑情绪或不适感受，令你认为某些可怕或糟糕的事将要发生，给你带来恐惧和不确定感；同时，你可能还会感受到生理上的反应（如心跳加快、肌肉紧张以及胃部不适），这就是我们常说的"战－僵－逃"反应。这些个人体验使我们拼命想做些事情去降低自己的焦虑，并应对强迫观念。仪式化行为（有时也叫强迫性仪式化行为）和回避策略是强迫症群体常用的应对模式，其目的在于摆脱强迫思维、重获安全感和确定性并降低焦虑感。

　　这里有两条重要的信息：

- 强迫观念会激活焦虑、不确定性和不适感；
- 强迫性仪式化行为和回避行为策略源自你尝试降低焦虑情绪和不适感。

尽管强迫性仪式化行为和回避行为有时能在短期内成功降低强迫性焦虑、不确定性和那些你不想要的个人体验，但从长远来看，这些应对策略只会让问题变得越来越严重。因为强迫症相关的个人体验总会反复出现，而你对仪式化行为和回避行为的需求会越来越强。随着时间的推移，这些模式日渐强化，最终你会发现为了对抗个人体验，自己已经在回避行为和仪式化行为上投入了太多的精力，以至于严重地影响和干扰了你生活的方方面面，而实际效果并不理想。

你是否注意到，这种破坏性模式在自己的生活中也存在？

什么是强迫症，什么不是

根据美国精神医学学会编制的《精神障碍诊断与统计手册（第 5 版）》（*Diagnostic and Statistical Manual of Mental Disorders,DSM-5*），强迫症被定义为：患者反复出现强迫观念或强迫仪式，耗时严重（比如每天因此消耗 1 小时以上），并由此诱发强烈的痛苦感受或对日常生活造成明显的影响。这本书中的治疗策略对强迫症是非常有效的，但这些策略只是针对本书中提及的症状来量身设计的。很不幸的是，其他许多与重复思维或重复行为有关的精神障碍有时会与强迫症混淆。所以，为了弄清楚强迫症到底是什么，我们可能要先了解什么不是强迫症。如果你觉得与强迫症比较起来，自己的情况更符合下面列举的选项，那么这本书可能并不适合你。

强迫谱系障碍

如果你的问题和下面某个选项类似，请勾选出来。

☐ 反复地拔头发、挠皮肤或咬指甲。

☐ 抽动障碍或妥瑞氏症（突然地面部抽动，如眨眼；非自愿地发声，如清嗓子或咕噜声；全身不同部位肌肉的突然抽动）。

☐ 强迫性赌博或偷盗。

☐ 强迫样性行为（比如，过度沉迷于色情制品并因此干扰人际关系或影响正常功能）。

☐ 自我伤害行为（如用刀割伤自己）。

☐ 强迫性逛街、购物或囤积物品。

☐ 由某些特定的声音或噪声引发的过度痛苦。

☐ 过度关注自己的外表（如有身体变形障碍）。

☐ 认为自己患有某种严重疾病的过度先占观念（如患有疑病症／健康焦虑）。

尽管强迫谱系障碍（obsessive-compulsive spectrum disorders，OCSD）特征与强迫症有许多重叠之处，比如想法总是重复出现、行为总是很难抗拒，但这些患者并不具有表 1–1 所提到的那些个人体验和行为模式。因此，这些问题需要不同的治疗方法。如果你的问题更符合上述选项中所描述的情况，我建议你去找精神卫生专业人员咨询。

你可能患的是强迫谱系障碍而不是强迫症。

表 1–1　　　　　　　　　　　强迫症的三个方面

与强迫症相关的个人体验	对个人体验的回应	对生活质量的消极影响
• 强迫观念，如反复的、闯入性的和不必要的想法、怀疑和表象	强迫性仪式化行为、微仪式化行为、精神仪式化行为、回避行为策略	• 影响重要的活动、人际关系和生活的各个方面
• 由强迫观念诱发的焦虑、恐惧和不确定感	从当前不想要的个人体验中短暂逃离	• 由对抗个人体验的努力而来
• 焦虑带来的身体感受，如心跳加快、头晕眼花等	成为根深蒂固的习惯，消耗大量时间，影响正常生活	• 个人体验本身并不影响生活质量

强迫型人格障碍

如果下面某个选项符合你的人格特质，请勾选出来。

☐ 我总是一心关注和沉浸在细节和规则里。

☐ 我坚持人们要按我的方式做事，如果他们不这样做，我会感到愤怒或非常烦躁。

☐ 追求完美往往会妨碍我把事情做完。

☐ 我很难与别人分享自己的东西。

☐ 我会过度地投身到工作和创造性的活动中去。

☐ 人们总是说我固执或不懂变通。

☐ 一谈及伦理和道德问题，我就会变得极其认真和固执。

大多数人可能都会在上面的选项里勾选几项。但如果这些特质已经给你的日常生活造成了麻烦，那么可能你的问题是强迫型人格障碍（obsessive-compulsive personality disorder，OCPD）。强迫型人格障碍和强迫症是不一样

你的问题是强迫型人格障碍还是强迫症呢?

的，尽管名字看起来有点像，但这两类患者的想法、感受和行为模式都不一样，所以这本书里的技巧可能也不太适合你。

患有强迫症是什么样子的

正如下面四个案例所展示出来的，强迫症患者彼此间的差异是很大的。然而，经深入的观察，并透过他们复杂多变的症状，你会发现每个人身上都有表1–1中所描述的那些个人体验、行为模式及其对生活质量的影响。你能看出这三者是怎样联系起来的吗？

香农：从未发生过的车祸

我的症状始于我第一次离家独自生活。从那时起，只要我开车遇到在马路上慢跑或骑行的人，或是恰巧有人过马路，我的脑海里都会浮现自己会肇事的念头。比如，"如果我无意中撞到了那个跑步的人却没发现怎么办"，于是脑海中自己要为死去的人负责的念头就会一直挥之不去。除此之外，眼前还会出现因为我在肇事后离开现场，警察去家里逮捕我的画面。

为了让自己确信我没有撞过人，我总是需要频繁地核查。但很快这种行为就失控了。我会没完没了地开车绕着一个地方转圈，就是为了确认自己没有撞到什么人或什么物品。即使在反复检查数次后，我依然不踏实。当然，理性的那部分自我明白这样做毫无意义，如果我真撞到了人或出了事故，我一定会意识到的（对吧？）。但是，只有反复检查了才能让我安心。我感觉，除非有什么能确保一切正常，否则我永远会受这个念头的困扰。

迈克：有洁癖的有线电视安装工

作为有线电视安装人员，我总是要进入各家各户。就是从那时起，我开始担心在镇上自己会成为致命的危险病菌的传播者。我可能在榆树街的某户人家里沾染了细菌，接下来去枫树街的某户人家时就传染给了他们。如果某个无辜的人（比如某个孩子）因此而得了重病，那就是我的罪过。我还担心自己踩到谁家的草坪时鞋底可能会沾上有毒的农药或化肥。如果我把它们带到下一户人家里怎么办？如果他们家有个婴儿正好爬过我踩到的地方怎么办？我无法甩掉这些"如果……怎么办"的念头，好像只要我一睁眼，它们就一刻不停地在我脑海里打转。

为了应对这些想法和恐惧，我时刻都小心翼翼，走路时避免踩到任何有草的地方。进入别人家之前，我会先进行手部消毒，擦干净自己的鞋子。我甚至开始安排安装路线，目的是让自己装完一户后，能有机会先回家洗个澡、清洗工作服，再去下一户。当然，由于我的这些回避行为和清洁措施（占用了大量的精力和时间），最终我被公司解雇了。

斯特凡妮：产后强迫症

我儿子泰勒出生后，这一切就开始了。每次给他换尿布的时候，"阴茎"这个词就会出现在我的脑海中，而且我还会有想触碰他那里的想法。尽管我用尽所有方法去摆脱这些念头，但它们就是没完没了地反复出现。我试着去想别的事，但与性相关的念头总是占了上风。为什么会这样？难道我是个潜伏的恋童癖者？是不是总有一天我会按照自己那样的想法去做？没办法我只能减少自己和泰勒的接触，让我丈夫去做所有的事。可怜的孩子，在爸爸回家前他只能躺在自己的屎尿里。我也总是会询问丈夫是否会因为我的想法而将我视为一个坏人。他会不断地安慰我，向我保证我是个好人，但由于我无休止的质疑和提问，最终让他感到非常挫败。所有这些对我们的夫妻关系和我们的家庭造成了极大的伤害和影响。

史蒂夫："不是刚刚好"强迫症

想要确保一切事情都是"均匀的"和"平衡的"的念头充斥着我的日常生活，我的大脑就像开启了自动驾驶的模式，时时刻刻都在想着这些。尽管我痛恨这种想法，而且希望自己不要再这样想，但我似乎无法忽视或不理会它。比如，奇数对我来说就是个问题，因为我认为它们是不平衡的。如果我遇到某个奇数，我就必须做点什么来"平衡"它。例如，如果今天我收到了23 封电子邮件，我就会给自己再写一封，从而让数字达到 24。并不是说如果事情不完美、不平衡或不均匀，就一定会有什么糟糕的事情发生。只是那种"不是刚刚好"的感觉会让我难以承受，似乎那种感觉会一直持续下去，而我则会丧失理智，没完没了地想着这件事。所以，为了摆脱这种感受，我就会花时间做一些仪式化的行为。很不幸的是，它们占据了我越来越多的时间，以至于我很难高兴起来，也没法完成任何事。

在这些故事中，你是否找出了与强迫症有关的个人体验（想法和感受）及行为模式呢？你有没有注意到，这些人企图用回避行为和仪式化行为来控制自己的焦虑，但最终不仅失败了，而且对他们的生活还造成了更大的影响。

在 CBT 治疗中，非常重要的第一步就是
学会从自己的想法、情绪和行为中识别
出这些体验和模式。

这些故事和你的经历有什么相似
的地方吗？

是不是只有你才会这样

　　焦虑其实是一种普遍的体验，每个人都知道恐惧和担忧是怎样的体验，所有人都体验过由焦虑诱发的思绪翻腾和身体不适。大约 20% 的成年人在人生的某个时段都会出现接近临床严重水平的焦虑。强迫症在成年人中的患病率大约是 2%~3%，也就是说每 40 个人就有一名强迫症患者，仅仅在美国就有超过 600 万的患者，而这一数字甚至还没算上那些时不时会经历强迫观念和仪式化行为但还达不到诊断标准的人。所以，在我们看来，每个人时不时都会有点强迫观念和仪式化行为。你很可能也认识某些有焦虑或有强迫问题的人，只是你没在意而已。所以，如果强迫症正在困扰你，别担心，你并不孤独。

　　尽管任何年龄都有可能患上强迫症，但大多数人通常是在 20 岁左右出现问题，这一时期也是大多数人步入社会后变得更加独立并承担更大责任的时候。在阅读上面的案例时，你可能也注意到了，责任往往在强迫症中扮演着重要的角色。通常来说，我们很难确定强迫症究竟始于何时，如果你不记得自己第一次出现强迫观念和强迫行为的时间也没关系。重要的是，一旦强迫症的模式出现并发展起来，你就很难单凭一己之力去摆脱它。所以，能越早开始接受治疗越好。那么，你首先要留意自己正在经历和体验的想法、感受和行为中有哪些属于强迫症的范畴。

强迫症会让你的脑海产生什么样的想法

你最要好的朋友可能会说自己"沉迷于"（obsessed）一辆新车或一段新恋情，你可能也会记得自己曾经"痴痴迷恋过"（obsessed）体坛英雄或乐队明星。但对"obsession"的这种用法其实无形中弱化了强迫症患者的体验。对心理学家来说，obsession 这个词可并不仅仅意味着"总是想着某件事"，其实是强迫观念。在强迫症患者中，强迫观念指的是持续出现的且不必要的想法、怀疑或表象，它们往往是闯入性的、不合时宜的、毫无意义的、干扰性的和充满压力的。对强迫症患者而言，强迫观念并非对某一事物产生了强烈的兴趣；恰恰相反，这些想法和怀疑是你不必要的、尝试忽略或抗拒的（通常不会成功），而且会让你产生不舒服、焦虑或不安全感，这和幻想拥有一辆新车是完全不一样的感觉。

本书的设计是为了帮助你应对与强迫症相关的问题。如果你体验到了重复出现的其他类型的负性想法，那可能意味着你还存在其他问题，如"过度担忧"通常是广泛焦虑障碍（generalized anxiety disorder，GAD）的特征之一，就需要不同的治疗方法。"担忧"与"强迫观念"不同，它通常与现实生活的事务有关，涉及工作、学习、人际关系、决策、健康和财务等问题，如"如果我丢了工作最终不得不流落街头怎么办"。"反刍"是重复出现的负性想法的另一种形式，经常会与"强迫观念"相混淆，需要留意区分并加以鉴别。反刍是抑郁的特征之一，你重复的想法往往针对某一起真实发生过的负性事件，如挫折、丧失或其他似乎无法解决的问题。如果你的负性思维更像是担忧或反刍，而不是强迫观念，我建议你进行更为专业的评估以确定自己究竟是强迫症还是有其他问题。

强迫观念的类型

强迫观念通常（但也有例外）会产生于以下几种情况：（1）与为伤害或错误负责有关的强迫观念；（2）与污染有关的强迫观念；（3）与秩序和对称

有关的强迫观念；（4）与暴力和攻击有关的强迫观念；（5）与性有关的强迫观念；（6）与宗教信仰和道德有关的强迫观念；（7）混杂的强迫观念。下面列出了每个类型中最为常见的强迫观念，请从中选出那些困扰你、给你带来焦虑或压力、导致回避行为或仪式化行为及阻碍你日常生活的观念。

你有哪些强迫观念呢？

1. 为伤害他人或犯错担责，会诱发强烈焦虑或极其在意的情境包括：

☐ 觉得自己犯下可能伤害他人的错误；

☐ 觉得自己因粗心大意而伤害到他人；

☐ 觉得自己要为灾难化事件（如火灾、盗窃或其他悲剧）负责；

☐ 觉得自己在预防坏事或可怕事件发生方面做得不够；

☐ 觉得自己开车撞了人；

☐ 觉得某些单词或数字（如 9、11 或 13 等）与厄运或灾难有关。

2. 因担心被不洁物污染，会诱发强烈焦虑或极其在意的情境，包括：

☐ 担心被人体的排泄物或体液（如血液、唾液、尿液）弄脏；

☐ 害怕被灰尘弄脏或被细菌感染；

☐ 害怕触摸到有毒的化学物质或其他材料（如杀虫剂、肥料、石棉、清洁剂等）；

☐ 忌讳去某些特定的场所或与某些特定的人接触；

☐ 担心被动物或昆虫身上的细菌或疾病感染；

☐ 害怕由于受到环境的污染而生病；

☐ 担心传染其他人（这是污染和责任两种强迫观念的结合）；

☐ 一旦觉得被污染就会感到非常恶心（而不是对罹患疾病感到恐惧）。

3. 出现与秩序和对称有关的先占观念，比如：

☐ 认为没有秩序和缺乏精确性；

☐ 认为"某些东西安排得不够妥当"；

☐ 对左右平衡或对称有要求；

☐ 非常在意是偶数还是奇数。

4. 出现与暴力或攻击有关的不必要的想法、表象和强烈的恐惧，比如：

☐ 担心会伤害自己不想伤害的人（如伴侣）或动物（如宠物）；

☐ 脑海里浮现出暴力的画面或想法；

☐ 脑海里老是出现与暴力有关的词，如死亡、谋杀、枪支等；

☐ 尽管非自己所愿，还是会伤害自己（非自杀的念头）；

☐ 有反复说猥亵的、带有种族歧视的、侮辱性的和诅咒的脏话的冲动，有向某些你不想伤害的人说出或大声喊出具有攻击性言语的冲动；

☐ 有去实施不必要的、攻击性的行为的冲动和想法。

5. 出现与性有关的不必要的想法、表象和强烈的恐惧，比如：

☐ 禁不住会想违法的或有禁忌的性主题；

☐ 产生不被伦理所允许或被提倡的性幻想；

☐ 脑海里经常出现性变态的行为场面。

6. 出现与宗教信仰或道德有关的不必要的想法、表象和强烈的恐惧，比如：

☐ 总是担心自己是不是有什么亵渎神明的想法或行为；

☐ 怀疑自己是否足够认真地跟随所信奉的宗教信仰的指引；

☐ 怀疑自己与宗教领袖的关系有问题；

☐ 害怕自己有什么罪恶、会下地狱或受到神明的惩罚；

☐ 担心自己的言行不符合道德规范，连对错都不分；

☐ 谈论不必要的或不道德的主题，如说诅咒的话。

7. 出现混杂的强迫观念，并伴发强烈的恐惧，比如：

☐ 总是担心自己患有或被诊断出患有严重的疾病（如癌症）；

☐ 除了强迫症还患有别的精神疾病（如精神分裂症）；

☐ 对自己外貌的方方面面很挑剔。

　　即使在同一类型的强迫观念里，具体的特定想法也会因人而异。表 1–2 中对每类强迫观念都给出了一些示例。如果你的强迫观念并没出现在表 1–2 里，不要太担心，因为每个人的问题都会有点不一样的地方，这并不会影响你从本书中获益。

　　你的强迫观念可能看起来比表 1–2 中列出的那些更为荒谬，就像我在日常治疗工作中曾经遇到的，比如：

- 罗娜害怕被宾夕法尼亚州东部的波克诺山（此地为美国的自然风景区、旅游胜地，并不存在污染源）污染；
- 罗恩一直担心在吃圣饼时，圣饼中的面包屑可能会掉进自己的内裤里，那样的话，他就等于和耶稣基督发生了关系；
- 斯科特脑海中经常反复出现他可能怀孕了这一不着边际的想法；
- 莎莉的强迫观念是她老是觉得自己不小心欺骗了她的丈夫，因为她可能在不知情的情况下与一个完全陌生的人发生了关系。

表 1–2	强迫观念类型及其示例
类型	示例
为伤害他人或犯错担责	<ul><li>如果我把药掉在地上后被孩子捡走误食怎么办</li><li>我可能要为引发家中火灾而负责</li><li>我很有可能开车撞了人却没意识到</li><li>数字 13 会给我爱的人带来厄运</li></ul>
担心被不洁物（如细菌、疾病、毒药）污染并由此产生厌恶感	<ul><li>经常有门把手上的细菌可能已经跑到我身上的念头</li><li>如果我跟一个刚上完厕所却没洗手的人握了手，怎么办</li><li>如果我触碰这名婴儿，定会把自己身上的细菌传染给她的</li><li>我可能触碰到了有害的化学品或与某一疾病有了接触</li></ul>
缺乏秩序和不对称的情形	<ul><li>总觉得书桌凌乱不堪</li><li>总是想到奇数</li><li>总是有让事情"刚刚好"的想法</li></ul>

续前表

类型	示例
与暴力、性、道德或宗教有关的强迫观念	• 总是浮现出骂人的话、下流的评论或跟种族歧视有关的想法 • 总会冒出我爱的人受到伤害或被害的想法 • 万一我情绪失控做出可怕的事怎么办 • 脑海中出现长辈（如爷爷与奶奶）做爱的画面 • 有想盯着某人生殖器部位看的冲动 • 我能否百分之百地确定自己不会猥亵儿童 • 总是有想发生不恰当性关系的念头 • 脑海中出现亵渎神明的画面 • 总是有"如果我在不自知中犯了罪，而神明对我极其失望怎么办"的疑虑

你的强迫观念属于哪种类型？它们以何种形式表现呢？强迫表象是指脑海中出现不受欢迎的画面，比如脑海里反复出现自己爱的人在车祸中被撞得支离破碎的画面。强迫意向指的是脑海中反复出现不必要的冲动或做有害或不恰当的事的念头，比如想大声喊出涉及种族歧视的口号或想殴打你所爱的人的冲动。强迫怀疑指的是你对自己想要确认的某件重要的事总是有持续的不确定感。比如，当你踩到一只死鸟时，害怕自己会不会感染上狂犬病毒；你不小心犯了错，就担心自己是不是做出了不可饶恕的行为；你一直担心，自己死后到底会上天堂还是会下地狱，等等。其他类型的强迫观念还涉及不必要的词汇、数字或想法，这些都困扰着你，却又很难从你的头脑中驱除出去。

请你在专栏 1-1 中列出对自己影响最大的三个强迫观念，在治疗中我们会从这里入手。如果你在进行优先级排序时有困难，可以试着想想，哪个强迫观念对你的困扰最大或会让你产生最强烈的焦虑感？哪个是你最想要改变的？哪个是你经常要对抗的？哪个最消耗你的时间、需要最多的仪式或带来回避行为？

专栏 1-1　　　　　最困扰我的三个强迫观念

1.＿＿＿＿＿＿＿＿＿＿＿＿＿＿＿＿＿＿＿＿＿＿＿＿

2.＿＿＿＿＿＿＿＿＿＿＿＿＿＿＿＿＿＿＿＿＿＿＿＿

3.＿＿＿＿＿＿＿＿＿＿＿＿＿＿＿＿＿＿＿＿＿＿＿＿

强迫观念：击中你的要害

为了更细致地探索自己的强迫观念，请你思考一下自己生活中最重要的事情，也就是你最看重的部分。患者给我的答案通常包括健康、家庭、宗教信仰、神明、工作、学业、金钱、人际关系以及名誉。请在专栏 1-2 中对你看重的东西进行排序。然后，回头看看专栏 1-1 中最困扰你的那三个强迫观念，思考一下这两者之间有怎样的联系，并在专栏 1-2 中描述它们之间的关系。

专栏 1-2　　我看重的东西与最困扰我的三个强迫观念的关系

在生活中我最看重的是什么呢？＿＿＿＿＿＿＿＿＿＿＿

＿＿＿＿＿＿＿＿＿＿＿＿＿＿＿＿＿＿＿＿＿＿＿＿＿＿＿

＿＿＿＿＿＿＿＿＿＿＿＿＿＿＿＿＿＿＿＿＿＿＿＿＿＿＿

我的强迫观念是如何与我最看重的东西联系起来的？＿＿＿

＿＿＿＿＿＿＿＿＿＿＿＿＿＿＿＿＿＿＿＿＿＿＿＿＿＿＿

＿＿＿＿＿＿＿＿＿＿＿＿＿＿＿＿＿＿＿＿＿＿＿＿＿＿＿

＿＿＿＿＿＿＿＿＿＿＿＿＿＿＿＿＿＿＿＿＿＿＿＿＿＿＿

大部分人会发现，自己的强迫思维、强迫画面和强迫怀疑都和自己思考最多的东西，也就是自己最看重和最珍视的东西联系在一起。这恰恰说明了为什么强迫观念看起来会那么个体化、那么具有威胁性、那么可怕。毕竟，

如果自己生活里最重要的部分正在持续不断地接受负性想法的轰炸和威胁，又有谁不害怕呢？在我和强迫症患者共同工作的过程中，经常会发现下面这些联系模式：

- 受到应为过失担责的强迫怀疑困扰的人往往非常敏感和小心，或者可能他们的工作本身就需要承担一定的责任；
- 受到会被细菌和污染物感染的强迫观念困扰的人往往看重做好清洁和防护工作，以确保自己（以及所爱的人）的身体健康；
- 受到会实施暴力或攻击性行为的强迫观念困扰的人往往认为自己很敏感、有爱心、对人非常温柔；
- 受到会伤害家人的强迫观念困扰的人往往有很强的家庭观念，而且非常热爱和关心自己的家人；
- 受到与宗教信仰相关的强迫观念困扰的人往往非常看重宗教以及自己与神明的关系；
- 受到与性相关的强迫观念困扰的人往往认为自己道德高尚，或者将性视为自我身份认同的重要组成部分。

强迫症会让你为了好受点而做出什么行为呢

人们在日常生活中往往会过度使用了"强迫症"和"强迫"这两个词。事实上，从临床观点来看，强迫症患者的强迫性仪式化行为是对与强迫症相关的个人体验（如强迫思维、焦虑、不确定感和身体感受）的回应。没有人喜欢陷入焦虑或担忧之中，所以强迫症患者自然会尝试摆脱强迫观念，希望通过实施某些能减少焦虑和增加安全感的行为来降低或控制那种不愉快的感受。当这种"寻求安全保障"的行为不断重复，而且经常依据某种自我设计的规则来实施时，就被称为强迫性仪式化行为。请试着回想一下前面提到的四个案例中的主人公们都采用了哪些规则和强迫性仪式化行为。

- 香农为了应对开车撞人的强迫性恐惧而采取了强迫性检查的仪式化行为。这种检查就像是一种保证，让她可以不用担心自己会对他人造成伤害。
- 迈克为了应对自己被细菌或污物污染的恐惧，不断冲洗和清洁自己。在他看来，这是保证自己和他人获得安全保障的唯一方式。
- 史蒂夫为了应对"不是刚刚好"的强迫思维而采取平衡和秩序化的仪式化行为。他感觉如果自己不能让事情按序归位，那种不舒服的感觉就会把他"逼疯"。

你可能很熟悉这种应对策略，也可能这并不是你应对强迫观念和焦虑情绪的唯一方式。有些人可能使用过一些不需要重复或没有规则驱动的方法，也就是"非强迫性"的策略。我们将其称为微仪式化行为，比如迅速地在裤子上擦一下手以消除细菌的传染。

可能你会在脑海中实施某些（或全部）强迫性的或缩微版的仪式化行为，我们将其称为"精神仪式化行为"。斯特凡妮过去经常用精神仪式化行为来应对自己与性相关的强迫观念。每当想触碰儿子阴茎的念头出现时，她会对自己重复"我并不想做这件事"五次。

> 你是否曾在不经思考的情况下就做出寻求安全感的微仪式化行为呢？

你也许会通过寻求一切都好的保证来降低强迫带来的不适感。然而，寻求保证本身可能就是一种强迫行为，比如你会向亲人没完没了地反复询问同一个问题——"你确定我不是恋童癖吗""你确定吗""你真的确定吗"，而且每次都必须听到同样的、确定的答复才行；或者你会上网反复搜索与自己的强迫性恐惧有关的信息。寻求保证同样可以是精神性的，比如你会反复在脑海中回顾某个场景——反复思考你和某人的对话，以确保自己没有说出任何种族歧

> 寻求保证是强迫症患者非常重要但又经常没得到重视的一种仪式化行为，所以在本书中我们会将其划分出来单独探讨。

视的言论。

尽管这些仪式化行为看起来各不相同，但是它们的目的都是为了让你有安全感、有确定性、有掌控力。因此，它们象征了你与强迫性焦虑、心烦意乱、内疚和不确定性的斗争。下面你将会读到与不同类型的仪式化行为有关的具体表述，请你思考一下自己经常会使用哪些仪式化行为，以及它们是怎样对抗强迫思维和其他强迫症相关的个人体验的。

强迫性仪式化行为

强迫性仪式化行为是你会反复实施且通常依从于某种"规则"的行为，其目的是减少强迫性焦虑，并重建安全感。当然，这些仪式化行为与那些它们要对抗的强迫性恐惧之间往往并没有任何外在的和实际的关系。大多数强迫性仪式化行为被分为以下四类：（1）检查；（2）净化；（3）重复动作；（4）秩序和排列。下面列出了最为常见的强迫性仪式化行为，你在阅读后，请勾选出那些占据了你过多时间、很难对抗且影响了你的生活的仪式化行为。

1. 检查。不受控制地反复检查或确认（不止一两次）：

☐ 门窗有没有锁好、水龙头有没有关好以及家用电器有没有关闭电源；

☐ 某些东西（比如钱包）有没有遗失或不见；

☐ 自己有没有犯下严重的错误或说错话；

☐ 所爱的人是不是安全；

☐ 灾难有没有发生。

2. 净化。由于受某种规则影响而导致实施过度的清洗或清洁行为，主要包括：

☐ 反复洗手；

☐ 一天多次洗澡、梳洗或刷牙；

☐ 采用特殊的如厕流程（比如要用消毒湿巾反复擦拭马桶盖）；

☐ 频繁换衣服；

□ 反复清洗无生命的物体（如信件、从商店买回来的东西、衣服）；

□ 反复使用洗手液或其他清洁剂；

□ 过度采用其他预防或消除污染的方法（比如戴手套）。

3. 重复动作。重复下列类型的动作：

□ 常规例行动作，比如在门口出来进去、上下楼梯、开灯关灯、从椅子上站起来再坐下、穿上或脱下衣服，等等；

□ 反复朗读或书写某一段文章；

□ 不停地触碰、点击或敲打；

□ 一边重复动作一边计数；

□ 重复上述无意义的行为，直到脑海里那些不必要的想法或画面消失；

□ 重复上述这些行为以期避免灾难性的后果（如坏运气、死亡等）。

4. 秩序和排列：

□ 以特定顺序排列衣服、书籍等物品；

□ 不停地数数，直到数到一个偶数可以中和某个奇数才罢休；

□ 努力达到平衡，如左右平衡；

□ 其他"让事情刚刚好"的方式。

表1-3同样是四类常见的强迫性仪式化行为示例。

表1-3 　　　　　　　　　　**四类常见的强迫性仪式化行为**

类别	常见的强迫性仪式化行为
检查	· 总是要返回去检查门窗是否锁好、关好或炉火是否已熄灭 · 反复查看路边或关注新闻，确保自己没有交通肇事 · 反复查验账单，确保自己支付的金额是准确无误的
净化	· 仪式化地洗手 · 每次上完厕所后都要洗澡或换衣服 · 所有从商店买回来的日用品拿进屋之前都要清洗干净

续前表

类别	常见的强迫性仪式化行为
重复动作	• 总是重写支票以求本人的签名完美 • 灯的开关要多按几次才行 • 在门口要进进出出很多次
秩序和排列	• 以某种特定的方式摆放衣柜里的衣服 • 身体右侧碰到墙之后，一定要用身体左侧也去碰一下墙才行

微仪式化行为

强迫性仪式化行为往往较为持久和明显，与之相比，微仪式化行为比较简单且非常隐蔽不易被察觉。事实上，你可能甚至没意识到微仪式化行为也属于强迫症。杰里开车带家人出门的时候所出现的强迫思维是，他可能会开车撞上大树并害死全家人。为了中和或抵消这一念头，他使用了微仪式化行为，即紧紧握住方向盘，以确保自己不会失去对车辆的控制。他没有意识到这是强迫症在作祟，但事实上，我们用来应对强迫症的所有东西都可以算是一个微仪式化行为。乔治的强迫性恐惧是，如果触碰门把手、电梯按钮之类的东西很可能会受到细菌污染。所以，每次接触到了这些令他害怕的物体表面时，他会快速地在自己的裤子或衬衫上擦一下手，意味着"擦掉了手上的细菌"，以此来降低他对污染的恐惧。

你的强迫症问题是否也包括微仪式化行为？请阅读下面的清单，并选出你用来应对或减少强迫性焦虑的策略。

☐ 快速擦、蹭、甩手或在衣服上擦拭，以此来摆脱细菌污染。

☐ 使用某种简单动作去减少强迫性焦虑或糟糕的事情将要发生的感受。

我的微仪式化行为：_____。

☐ 用某种活动或行为来让自己的注意力从强迫思维或情境中移开。

我的分心活动：_____。

精神仪式化行为

布鲁克斯的强迫思维与家人的死亡有关。不管何时，只要那些想法被激活（比如看到了"死"这个字），他就不得不对自己重复 10 次"活着"这个词。这个仪式化行为对布鲁克斯来说可以"抵消"或"中和"他对死亡的强迫观念。康妮对自己是否由于"太骄傲"而犯下了罪行存在强迫怀疑。为了减少自己的焦虑，她会默默重复祷词多次，直到她感觉神明不会再因此而惩罚她为止。她同样感觉在内心必须对自己当天的每一个行为进行回顾（反复分析），目的是为了确定自己并没有表现得"太骄傲"。

我们需要给予精神仪式化行为额外的关注。这种难以识别和定位的精神仪式化行为往往是治疗路上的绊脚石。这就像对付电脑病毒，除非你把所有受感染的文件删除掉，让病毒无处藏身，否则它们总会有办法再生并彻底搞垮你的电脑。和电脑病毒一样，精神仪式化行为也很容易被忽略，因为它们更多的是内心的想法而非外在的行为。这意味着只有你本人才知道它们的存在。更糟的是，精神仪式化行为有时会和强迫观念相混淆，即使是专业人士有时也很难将它们区分开。

> 问问你自己：这个想法的目的是为了降低我的焦虑吗？如果是，那么它就是一种精神仪式化行为。或者，这个不需要的想法会引发我的焦虑吗？如果是，那么它就是一个强迫观念。

下面是常见的精神仪式化行为，请选出你用来应对强迫观念的精神活动。

- ☐ 思考一些特殊的词、格言、画面或短语来中和自己的强迫观念和焦虑。
- ☐ 在脑海中反复诵读祷词，以固定的次数或某种固定的形式重复。
- ☐ 持续对自己重复某个清单，如待办事项清单。
- ☐ 在脑海中不断地重复某些事件（对话或活动）。
- ☐ 尝试去分析或找出自己的强迫思维、感受或身体反应的意义。
- ☐ 试着停止或压抑那些不必要的想法。

寻求保证的仪式化行为

莉莲已经从多位传染病专家那里得到过保证，她不会因为使用公共厕所而感染埃博拉病毒，但她依然无法停止打探各种信息和持续抽血化验，就是为了得到"百分百的保证"。马西娅每周都会给她的神父打几次电话，就是为了确定自己到底会上天堂还是会下地狱："如果我做了_____，还能上天堂吗？"对地狱的强迫观念让她总是担心自己"不是一名足够好的信徒"。

如果你总是反复纠结于下面这些问题，就说明你陷入了"寻求保证"的状态，这是强迫症容易被忽视的一部分。

- "你认为神会爱我吗？"
- "你确定熨斗断电了吗？"
- "我生病的可能性有多大？"
- "如果我总是（以及多少才算'总是'）有性方面的渴求，是不是说明我是个变态？"
- "我是真心爱我的丈夫吗？"

你可能会发现自己像莉莲一样，尽管早已知道问题的答案，却依然无法停止寻求保证。你也可能像马西娅一样，对那些并无铁证只能靠信仰或信念来回答的问题，对那些超自然的、存在主义的或哲学的问题，执着于寻求一个明确的答案。也许你没有直白地反复提出这些寻求保证的问题，而是采用了不太明显的方式来咨询；也许你会试着通过与自己的想法辩论或是观察其他人的行为来寻求保证。对待这些事儿得小心谨慎，这听起来似乎没错，但是要解决自己强迫症的问题，你就要理解这些策略其实是你的仪式化行为，这恰恰是治疗的干预靶点。

埃利奥特害怕杀虫剂，他担心长期暴露在这种化学物质中可能会导致自己患上癌症。所以除了强迫性洗手和清洁之外，埃利奥特还热衷于没完没了地提问题。在焦虑情绪非常严重的时候，他会到商店里去拦住店员，问一堆和杀虫剂风险相关的问题："我去过一个上周喷过杀虫剂的地方，这是否安全？""某处喷洒了杀虫剂，我要等多久再过去才是安全的？""使用这种产品会导致癌症吗？""如果我闻到了杀虫剂的味道，是不是意味着我离杀虫剂太近了？"有趣的是，埃利奥特其实知道所有这些问题的答案！但他依然会反复地询问同样的问题，所以埃利奥特寻求保证的目的并不是为了得到新的信息，而是为了从别人嘴里听到那些他自己已经知道但却无法百分百确定的事，以此来降低自己的焦虑情绪。你有强迫性寻求保证的问题吗？请阅读下面的选项，并勾选出你在应对强迫性恐惧时所使用的寻求保证的仪式化行为。

- ☐ 反复一次又一次地向别人提出同样（或相似）的问题。
- ☐ 寻求保证时，必须得到一个明确的答复。
- ☐ 没完没了地在网上查找信息，或者在强迫症聊天室、讨论组里去寻求保证。
- ☐ 反复阅读与自己的强迫性恐惧相关的书籍、网页标签或是其他来源的信息。
- ☐ 不厌其烦地观察别人的行为及结果后，才肯做类似的事情。
- ☐ 要求别人和自己待在一起，作为某种形式的保证（如开车时需要人陪）。
- ☐ 为同样的事（或想法）没完没了地反复道歉或忏悔。

你最常用的三种仪式化行为

在开始下面的内容之前，请先回头看看之前几个选项里勾选的答案。哪种仪式化行为会占用你最多的时间？哪种仪式化行为对你的生活影响最大？你打算把哪种仪式化行为作为治疗目标？请你在专栏1-3中简单描述一下。在本书的第2步，我会帮助你更细致地分析这些行为，让它们变得更容易理解和消除。

专栏 1-3　　　　　　　　　　**我主要的仪式化行为**

_____

_____

_____

_____

_____

强迫症的不同类型

和冰激凌一样，强迫症也有许多不同"口味"。强迫观念可以涉及许多不同的主题，而仪式化行为也可以有许多不同的表现形式。然而，特定的强迫观念往往更多地与特定的仪式化行为联系在一起（就像某些口味的冰激凌搭配起来更好吃一样），而这些组合主要可以分为强迫症的四种"亚型"。了解自己的亚型很重要，这样你就可以根据自己的情况，在本书的第三部分选择最适合的治疗策略。

要担责的强迫观念和反复检查的仪式化行为

如果你总是纠结于自己会不会犯错、造成事故、酿成火灾、让小偷有机可乘、带来坏运气，或者你总是担心自己要对以某种方式伤害到他人（如不小心伤害了他们的感情）负责，那么你可能就属于这个亚型，这个很像之前案例中的香农。

要担责的强迫观念通常以怀疑的形式出现，你总是无法让自己停止担心（如"如果我忘了关掉电熨斗怎么办？""如果我开车撞了人却没发现怎么办？"）。你可能也会对导致糟糕结果的那些"不吉利的"词汇、数字或颜色

（如数字 13 可能会带来厄运）怀有强迫性的恐惧。

如果你对导致伤害有强迫性的恐惧，你当然会想预先做好防备，比如通过强迫性检查以确保没有任何伤害或灾难发生，或是寻求确保"一切 / 每个人都很安全"。如果你害怕遭遇盗窃、抢劫或火灾，你可能会检查门窗、灯和家用电器（尤其是在离家前或入睡前）；如果你担心自己开车造成交通事故而不自知，你可能会在行车中不停地看后视镜，甚至搜寻当地媒体对交通事故的报道。这个亚型的人群常见的仪式化行为还包括过度反复检查文案是否出错、无休止地在网上查找信息或是向别人寻求保证。最终，你可能不得不采取迷信的做法（如反复在门口进进出出），或想象出某个"安全的"想法或画面（如某个幸运数字）来让自己感觉到安全。

怕被污染的强迫观念和消除污染的仪式化行为

这种类型的强迫症通常涉及对体液或排泄物（如尿液、粪便或汗液）、灰尘、细菌、疾病、有毒的化学物和其他物质的恐惧。你也可能会对把疾病传染给他人（如自己所爱的人或陌生人）感到恐惧，就像迈克（有线电视安装工）那样。你对某种污染物感到恐惧，可能是因为你觉得它会让你或他人生病，也可能在生理上它激发了你的不适感。不管怎样，你通常总是努力回避那些在你看来是传染源的区域或物体（如门把手、鞋、地板、浴室、医院、某些特定的人群、特定的地点或身体的某些部位），甚至是那些可能会让你想到污染物的情境或物体（比如，红色的物体可能会让你想到血）。对你来说，污染似乎很容易从一个物体"传染"给另一个，哪怕两者只是碰巧接触了一下。

你的强迫观念通常与厌恶感有关吗？

为了让自己不再对污染物和疾病恐惧，你很可能会回避污染源头。当无法回避时，你可能会出现过度清洁和清洗的仪式化行为，包括仪式化的洗澡、泡澡、如厕流程，以及过度使用消毒湿巾或消毒洗手液；你也可能会要求自己以某种特定的形式来完成这些仪式化行为，比如洗手时数数或以特定流程进行刷洗。

追求对称（"刚刚好"）的强迫观念和有秩序的仪式化行为

如果你有这种症状（有时被称为"不完整性"或"刚刚好的强迫症"），你的强迫性焦虑通常会聚焦在对精确性的需求上。你会努力回避某件事"不是刚刚好"的情况，因为那对你来说是一个充满压力的想法。案例中的史蒂夫就属于这种类型，也许你也是。你可能会要求他人按照某种特定的方式去摆放物体，要求确保回避奇数，并努力让事情看起来对称和"平衡"。你的强迫性排列仪式化行为通常是为了缓解不完整或不完美带来的糟糕感受，比如左脚轻踏了两下，右脚也得轻踏两下；或者你觉得这种排列行为可以阻止糟糕的结果发生，比如，如果你不能以某种特定的顺序来摆放衣物，你深爱的某个人就会在飞机失事中丧生。

你经常会觉得很多物品并没有按照它们应该摆放的样子摆放吗？

无意义的／禁忌的强迫观念以及精神仪式／微仪式／寻求保证的仪式化行为

如果你的强迫症问题主要是观念性的，即你没有典型的反复检查、反复清洁或有秩序地排列的强迫性行为，那么你很有可能就属于这一类。过去我们曾经将这类症状亚型称为"纯强迫症"或是"纯 O"，这是因为他们似乎并没有强迫性的行为。现在我们知道，大部分人都有仪式化行为，即使这些行为并不明显或是不够"典型"。你也许甚至无法识别出这些仪式化行为，因为它们是隐蔽的精神仪式化行为、微仪式化行为或寻求保证的仪式化行为。与暴力、性和宗教相关的强迫观念通常属于这一亚型，禁忌主题、违背日常道德和精神品质的想法也可归类于这一亚型。这些强迫观念可能会在最糟糕的时候出现，而你会用精神化行为、微仪式化行为或寻求保证的仪式化行为来应对它们。接下来，让我们来具体看看这些强迫观念亚型的情况。

与暴力和攻击相关的强迫观念

这类强迫观念可能包括：令你极其反感的与受伤或死亡相关的想法或画面；用身体或言语攻击他人的冲动，攻击的对象往往是你所关爱的人、无辜者或无能力保护自己的弱者（比如婴儿或老年人）；自毁性的冲动，比如抢夺警察的配枪、开车撞树或是突然（愤怒地）结束一段看起来还不错的恋爱关系；看到一把刀，你可能就会想到要用它捅伤坐在你身边的亲人；看到其他民族或种族的人，你就会产生不友善的刻板印象或种族歧视。

我愿意打赌，赌你从来没有将这些强迫观念付诸行动，你可能一想到这些就会感到害怕。为了减少焦虑，你很有可能会用精神仪式化行为去抵抗这些强迫观念或是用"好想法"去替代它们。在这些想法出现时，你可能会重复自己正做的事（比如开灯），直到这种强迫思维消失，不会再"破坏"这件事为止。可能你会应用一系列更为隐蔽（不强迫）的策略去应对这种强迫观念，包括告诉或警告他人自己的暴力想法并向他们寻证，证明这些强迫观念只是想法而并非你危险、邪恶或有偏见的证据。你也可能会用某种方式来"测试"自己会不会真的按这个想法去做。

与性相关的强迫观念

每当有女人经过时，你脑海里就会出现这个非你所愿的要去瞟一眼她的胸部的想法。我并不是在讨论那些确实导致性唤起乃至真实性行为的性幻想（尽管你担心的就是事情会进展到这一步）。事实上恰好相反，在强迫症中，你与性相关的强迫观念会激活焦虑和应激。这些想法并不会给你带来什么快感，但不管怎么努力，你都没法控制这些想法。

你努力抗争，想控制这些违禁的和可怕的性强迫观念，你可能会用精神仪式化行为去抵抗或用更容易接受的想法去替代这些观念。你可能会选择祷告，或是过度分析这些强迫观念的意义（比如这是不是性别倒错的表现）。过度分析的形式之一，就是仪式化地"测试"自己，看看那些非你所愿的性想法会不会激活性反应（这是精神检查的一种）。除此之外，针对这些想法进行忏悔和寻求保证（询问意义）的仪式化行为也很常见。

与宗教相关的强迫观念（顾虑过度）

这种强迫观念指的是违背你心意的亵渎神明的想法及邪恶的思想或画面。你可能会有持续的恐惧和疑惑，担心自己完成宗教仪式时是否得体、是否在作恶、是否违背了宗教或道德戒律（顾虑过度）。你也可能担心神明会惩罚你，或对自己是否真心信仰并献身宗教存在强迫性怀疑。如果有这类的强迫观念，你可能会花费大量的时间祈祷或忏悔，强迫性地寻求神职人员的保证，并实施其他精神仪式化行为来降低自己的焦虑。

你属于哪一种亚型

你的强迫观念和仪式化行为可能会符合上面列出的某一种亚型，也可能会符合不止一种亚型。例如，迈克有怕被污染的强迫观念和洗手/清洁的仪式化行为，但他同样也有要担责的强迫观念（担心伤害别人）。请你想一想，自己的症状符合哪些亚型，并在下面勾选出适合的选项（可多选）。

□ 要担责的强迫观念和反复检查的仪式化行为。

□ 怕被污染的强迫观念和消除污染的仪式化行为。

□ 追求对称（"刚刚好"）的强迫观念和有秩序的仪式化行为。

□ 无意义的/禁忌的强迫观念以及精神仪式/微仪式/寻求保证的仪式化行为。

□ 与暴力和攻击相关的强迫观念。

□ 与性相关的强迫观念。

□ 与宗教相关的强迫观念（顾虑过度）。

为什么你会出现强迫症状

一座城镇如果遭遇暴风雪将会怎样？暴风雪的发生，需要许多要素同时出现在同一地点：湿气、极寒空气和特定的风力条件。这些环境因素缺一不可，它们必须恰好以完美的比例同时出现，混合起来才会造成这个结果。强迫症也是这样，它是由生物、学习和环境等复杂因素混合所致。从目前的研究成果来看，很有可能是生物学因素让你在成长过程中对焦虑和恐惧变得极为易感，而学习和环境因素则让你形成了自己特有的强迫观念和仪式化行为。下面会介绍一些目前学界对强迫症的共识（及不确定的争论），以及强迫症在接受CBT治疗后改善的可能性。但首先让我们说清楚，患有强迫症并不是你（或任何人）的过错。生物学基础并不是你自己能决定的，经历或被暴露在那些环境因素中也不是你的责任。不过，这并不意味着你无法帮助自己改变现状。

抑郁：处理强迫症前应先解决的问题

你可能曾经在某些时刻为自己的强迫症问题感到羞耻，也可能尝试过在他人面前隐藏自己的强迫观念和仪式化行为。也许，就像其他强迫症患者一样，你已经陷入伤心、无价值感和深深的绝望中有很长一段时间了。强迫症是一种令人痛苦的困扰，出现这些感受是非常自然的，但过于强烈的伤心和绝望会影响你运用本书自助的效果。下面是抑郁的常见表现清单：

- 大部分时间都感到伤心、难过，或容易被激惹；
- 感到羞耻、绝望、无价值或愧疚；
- 对过去自己看重的活动丧失了兴趣和热情；
- 哭得越来越多；
- 很难完成事情；
- 尽管活动减少，依然感到疲倦、没有精力；

- 食欲明显增强或减弱，引起体重剧烈变化；
- 很难入睡或比平时睡得多；
- 感觉自己变得迟缓，无法做决定，很难集中注意力；
- 感觉生活没有任何意义，出现死亡或自杀的念头。

　　如果你在几周内持续出现上述一种或几种感受，那么我建议你先去进行针对抑郁的治疗。接受治疗不仅可以改善你的情绪，也可以提升你从本书介绍的策略中获取帮助的可能性。

强迫症是不是脑部疾病

　　过去学界广泛认为，强迫症是一种由脑部问题（如血清素的不平衡）所导致的精神疾病。血清素是一种遍布脑内和全身的神经递质。然而，最近的研究结果并不支持强迫症病因的血清素不平衡假说。没错，不管你是在书上读到的还是在电视上看到的，研究结果表明，强迫症患者的血清素系统工作正常。所以，尽管血清素假说非常流行，但大部分专家目前认为这种观点是不正确的。

　　有些脑成像研究的结果表明，强迫症患者大脑中某些特定结构（前额叶、扣带回、尾状核和丘脑）的功能出现了异常。尽管能够了解强迫症患者出现强迫观念和仪式化行为时他们脑内发生了怎样的变化是件很神奇的事，但这些研究结果还是言过其实了。一方面，对强迫症患者大脑的研究结果并不一致；更重要的是，从另一方面来看，即使是实施这些评估的研究者也无法说明，究竟这些脑内的异常是诱发强迫症的原因还是强迫症发病的结果。事实上，许多研究都发现，当没有强迫症的被试处于非常焦虑的状态时，他们的大脑会出现暂时性的改变，看起来会更接近强迫症患者的大脑表现。也就是说，尽管脑成像研究很有趣，但我们很难说清楚它们的意义到底是什么。

　　你的亲属中是否有人患有强迫症或其他心理疾病？许多人都有。由于强迫症看起来倾向于在同一家族中出现，因此有些研究者认为它是遗传性的疾病。但研究了几十年，到目前为止依然没有任何人发现"强迫症基因"，恐怕是因为它根本就不存在。不过，对焦虑的易感性似乎具有遗传性，而"焦虑易感性"的基因似乎会与其他因素交互作用并诱发强迫症。尽管强迫症倾向于在同一家族中出现，但这并不一定意味着它就是遗传性疾病。我们可能在不经意间从家族成员身上习得了这种强迫症的倾向（就像我们从家人身上学到别的东西一样）。不管怎么说，你和父母或兄弟姐妹说着一样的语言，你们有一样的信仰，这些不也是在同一家族中出现的吗？但我们不认为这也是遗传性的。我认为，这些研究的意义在于提醒我们，与其将强迫症视为遗传性的、命中注定的、持久的脑部疾病，不如将其视为自己有能力改变的问题。

学习理论

学习理论认为，强迫性的恐惧和仪式化行为可以通过多种方式习得。强迫症的倾向可能来自对他人的观察（假如你的亲人害怕数字13或总是过度洗手），也可能是向媒体、教师以及你生活中具有影响力的人学习的结果。如果有人反复告诉你"细菌无处不在"或某些想法是"坏念头"，你可能就会变得害怕细菌或觉得自己不应该出现那些想法。就像我的患者一样，你的强迫观念和仪式化行为可能是在遭受创伤或虐待后出现的，因为那些创伤经历会让你持续担忧自己的安全并寻求保护。

也可能你在性格形成期接触到与强迫症有关的环境：由于父母不给力，可能小时候你就发现自己需要担负起照顾弟弟妹妹的责任；也许你的家庭设立有严苛的规则，让你很难达到要求；也许曾经有人威胁过你，如果不遵守规则就会面临可怕的后果。例如，安德鲁的父母都是医生，他们反复警告他必须保持双手极其干净没有细菌，否则他就会得重病。由于细菌是看不到的，安德鲁担心他没法达到父母的要求，所以他发展出一套强迫性的清洗仪式化行为，以此确保自己是极其干净的。

最后，当你的想法或行为与负性事件之间因巧合而貌似建立了某种因果关系时，这也可能会成为强迫症的诱发因素。例如，里奇一直认为他的祖父年事已高，可能很快就会辞世。巧合的是，他的祖父一周后果然因心脏病过世了。不幸的是，里奇把祖父的死归咎于自己一个星期前出现的"坏想法"。从那时起，里奇就形成了一种精神仪式化行为来"消除"坏的想法——每当脑海中出现与家庭成员有关的负性想法时，他都会运用这种仪式化行为。

与生物性理论一样，这些学习理论还没有得到证实。尽管如此，我有许多患者和来访者都报告过这种类型的学习经历，这可能对他们强迫症的发展有所影响。你过去有类似的经历吗？请把它们记在专栏 1-4 上。

专栏 1-4　我习得的可能会诱发强迫观念和仪式化行为的经历

创伤事件：_____

_____

_____

观察他人：_____

_____

_____

影响源（如媒体、教师、父母）：_____

_____

_____

经验：_____

_____

_____

了解强迫症状的可能诱因，一方面可以让你看到改善是有迹可寻的；另一方面也可以缓解焦虑，让你不再觉得这些毛病是你自找的。但是不要把注意力过于集中在寻找诱因上。由细菌引发的喉咙痛，只要吃抗生素消灭细菌

就会好起来，但强迫症并非如此。正如我所说的，我们不清楚诱发某个人独特的强迫症状的原因究竟是什么。我们需要对强迫症状有一定的了解，以作为治疗开展的基础，但重点并非诱因。多亏了半个世纪以来的心理学研究，我们对这些症状的理解已经非常透彻。在本书的第 2 步和第 3 步中，我将帮助你成为理解自己强迫症状的专家，让你从治疗中取得最大的获益。

CBT：克服强迫症的工具

在我撰写本书时，CBT 和某些特定的药物治疗，如选择性血清素再摄取抑制剂（selective serotonin reuptake inhibitors, SSRIs）是仅有的两种已获得临床研究佐证可有效治疗强迫症的方法。究竟哪种治疗方法更适合你呢？美国精神医学学会对强迫症患者治疗的指导原则中包括以下推荐指南：

- 如果你愿意按要求完成作业，且抑郁程度未达重度，那么推荐你单独使用 CBT 治疗作为首选治疗方法；
- 如果你正在接受 CBT 治疗但效果并不如意，又或者你有严重的抑郁或其他焦虑障碍，那么推荐你接受 CBT 与药物结合的治疗方法；
- 如果你现在正在服用药物且依然存在强迫症问题（或是想要停药），那么推荐你接受 CBT 治疗；
- 如果你已经试过 CBT 治疗，但感觉难以应对，不愿再做尝试，那么推荐你单独使用药物治疗。

你应该接受 CBT 和药物结合的治疗方法吗？

临床治疗指南中提到的 CBT 治疗应在训练有素的治疗师的指导下进行，而不是完全靠自己完成的自助 CBT。本书包含 CBT 技术的自助版本，目的是在没有治疗师的情况下也能帮你对生活做出一些改变，特别是当你的强迫症只是轻度或中度且没有伴随其他问题的时候。然而，大多数情况下，如果能得到训练有素的治疗师的帮助，你就可以更准确地运用本书中的各项策略和方法，这会比单独行动疗效更好。

强迫症的药物治疗

SSRI 类药物用于治疗强迫症是非常安全和有效的，但与 CBT 比较起来，似乎疗效还是要弱一些。采用药物治疗，你有 50% 的可能性会有所好转。如果药物对你有效，那么你的强迫观念和仪式化行为很有可能会减少 20%~40%。大多数精神科医生都对强迫症有所了解并拥有相应药物的处方权。目前美国食品药品监督管理局（the U.S. Food and Drug Administration，FDA）批准用于治疗强迫症的 SSRI 类药物包括：

- 赛乐特（盐酸帕罗西汀）；
- 百忧解（盐酸氟西汀）；
- 兰释（马来酸氟伏沙明）；
- 左洛复（舍曲林）；
- 安那芬尼（氯丙咪嗪）。

很难说哪种 SSRI 类药物是治疗强迫症的最佳选择，甚至很难预测究竟哪种药物会对你的情况有所帮助，但它们都是非常便利的治疗方法。你不需要定期去接受治疗，也不需要暴露与反应阻断的行为干预，药物会在你的身体里自行完成所有过程。但这种便利是要付出代价的。即使 SSRI 类药物对你有所帮助，仅凭药物很可能也无法完全消除你的强迫症状。而且，你还需要一直服药来维持疗效，即使你已经服药多年，一旦停药，依然有复发风险。另一个缺点是 SSRI 类药物往往会带来一些不舒服的副反应，如口干、睡眠改变、便秘、头疼、体重增加和性方面的问题。由于每个人对药物的反应不尽相同，因此很难在服药前准确地预测你会产生哪种副反应。

合格的 CBT 治疗师是什么样的

尽管 CBT 治疗现在被使用得越来越广泛，但并非每位治疗人员都接受过针对强迫症治疗的培训。应用 CBT 治疗强迫症最有把握的人通常是拥有医学、心理学博士或硕士学位的临床心理学家和社会工作者。在选择治疗师前，你应该询问他的情况，如是否接受过针对强迫症的 CBT 治疗培训、有多少治疗经验（接诊过多少患者），以及会使用什么类型的治疗方法。针对最后这个问题，你要认真聆听。如果治疗师提到暴露与反应阻断技术，那么很可能你找对人了。如果他没有提及，那么你可以问问他是否愿意持开放的态度和你一起应用本书中的技巧。

我能从 CBT 中获得什么

简单地说，在应用 CBT 治疗强迫症的过程中，你能学习并练习许多 CBT 技巧来自助：（1）更有效地应对诱发强迫症的情境及与之相关的个人体验（如强迫观念、焦虑、身体反应）；（2）减少自己的仪式化行为和回避行为；（3）提升生活质量。CBT 的第一部分会帮助你认识自己的强迫观念、焦虑和仪式化行为，从而更好地从全局的观点上来理解这些问题。学完第 1 步后，应该说你已经开了个好头。在接下来的第 2 步和第 3 步，我们会共同完成本书的第一部分。CBT 的第二部分包括形成适合你自己的治疗方案。这个方案会帮助你聚焦于自己的强迫观念和仪式化行为，并运用 CBT 策略去改善这些问题。在第 4 步中，你会逐渐完善和拥有自己的治疗方案。

大多数人对改变都会有点复杂的情绪，我猜你也一样。因此，CBT 非常重要的一个部分是从第 5 步开始的，涉及思考你自己对治疗的准备以及是否愿意以挑战强迫症为目标而努力投入工作。CBT 的第四部分我们称之为认知治疗。"认知"一词指的是你的想法，而认知治疗则在第 6 步里包括一系列帮助你识别和调整不当的思考模式的策略，进而从根本上阻断强迫观念和仪式化行为的再激活。认知治疗同接纳与承诺治疗法（ACT）相结合，就是CBT治疗最核心的成分。

CBT最有潜力的工具就是暴露与反应阻断技术。我在第7步和第8步会谈到暴露治疗，包括以治疗的方式直面诱发自己强迫观念的情境和想法。学习让自己面对那些令你恐惧和想极力回避的强迫思维等，这会从根本上改变其对你生活的影响力，它们的含义会发生天翻地覆的改变，安全感会代替焦虑。等到第9步时，我会帮助你运用反应阻断技术去抵抗中和寻求安慰的冲动。通过终结这些行为模式，你会发现自己并不需要依赖这些仪式化行为才能对抗强迫观念和焦虑，你可以去追逐自己生命中那些真正重要的事情。

在CBT治疗的最后，你会学到一些技巧来帮助自己在未来生活中维持长久的疗效。比如，通过将CBT技术与你的生活方式相结合，你可以固化自己在治疗中学到的方法并不断取得新的进展。在第10步里，我将给你一些预防强迫症复发的建议。

现在你可能已经感受到了，不管是和治疗师一起还是单独运用本书的内容做CBT治疗，你都需要付出很大的努力。你需要鼓起勇气面对自己过去回避的情境，也需要努力控制沿用过去仪式化行为的冲动。这看起来似乎很难，但只要投入时间，增加练习，CBT就会变得越来越容易。CBT治疗的最大优点就是，它是降低强迫症状最安全也是最有效的方法。同时，CBT的疗效往往能够持续很久，所以只要你学习和练习过这些技巧，没有人能把它们从你身上夺走。

第2步

分析自己的强迫症状

在本书的第1步中，你已经了解到强迫症状会有许多不同的表现形式。事实上，全世界也找不出两个有着完全相同的强迫性恐惧、回避模式及仪式化行为的人，这是因为强迫症患者通常会对自己害怕的情境产生独特的想法，在企图控制和减少自己的焦虑和不必要的想法时，他们会发展出自己独特的应对策略。也就是说，你的强迫观念和仪式化行为遵循的是属于你自己的"强迫症逻辑"。

> 你的强迫观念是如何与自己的仪式化行为和回避策略联系起来的呢？

举例来说，杰西卡通常是在接触到马桶、牙刷、洗发水瓶和毛巾等任何与洗手间有关的物品后，诱发洗手的仪式化行为，因为她害怕不洗手的话，这些物品上的细菌就会让自己染上重病。莫里斯同样有无法控制的反复洗手的冲动。每次触碰其他很多人经常接触的东西（比如现金、门把手、扶手等）后，他都会想到其他人身上的细菌，从而不得不反复洗手来减轻自己的焦虑。莫里斯并不担心接触细菌会让自己生病，而是无法忍受自己对细菌的焦虑和厌恶感。舒米的情况又不一样，每当她脑中出现自己与伴侣外的其他人发生性关系的强迫性想法时，就会诱发她洗手的仪式化行为。对她而言，洗手不仅可以降低"道德污点"带来的焦虑，也象征着对自己心灵的净化。就像你看到的，在这三个例子中，强迫观念和仪式化行为之间的联结是非常个性化的，每个人都不一样。

分析自己强迫观念的细节，识别自己的恐惧是如何与仪式化行为结合起来的，这是 CBT 治疗有效的关键之一。请记住，CBT 并不是"一刀切"的治疗方法。我们会在本书中一起来分析和设计最适合你的 CBT 治疗方案。打个比方，如果你的衣服不合身，你会去找裁缝做调整，但裁缝需要为你量体才能裁衣，这与 CBT 的情况很类似。因此，在第 2 步中，我会帮助你分析你的强迫症状，并深层次地收集与你的强迫观念、仪式化行为以及强迫症的其他方面有关的信息，从而能够将它们放入为你量身定做的治疗方案中。在正式开始之前，我想声明的是，当我说"分析"的时候，指的是对你的强迫观念和仪式化行为进行分析，理解其诱因及影响力（有时我们会称之为行为分析或功能分析）。请不要将这个与"过度分析"的强迫性仪式化行为相混淆，我们并不是要找出你患有某种亚型的强迫症的原因，也不是要判断你的想法和仪式化行为是否合理。那种类型的分析在这儿可没有什么用武之地！

由于自我分析需要整理许多想法，我建议你给自己留出几个小时来专门完成这项工作。在开始前，先回顾一下自己过去的某次或某几次"强迫症发作"的情况。所以，现在请先回想一个自己曾经出现强迫观念或陷入仪式化行为无法自拔的情况，然后试着回答下面的问题：

- 问题出现时的第一个迹象是什么？
- 你当时的感受和想法是什么？
- 接下来发生了什么？
- 你变得有多焦虑？
- 为了减轻自己的焦虑你做了什么（如强迫性的仪式化行为、回避行为）？
- 这种行为是如何让你感觉好一点的？

> 如果分析自己的强迫观念和强迫行为会让你变得心烦意乱，请不要放弃，可以先停一下，做些健身运动、看场电影或从事一些自己喜欢做的事，然后再回来继续。

试着分析强迫观念是如何加重了你的痛苦或焦虑的，以及仪式化行为和回避行为是如何减轻这些不舒服的感受的。

分析你的强迫观念

剖析强迫观念

米奇的强迫观念与环境会被有毒物质污染有关，他尤其害怕含汞的荧光灯泡水银暴露的污染。这种灯泡确实含有小剂量的汞，但即使灯泡破碎，其中水银的剂量对人体造成伤害的风险依然是非常小的。但对米奇而言，即使只是在有荧光灯泡的房间里待着，都会诱发他的强迫性焦虑，尤其是当灯泡开始闪烁或不太好用的时候。米奇总是会尝试回避这类情景。然而，当他发现自己不小心接近了某个闪烁的灯泡时，不必要的想法就会闯入他的脑海，比如"这个灯泡可能已经坏了，而我已经暴露在有水银的环境中，并受到毒害了"。他同样开始担心由此会给自己造成不良的后果，比如"我可能已经存在永久性的脑损伤了"或"我将失去理智"。想到这些可怕的后果会引发米奇无法控制的冲动，促使他必须马上离开房间去洗澡，并清洗刚才所穿的衣服。

在第1步中，我们将强迫观念定义为"与导致焦虑和身体反应的闯入性想法、怀疑或表象有关的个人体验"。强迫观念的影响其实比我们直观看到的那些要复杂得多。事实上，强迫观念有以下三个构成要素（如专栏2-1所示），理解它们对提升你的治疗效果会有所帮助。

专栏 2-1　　　　构成强迫观念的三个要素

1.诱因。诱因是指那些激活了不必要的强迫思维、焦虑情绪和痛苦感受的情境或物体（通常是环境中的某些物品）。

---

2. 强迫性侵入。强迫性侵入是指不必要的想法、怀疑或表象。

3. 害怕的结果。害怕的结果是指你担心如果不采用回避行为或仪式化行为应对的话，就会产生不想要的后果。

你能在米奇的强迫观念中帮他找出这三个构成要素吗？

- 米奇的诱因：待在有荧光灯泡的房间里。

- 米奇的强迫性侵入：与灯泡破裂和污染有关的想法。

- 米奇害怕的结果：大脑受损。

让我们再来看一个例子。大家都认为达尼埃尔的性取向是异性恋。她已经和男性结婚，既往只和男性约会并发展亲密关系，也没有任何跟女性发展亲密关系的兴趣。但是，有些时候当她注意到某位充满吸引力的女性时（诱因），就会激活与性有关的想法和画面（强迫性侵入）。有些时候她甚至会发现自己出现生理反应，这让她不太确定自己是不是性取向有问题。达尼埃尔的这些与诱因相关的个人体验让她担心自己在性取向上其实是有问题的，但却一直没有发现（害怕的结果）。"如果我不得不向家人和朋友表露我的想法怎么办？"这种恐惧和不确定性让达尼埃尔想要"测试"自己，确保自己依然被男性所吸引。她也会回避更衣室、内衣店和时尚杂志，以免受到影响。

在这一步中，当你对自己的强迫症状进行分析后，可以将其记录在表2–1"强迫症分析工作表"（OCD Analysis Worksheet）里。首先，你可以先回到本书的上一步，找出"对你影响最大的三种强迫观念"（见专栏 1–1），并将这些内容填在表 2–1 左数的第一列里。米奇的与污染有关的强迫观念和达尼埃尔的与性取向有关的强迫观念的完整分析分别见表 2–2 和表 2–3。你可以用这两个表作为示例参考，根据自己的情况完成分析表 2–1。

表 2-1 强迫症分析工作表

强迫观念	诱因	强迫性侵入	害怕的结果	回避	仪式化行为和其他减少焦虑的策略
1.					
2.					
3.					

表 2-2 　　　　　　　　　　　　　米奇的强迫症分析工作表

强迫观念	诱因	强迫性侵入	害怕的结果	回避	仪式化行为和其他减少焦虑的策略
害怕环境会被有毒物质污染	• 荧光灯泡 • 有荧光照明的房间 • 闪烁的灯泡	• 灯泡可能已经坏了，而我会暴露在有害的水银中	• 我可能已经存在永久性的脑损伤了 • 我会失去理智 • 我会生病 • 我会死亡	• 有荧光灯照明的房间 • 换灯泡 • 出售荧光灯泡的商店	• 洗澡 • 洗衣服 • 浅呼吸 • 寻求保证（查找相关信息）

表 2-3 　　　　　　　　　　　　达尼埃尔的强迫症分析工作表

强迫观念	诱因	强迫性侵入	害怕的结果	回避	仪式化行为和其他减少焦虑的策略
如果我的性取向有问题怎么办	• 看到具有吸引力的女性 • 看到女性浴袍或内衣 • 接近其他女性时，身体会出现反应的感受	• 我是否被女性所吸引呢 • 自己亲吻女性的画面 • 与女性发生关系的想法	• 我的性取向有问题而我却没有意识到 • 如果我不得不向家人和朋友表露我的想法怎么办 • 我会永远搞不清自己的性取向	• 内衣店 • 更衣室 • 时尚杂志 • 具有吸引力的女性朋友和亲属 • 任何有关女性之间性行为的内容	• 测试自己，确认自己依然更心动于男性而非女性 • 向他人索取保证，证明自己性取向没有问题 • 试着找出自己真实的性取向

是什么激活了你的强迫观念

列出对自己影响最大的三种强迫观念后，你就可以开始确定自己周遭环境中会诱发每种强迫观念的情境、事物和其他刺激源。专栏 2-2 对你会有所帮助。回答这些问题后，请返回

强迫观念的出现似乎全无预兆，但你是否突然间就会发现自己已经陷入应对它们的仪式化行为里无法自拔？

到表 2–1 中，完成"诱因"那列的填写，包括会持续激活你的强迫观念的事物、情境和其他事项。可参考米奇和达尼埃尔强迫症分析工作表（表 2–2 和表 2–3）的相关内容。

如果你感觉自己的思维卡住了，无法列出所有的诱因，没关系。无论何时，只要你想到或觉察到新的诱因，你依然可以回来完善专栏 2–2。与此同时，这些常见诱因的例子可能也会唤起你的记忆。

专栏 2–2　　　　　　**识别强迫观念的诱因**

什么样的情境和事物会激发你的强迫性恐惧？

_____

你会努力回避什么样的情境和事物？

_____

什么样的情境和事物会让你想要采取强迫性的仪式化行为予以应对？

_____

什么样的情境会让你感觉自己需要寻求保证？

_____

与担心被不洁物污染有关

究竟是什么让你产生了清洗或清洁的念头？也许你的诱因与害怕接触（或可能接触）人或动物的排泄物和体液（比如尿液、粪便、血液、汗液、精液或唾液等）有关；也许你害怕触碰脏衣服或身体的某个特定部位（如生殖器、肛门）；也许你害怕触碰到许多人都会触碰的垃圾桶、洗手间、地板、门把手、扶手等。除此之外，诱因还可能包括清洁剂、杀虫剂、灰尘、动物以及停放在殡仪馆或在墓地等待下葬的尸体。也许某些特定的人和地点也会诱发你与污染有关的强迫观念，这些也需要列在表中。例如，当罗莎要接近某个有唇部疱疹的人时，她对污染的恐惧就会被激发。乔认为，在医院工作的妻子就是自己强迫症发作的诱因，除非她每天下班后先洗个澡（她的工作服同样也是诱因），因为乔认为"来自医院的细菌"会传染疾病。由此可见，医院同样也是乔强迫症的诱因之一。

与害怕伤害他人或犯错担责有关

以下的哪个情景会让你总想反复检查，担心自己可能犯错、做得不够完善或不够仔细？

- 离开车辆、家或公司时；
- 晚上上床睡觉时；
- 完成学校作业或其他任务时；
- 使用熨斗或烤箱这类家用电器时；
- 开车经过某个步行的人时；
- 开车时轧到一处凹凸不平的地方时；
- 扔掉废纸时（如果你害怕自己会不小心丢掉重要的材料）；
- 发出一封重要的信件或邮件时。

这些都可能是强迫症患者的诱因，而潜在的危险情境还包括看到地上有打碎的玻璃或冰等。我的一位来访者只要看到有消防车驶过，就会马上联想到自己家里是不是因为自己没关好什么电器而失火。另一位来访者只要每次撞到头（哪怕只是非常轻微的磕碰），都要立刻上网去检索脑震荡有什么症状。也许特定的"不吉利的"数字或词汇同样会激活你的强迫性恐惧。

与不对称、缺乏秩序和不完整有关

这一类强迫观念常见的诱因通常包括：

- 不按顺序排列的书籍；
- 乱糟糟的书写笔记；
- 叠得不够整齐完美的衣服。

我的一位女性来访者，如果她身体的一侧碰到或蹭到什么东西，而另一侧没有的话她就会非常痛苦。同样，奇数（哪怕出现在里程表或账单上）以及其他让你感觉"不对称""不平衡"或"杂乱无序"的情形也可能成为强迫症的诱因。

与暴力有关

与暴力有关的想法和表象可能会在你看到可用作武器的物品（如刀、锤子、枪或棒球棒）时被激活，恐怖电影、墓地以及"杀死""捅死"这样的词汇也可能成为诱因，看到弱者（婴儿或老人）、动物（宠物）或与其相处时，或者身处某种潜在的、能给他人造成伤害的情景时（比如站在火车月台上），都可能会诱发这类强迫观念。

与性有关

与性有关的强迫观念可能会在看到或遇到某些特定的与性相关的人物或事件时被激活，比如路过有性暗示的酒吧或在杂志上看到具有吸引力的同性别的人物。与性有关的言语、具有性暗示的形状以及性感的声音都会激活这类强迫观念。此外，你也许会将身体的日常感受或焦虑所激活的感觉误解为性唤起。

与宗教信仰有关

与宗教信仰有关的强迫观念通常容易被宗教圣物、场所、仪式活动或与魔鬼相关的言论所激活。我曾经的一位患者一看到与杜克大学蓝魔队（篮球队）相关的信息就会激活他的强迫观念，他由此不得不回避任何与杜克大学有关的事物（如杜克大学的学生、印有杜克大学标识的 T 恤衫和帽子等）。

识别你的强迫性侵入

接下来，我们要识别强迫观念中的强迫性侵入这个部分。无论你出现了要杀掉家人的想法，还是陷入自己手上沾染了细菌的怀疑，这类不受欢迎、毫无意义的或是看起来不可接受的想法、主意、表象和怀疑，常常都会激活你的焦虑、恐惧、羞愧、负疚、惊恐、尴尬等情绪。这种闯入性想法可能是由你刚刚识别出来的一种（或几种）诱因激活的，也可能它们只是突然地或"顺其自然地"出现的。专栏2–3可以帮助你识别自己的强迫性侵入。针对那些对自己有非常大影响的强迫观念，思考一下你该如何回答这些问题。然后在表2–1中填上"强迫性侵入"那一列的内容。可参考米奇和达尼埃尔强迫症分析工作表（表2–2和表2–3）的相关内容。

试着命名自己的强迫性侵入会不会让你感觉不舒服？这更加说明你需要在专栏2–3中把它们列出来，并以此作为治疗目标。

| 专栏 2-3 | 识别强迫性侵入 |

哪些持续存在的、不愉快的或无意义的想法和怀疑会激活你的焦虑或痛苦？

_____

_____

哪些不必要的想法或表象会让你感觉自己应该努力控制或抵制？

_____

_____

哪些与禁忌话题（不道德、离经叛道或充满攻击性）有关的不必要的想法会让你对自己是怎样的人产生怀疑？

_____

_____

哪些不必要的想法让你害怕自己会做出非己所愿的事？

_____

_____

下面是一些常见的强迫性侵入的例子，便于你理解要记录什么样的想法和画面。

与担心被不洁物污染有关

如果你的强迫观念与污染有关，你可能会产生与细菌和疾病有关的侵入性想法和表象，如细菌爬满了你的手掌的画面。你可能会担心，因自己离那些可怕的传染源太近了并由此受到了伤害，如"路过生化实验室的时候，我是不是吸入了某些有毒气体"。心理学家斯坦利·拉赫曼（Stanley Rachman）曾经描述过一类完全不同的患者，他将其强迫观念定义为"精神污染"，这类患者会由于创伤事件、不必要的性想法或羞辱而感觉自己存在"内心的污秽"。

与害怕伤害他人或犯错担责有关

如果有这类强迫观念，很有可能你会遭遇闯入性想法的怀疑，如"我是否提醒过自己要多加小心了吗""我是否真的关掉了电熨斗的开关、拔掉了烤面包机的电源插头、锁上了门、签好了支票了吗""如果我冒犯了朋友（或老板）、开车撞了路人或导致家人出了意外该怎么办"。此外，不幸事件的画面闯入也很常见，比如你的脑海里会经常浮现自己关心的人遭遇了事故、火灾、受伤或死亡的场景。

与不对称、缺乏秩序和不完整有关

在有这类强迫观念的人中，有些人脑海中会出现闯入性想法或表象（通常与伤害、暴力、宗教及道德有关），但有些人则不会。如果你没有发现自己有强迫性侵入，那么你的强迫观念可能与"不完整"或"不够刚刚好"有关。一旦你发现有"缺乏秩序"或"不平衡"的情况，你就会出现"我要疯了"或"我会失控"的想法。

与暴力有关

你的脑海中可能会出现与真实的自己完全相反的想法和表象，如残忍地对待自己所爱的人的想法或画面，或者攻击弱者（比如婴儿）或无助者（比如正在熟睡的人）的邪恶想法。你也可能会出现涉及暴力冲动的不必要的想法（比如用锤子砸自己的狗），那种感觉是那么真实，以至于让你怀疑自己是不是真想去做这种事。

与性有关

这种想法也有许多表现形式，比如脑海中会出现自己无法接受的性爱场景、与不合适的人发展亲密关系的想法，或者有去做自认为是"下流的"或"变态的"性行为的冲动。但需要注意的是，让你感到兴奋的性幻想并不属于这类想法，因为它们并不会激活你的焦虑情绪。

识别你害怕的结果

强迫观念的第三个构成要素就是你预期的可怕的结果，如"引发火灾是我没关掉电熨斗开关的缘故"或"因为看到了数字 13，所以我很有可能会出事"。你害怕的结果也可能与保护性的仪式化行为失败有关，比如"如果不洗手，我就会生病""如果不按自己的足迹再走一遍，我就是个坏人""如果不能完美地说出祷词，神明就会惩罚我"，等等。你可能也会因为思考强迫观念而感到害怕，如"如果我总是想着伤害到孩子，总有一天我真会失去控制做出那样的事来"或者"想到亵渎神明的事情就意味着我对我的信仰不再那么坚定了"。这些令人害怕的结果就像是胶水一样，将强迫观念和仪式化行为紧密地粘在一起。现在，通过识别自己害怕的结果，让你可以在 CBT 治疗中更好地去松动强迫症的掌控力。

你最害怕的是不是糟糕透顶的事马上就要发生了，而你却一无所知？不确定性是不是你害怕的结果之一？

也许你的强迫观念与近期会发生的可怕结果有关，比如"如果不洗手，我很快就会生病"。也许你的强迫观念所担心的事许多年都不会发生，比如"如果不小心接触到了杀虫剂，我就会在 40 年后罹患癌症"。不管你所害怕的结果什么时候发生或是否会发生，其实对你来说，那种不确定性（无法确认有或没有）才是最糟糕的。由于这种不确定感在你体验到强迫情绪后会立刻出现，因此它本身就可以被定义为一种近期可能会发生的可怕结果。我们会在本书后面的步骤对此再进行讨论。

到目前为止，你已经读过了一些案例，相信你已经准备好去识别自己在强迫观念中害怕的结果了。如果我们尝试去直面强迫诱因，同时不做任何仪式化行为来保护自己或他人，你觉得接下来最有可能发生什么？请回答专栏2–4 中的问题之后，将自己害怕的结果填入表 2–1 相应的那列里。可参考米奇和达尼埃尔强迫症分析工作表（表 2–2 和表 2–3）的相关内容。

我和同事共同完成的研究表明，对不确定性和怀疑的不耐受性在强迫观念和仪式化行为中起着重要的影响作用。

专栏 2–4   **识别害怕的结果**

如果你直面强迫的诱因不做 / 或不能做任何仪式化的行为，给你带来最糟的结果是什么？

_____

_____

为什么那些诱因如此危险？

_____

_____

如果你直面诱因却不做仪式化行为会出现什么问题？

_____

_____

为什么你觉得需要回避强迫诱因？

_____

_____

对你来说，思考自己的强迫性侵入有什么不好或危险之处？

_____

_____

如果你有这些想法却不采取任何行动，那么会发生什么？

_____

_____

与担心被不洁物污染有关

我们在第1步中已经谈到，这类人通常会害怕自己或他人被不洁物污染而患病。例如，你会担心手碰到自己的鞋底后如果不按规定的时长洗手，就会患上可怕的疾病；或者用过清洁剂后，你会担心自己手上如果还有残留物会在做饭时混到食物里，家人吃了你准备的饭菜就会生病；或者你想避免的只是那种"被污染了"的感觉，或是让自己摆脱细菌正在传播的想法。

与害怕伤害他人或犯错担责有关

你可能害怕受伤，或者害怕自己会伤害到他人，甚至害怕因为没有成功阻止他人实施的伤害而负责。举例来说，如果你因为没有检查烤箱而引发了火灾，烧掉了房子和家里所有珍贵的纪念品，那你就要为此负责。有些人的强迫观念与对"肇事逃跑"的恐惧有关，担心自己在没有注意到的情况下撞到了人，受害者因此死亡，而自己将会被抓起来并因离开肇事现场而受到惩罚。也许你会担心自己无意间遇到了数字13或某些特定的词汇（比如"癌症"这个词）而没有采用仪式化行为去中和它，那么自己的家人或所爱的人就会遇到灾难、会受到伤害。

与不对称、缺乏秩序和不完整有关

你害怕如果不能按照某种特定的方式排列物品，厄运或伤害就会降临到你关心的人身上；或者如果事情不是"刚刚好"，你就无法摆脱不完整的感受，以致失去理智或感到恐慌。在这种强迫观念的作用下，随着时间的推移，你对事情不是"刚刚好"的恐惧会蔓延到你生活中的方方面面。

与暴力有关

你可能害怕自己会失控并在不经意间实施那些可怕的想法，如"除非我向神明祷告求他阻止我，否则我就会发疯并伤害到那个孩子"或是"我会在伴侣睡着的时候杀掉他，所以我必须一个人睡到别的房间去，还得把所有刀子都锁起来"。你可能对自己不能停止那些暴力的想法（尽管依然在努力对抗它们）也会感到害怕，认为自己一定是有变得更暴力或是想让自己所爱之人受伤的倾向，内心深处实际上是充满暴力、冷血的坏人。

与性有关

对这种强迫观念可能带来的结果的恐惧很常见，如"我的性取向会发生改变""总有一天我将无法阻止自己做出不符合性道德的事来"；或是产生对这种强迫揭露了自己真实本质的恐惧，如"这种想法意味着我真的想去做如此可怕的事"。此外，由这种强迫观念激发的对罪孽、地狱以及神明的惩罚的恐惧也很常见。

与宗教信仰有关

你可能会害怕违背教义、激怒神明或被打入地狱，你也可能害怕你的强迫意味着你真的背叛了自己的宗教信仰，或是害怕你的内心深处也许憎恨神明却热爱着魔鬼。

不是所有强迫症患者的恐惧都指向明确特定的可怕结果。也许你的诱因和闯入性想法激活了某种模糊的感觉，即"会有糟糕的事要发生吧"，然后你会感到"非常焦虑，难以忍受"，也许你担心自己如果不进行仪式化行为，就会被过度的焦虑情绪伤害。在这种情况下，我们将你所害怕的结果称为"焦虑带来的伤害"（可能是"失去控制"或"丧失理智"）。给自己害怕的结果贴上标签很重要，因为这有助于你在第 4 步中制订自己的治疗方案。

分析你的回避行为

许多人应对强迫性恐惧的方式，就是回避那些可能激活他们强迫观念的情境或行为。由于对水银的恐惧，米奇不愿去换荧光灯泡，也不想靠近五金店里销售荧光灯泡的区域。由于自己的强迫观念，达尼埃尔不敢直视具有吸引力的女性，并试图躲避任何与女性性行为相关的事物。请注意，在这些回避策略中起作用的强迫症逻辑是：避开这些触发点似乎可以保护米奇和达尼埃尔免于遭受自己害怕的结果带来的侵扰。

你是否会花很多时间企图回避所有能激活强迫观念的情境？

想要逃避危险是我们的天性，所以你可能会形成很多自己的回避策略。但回避只能暂时让你感觉到安全，它并不能从根本上解决强迫性恐惧给你造成的困扰。不仅如此，回避行为模式还会随着时间的推移而延展，让你在这种无效的应对措施里越陷越深。最终，你需要回避的越来越多，你的自由变得越来越少，甚至你无法去自己想去的地方、做自己想做的事。换句话说，回避限制了你按照自己的意愿去生活的能力。在本书后面的步骤中，你会学到帮助自己减少回避的策略，也会掌握应对强迫观念的策略，并从强迫症的掌控中夺回属于自己的生活。为了达到这一目的，非常重要的一点是通过专栏 2–5 来识别自己都有哪些回避行为。

你会回避所有的洗手间、数字或"罪恶的"画面吗？还是只回避其中特定的一些？

专栏 2-5   **分析回避策略**

写下那些因强迫性恐惧而让你选择回避的事。

情境（如单独和孩子待在一起或观看特定的电影或演出）：

_____

_____

地点（如医院、殡仪馆、公共厕所等）：

_____

_____

人（如残疾人、病人等）：

_____

_____

事物（如色情杂志、刀子、地板等）：

_____

_____

行为（如开车经过学校、触碰自己身体的某个部位）：

_____

_____

想法（如关于暴力、性、魔鬼等）：

_____

_____

其他：

_____

_____

现在运用专栏 2-5，列出对你影响最大的三个强迫观念让你回避的主要事物，然后在表 2-1 中填上"回避行为"那一列的内容。可参考米奇和达尼埃

尔强迫症分析工作表（表 2–2 和表 2–3）的相关内容。填写过程和之前一样，尽量准确细致。你越是贴近自己真的想回避的情形，越是容易为干预过程制定准确的目标，少走弯路。如果你只是想回避特定的洗手间，或者你只想回避在某些地点开车，也要把这些都记录在专栏 2–5 中。如果你在识别自己的回避策略上有困难，可以试着回头看看激活自己强迫观念的因素。因为你很可能会回避那些激活你强迫性痛苦的事情。接下来，我们列出的常见的回避行为示例可能会对你有所帮助。

常见的回避行为模式

与担心被不洁物污染有关

你可能会回避鞋子、地板、公共厕所（包括公共厕所中的某些特定位置，比如马桶或水池）、垃圾桶、垃圾箱和其他许多人都会接触的表面（如电梯按钮）；你还可能会回避特定的衣服、商店（和其他位置），以及你害怕的"被污染了的"人或动物；你可能连自己家里的某些特定的地方都想回避，因为你觉得那些地方被污染了。此外，如果你回避去做某些"会传染"的特定事项，也要把它们记录在专栏 2–5 中。

与害怕伤害他人或犯错担责有关

你是否会回避那些可能导致事故、错误、伤害或其他消极结果的事件（比如开车、使用烤箱、签署重要的纸质文件）？也许你会回避那些给你带来坏运气的事物（比如某些词汇、不吉利的数字以及与灾难或疾病有关的内容）；不管在家里或是在单位，你可能会回避承担锁门或保存机密文件的工作。请确保自己在表 2–1 中列出了所有的回避行为，也包括那些非常细微的行为，比如"因为害怕撞到孩子，所以开车时刻意绕开经过学校的路段""因为害怕分心或犯错，所以在完成重要的工作时坚决不听音乐"等。

与不对称、缺乏秩序和不完整有关

你可能会回避物品无序摆放或不平衡的状态；你也可能会回避某些特定的地点，因为知道去那里会激活自己的应激反应，如会花费大量时间去重新摆放物品以创造"平衡"，或者激发计数的仪式化行为。

与暴力有关

也许你会回避接触到可用作武器的物品或潜在的受害者（自己所爱的人、婴儿）、警察、与暴力有关的词汇（如鲜血、谋杀），以及与伤害或暴力有关的活动、地点、画面、影视作品或新闻报道。有些场景看起来会增加你实施不必要的想法的机会，所以也要回避，比如和某个你害怕会伤害的人单独待在房间里。我的一位来访者曾经回避饮用含有酒精的饮料，因为她害怕这会削弱她的抑制能力，从而让她有机会去实施自己的暴力想法。请记住，你个性化的回避模式往往具有独特性。

与性有关

有这类强迫观念的人，其常见的回避内容和行为包括色情画面、特定的人或地点（如酒吧、健身房、游泳池和更衣室）、盯着他人特定的身体部位、与强奸犯有关的电视节目或新闻报道以及不雅的性爱词汇；有些人还会回避自慰或其他性活动，因为它们会激发其不想要的性念头和感受。

与宗教信仰有关

你可能会回避宗教场所、宗教信物以及"圣物、魔鬼、信仰"之类的词汇或用来诅咒的词汇。我的一位来访者会回避谈论布道，因为它会激发她的强迫思维，让她质疑自己做得还不够好。另一位来访者则回避观看好莱坞电影，因为她将好莱坞与宣扬无神论联系了起来，认为如果自己支持这种电影的话，神明会对她感到失望的。

分析你的仪式化行为

不论你怎么努力尝试去回避强迫性的思维和情境，你永远都不知道什么时候会突然遇见激活你的强迫的某个诱因。例如，某辆车停在你面前，恰巧车牌里有你最害怕的不吉利数字；或者你不小心把重要的东西掉在地上，你必须得把它捡起来。当你不能完全回避所有自己害怕的情境时，最好的办法就是实施仪式化行为来减少焦虑并保护自己免于遭受可怕的结果。如果米奇不得不使用荧光灯，他就会尽快去洗澡，以清除身上可能有的水银污染。如果达尼埃尔看到一位充满吸引力的女性，她不得不向自己保证男性更吸引她。仪式化行为包括强迫性仪式化行为、微仪式化行为、精神仪式化行为和寻求保证的仪式化行为，这些都是试图立刻控制或减少与强迫症相关的（比如强迫思维、不确定性和焦虑情绪）的个人体验的方式。

但是，仪式化行为和回避行为一样，并不是应对强迫观念的长久之计。尽管它会给你一个即时逃脱的窗口，但它只不过是短暂的缓解。最终你的强迫问题还是会卷土重来，而这只会导致仪式化行为的升级。所以，你需要学习停止这些行为模式，找到能够更有效地应对强迫观念和诱因的方法。要做

你从仪式化行为中获得的缓解能够持续多久？

到这一点，需要你清楚和熟悉自己的仪式化行为。接下来，我会帮助你进行分析，目的是让你准确识别自己的强迫观念和仪式化行为之间的关系。

强迫性仪式化行为

强迫性仪式化行为是一种最为常见的仪式化行为，而且通常也是最容易被注意到的。在大多数情况下，你可能非常清楚自己的行为是仪式化的。但有些强迫行为可能是根深蒂固的、自发性的，在你还没有意识到之前就已经那样做了。因为对你的强迫性仪式化行为分析必须尽可能地准确和全面，所以确认和识别你所有的强迫性仪式化行为非常重要。一旦你能了解这些仪式

化行为是如何与自己的强迫观念建立起联系的，那么你停止它们也就变得更容易。

　　首先，让我们回顾一下自己在第1步中完成的强迫性仪式化行为列表（见表1-3）。其次，我们再看一下你在专栏1-3"主要的仪式化行为"里都写了什么呢？最后，使用专栏2-6来帮助自己分析这些强迫性行为。

专栏 2-6　　　　　　分析你的强迫性仪式化行为

　　什么情境、物品、活动、地点、人物、强迫观念或其他线索会诱发你有想实施强迫性仪式化行为的冲动？

_____

_____

　　在对抗自己实施强迫性仪式化行为的冲动上你的努力程度有多大？

_____

_____

　　当你试着去对抗这种冲动的时候，你成功的概率有多大？在什么情况下你会成功？

_____

_____

　　在什么情况下你对抗不了，失败了？

_____

_____

　　强迫性仪式化行为能在多大程度上让你不那么焦虑、缓解你的不适或增加你的安全感？

_____

_____

表 2–1 里有专门的一列来记录你用来应对强迫观念的强迫性仪式化行为（和其他的仪式化行为）。将你使用的仪式化行为填到对应的那列里。你也可以参考米奇和达尼埃尔强迫症分析工作表（表 2–2 和表 2–3）的相关内容，以及"分析强迫性仪式化行为的小技巧"来帮助自己完成。

分析强迫性仪式化行为的小技巧

清洗和清洁的仪式化行为：

- 你必须遵循某个特定的流程吗？
- 你必须清洗或清洁达到某个特定的次数吗？
- 你会使用某些特定类型的清洁剂（比如洗手液或洗涤剂）吗？
- 你会让别人帮你进行强迫性清洗或清洁吗？

检查的仪式化行为：

- 检查时你有特定的流程（如开关几次灯）吗？
- 你是否必须触摸你要检查的物体吗？
- 如果别人确认你已经检查过了，你还会要求让他们再查一次吗？

保持秩序、排列、计数和重复的仪式化行为：

- 你是否必须反复地按顺序来排列物体？
- 你做仪式化行为的时候是否会计数（比如要数到某个特定的数字才能停下来）？
- 你会重复某些简单的行为吗？比如在门口进进出出、衣服穿了脱脱了穿，等等。

就像你在第 1 步中学习到的那样，特定的强迫性仪式化行为往往是与特定类型的强迫观念组合在一起的。与担心被不洁物污染有关的强迫观念通常与净化仪式有关；反复检查或确认通常与害怕伤害他人或犯错担责有关；与不对称、缺乏秩序和不完整有关的仪式化行为通常用于减少恐惧、伤害、厄运，或是用于应对那种"有些什么事情不对"的感觉。"分析强迫性仪式化行为的小技巧"里列举了不少小技巧，可以帮助你分析并描述自己的强迫性仪式。请记住，尽量写下所有你能想到的细节。

微仪式化行为

回想一下，微仪式化行为是那些你用来应对强迫观念但不会重复的举动。你是否在第1步中找到了自己的微仪式化行为呢？这些仪式化行为比"分析强迫性仪式化行为的小技巧"说的那些仪式化行为可要隐蔽得多，因此很难被发现和识别出来。当米奇接近荧光灯泡时，他会尽量屏住气轻轻呼吸，以防止自己过多吸入水银挥发的气体。除非进行症状分析后，米奇了解了自己的强迫观念和仪式化行为，否则他就不太可能意识到这种微仪式化行为正是强迫症的表现之一。可能你也曾经用过微仪式化行为去应对强迫观念，但从未将其视为仪式化行为。因为微仪式化行为也是应对强迫症的无效方式，所以你需要将它们列入你的强迫症分析工作表（见表2-1）中，并将其作为自己的治疗靶点。你可以用专栏2-7中的问题来帮助自己更仔细地分析、识别微仪式化行为，然后将这些微仪式化行为填进表2-1对应的那列中，就像米奇的强迫症分析工作表（见表2-2）一样。

微仪式化行为可能是一闪而过和自发性的，你很难识别它，更别提去控制它了。但如果你能意识到这些行为只是减少了重复性（因此更加隐蔽），并找到它们与强迫性仪式行为的相似之处，你就可以准确地进行识别。在第9步，我们将会学习如何停止应用这些适应不良的策略。接下来，通过回答专栏2-7列出的问题来分析自己的微仪式化行为。

尽管你不觉得自己有反复去做这件事的冲动，但并不代表这就不是仪式化行为。

专栏 2-7　　　　　　　　分析你的微仪式化行为

你会用什么简单的动作或策略来减少焦虑或增加自己的安全感？

_____

_____

什么情境、物品、活动、地点、人物、强迫观念或其他线索会诱发你想实施微仪式化行为的冲动？

_____

_____

在刘抗自己实施微仪式化行为的冲动上，你的努力程度有多大？

_____

_____

当你试着去对抗这种冲动的时候，你成功的概率有多大？在什么情况下你会成功？什么情况下不会成功？

_____

_____

微仪式化行为能在多大程度上让你不那么焦虑、缓解你的不适或增加你的安全感？

_____

_____

　　试着去寻找那些你为了防止自己害怕的结果发生而采用的隐秘的、不易被察觉的或是一闪而过的行为。比如，牢牢握住刀具或将其拿到离"潜在受害者"很远的地方，以确保自己不会不小心失控将想伤害他人的想法付诸行动。又比如，你会为了摆脱污染物而快速地擦一下自己的手，或快速扫描四周以确定环境是安全的。为了对抗强迫观念而产生的、想要保护自己或他人安全的行为，都可以被视为微仪式化行为。

精神仪式化行为

如果你的强迫观念是与暴力、性或宗教信仰有关的，你会觉得必须控制自己，否则就会有糟糕的结果，那么你很有可能会使用精神仪式化行为。精神仪式化行为同样是你用以对抗、消除或预防强迫观念和焦虑情绪的特定想法、言语、祷告、数字、画面以及其他策略，和其他仪式化行为最大的区别是它几乎完全是在你的脑海中（而非通过外在行为）完成的。比如，瑞奇总是受到不想要的关于魔鬼和地狱的强迫画面的困扰，他会在脑海中召唤并保持"好的"或"神圣的"画面来"毁灭"或"抵消"自己的强迫观念，这就是一种精神仪式化行为。从达尼埃尔的强迫症分析工作表中（见表2-3）你同样会发现，她会仪式化地反复分析自己对性取向的疑惑。这意味着，每次她出现强迫性的疑惑时，她就必须反复、认真、仔细地思考自己究竟是更喜欢男人还是女人，在注视其他女性时自己是否产生过性唤起。精神仪式化行为的例子还包括：为了预防厄运的发生，每次都要在脑海内重复默念三遍祷词；每当出现死亡念头时，为了中和它，就要在脑海中不停地重复"生命"这个词。

在第1步中，你勾选出自己的精神仪式化行为了吗？可能现在你已经想到了，精神仪式化行为与强迫性仪式化行为或微仪式化行为一样会造成同样的麻烦。虽然它们能够在短期内减轻你的焦虑，但并不能阻止强迫性焦虑卷土重来。事实上，精神仪式化行为模式往往非常强大，你根本无法凭借自己的力量停下来。因此，你必须识别和了解自己所使用的精神仪式化行为，这样才能在CBT治疗过程中学习并掌握应对它们的方法。请将自己的精神仪式化行为填入表2-1相应的位置。

> 你有和暴力、性或宗教信仰有关的强迫观念吗？如果是，那么你很有可能也有精神仪式化行为。

因为精神仪式化行为总是浮现在你的脑海里，所以它们看起来似乎不太好去分析，由此我给你提供一些问题，通过回答这些问题来分析你的精神仪式化行为（见专栏2-8）。

专栏 2-8　　　　　　　　**分析你的精神仪式化行为**

你用什么样的精神仪式化行为（特定的词汇、短语、祷词等）来控制自己的强迫思维或减少焦虑以获取安全感？

_____

_____

你试过让特定的想法消失或分析（企图找出）它们的意义吗？

_____

_____

什么情境、物品、活动、地点、人物、强迫观念或其他线索会诱发你有想实施精神仪式化行为的冲动？

_____

_____

在对抗自己实施精神仪式化行为的冲动上你的努力程度有多大？

_____

_____

当你试着去对抗这种冲动的时候，你成功的概率有多大？在什么情况下你会成功？什么情况下不成功？

_____

_____

精神仪式化行为能在多大程度上让你不那么焦虑、缓解你的不适或增加你的安全感？

_____

_____

如果你的强迫观念与害怕伤害他人或犯错担责有关，你也可能会应用精神仪式化行为。早年我的一位女性来访者的强迫观念是：为了防止自己会在办公电脑上不小心犯错泄露密码，以致高度敏感的信息流出。所以每天晚上下班后她都会独自待在屋里努力回忆当天依次所做的一切，以确保自己并没有泄露密码。当然，不管多么努力回忆，她也不会满意。由此可见，这种精神仪式化行为并没有达到理想的效果。尽管如此，她依然每天都会拿出一个小时的时间来做这件事，因为她觉得这样做可以让自己的思路变得清晰。

寻求保证的仪式化行为

对强迫性恐惧的仪式化行为应对通常还包括寻求保证的仪式化行为。也许你会一遍又一遍地要求自己所爱的人向你保证，你的强迫观念是无意义的，或是你并没有犯任何错误；也许你会没完没了地询问宗教专业人士"自己的行为是否冒犯了神明"；也许你会不停地在网上搜索，就是为了确定某种肥皂是否有消杀某类细菌的强效；也许你会反复咨询传染病专家，自己中招的风险到底有多大。请注意，我在这里所提到的并不包括为了学习新知识首次询问的情况。

如果你反复出现这种行为（比如总是问相似的问题），并且它影响到了你与他人的正常交往，或者你明明知道了问题的答案却还是忍不住要问，那么这种寻求保证的仪式化行为就是强迫症的一种表现。

> 当你向他人寻求保证时，你是否已经知道那个问题的答案了？

就像其他类型的仪式化行为一样，寻求保证的仪式化行为有时能够立刻降低你的焦虑水平和怀疑程度。当听到别人告诉你"一切都好"时，你会得到安慰。但随着时间的推移，强迫症要么会让你觉得这个保证还不够令你放心，要么就会让你从其他的角度重新提出质疑，其结果都是让你觉得自己需要更多的保证。就像我们将在第3步中看到的那样，这就是强迫症为你设置的陷阱。

> 和其他的仪式化行为一样，寻求保证的仪式化行为通常无法让你从根本上消除强迫观念，它只会让你在寻求保证的泥潭里越陷越深。

回答专栏 2-9 中的问题，会帮助你更细致地分析自己寻求保证的仪式化行为。在回答这些问题后，在表 2-1 的对应列写下相关内容。请留意，米奇害怕环境会被有毒物质污染的强迫观念导致他持续在网上搜索荧光灯泡水银泄露致毒的信息以作为保证（见表 2–2），而达尼埃尔则是反复向他人询问以获得对自己性取向的肯定和保证（见表 2–3）。

专栏 2-9　　　　　　　　**分析寻求保证的仪式化行为**

你在什么方面寻求保证？

_____

_____

你试图从哪里或从谁那里得到这种保证？

人（如特定的亲属、神职人员）：

• 当你试图寻求保证时，你会对他们提出怎样的问题？

_____

_____

• 他们是如何回答你的？

_____

_____

媒体（如网站、电视）：

• 具体来说，你到底想了解什么？

_____

_____

其他渠道（如书籍、罐头上的标签）：

• 具体来说，你到底想了解什么？

_____

_____

寻求保证能在多大程度上让你不那么焦虑、缓解你的不适？

_____

_____

使用已填写好的强迫症分析工作表

完成后的强迫症分析工作表是针对你个人特有的强迫症状的快速索引。回顾一下这个工作表，看看自己的强迫观念、强迫性侵入、害怕的结果、回避行为以及仪式化行为之间究竟有什么关系。在第 3 步里，我会帮助你更好地了解这些症状之间的关系，并为你设计出最有效的治疗方案。

如果你第一次填表 2-1 时无法完成里面的所有内容，也不用担心。你只要按照本书的 10 个步骤往下进行即可。随着你对自己的强迫症状了解的增加，定期回看并补充这个分析表，将你的自我分析当成一个持续、不断进展的过程会更有效。

> 填写强迫症分析工作表是一项需要不断完善的工作。如果你能不断丰富表中的内容，说明你对自己的了解在不断加深，从而会提高你治疗成功的概率。

评估强迫症状的严重程度

症状分析的最后一部分是评估自己的问题的严重程度，从而弄清楚目前自己体验到的焦虑和不适感的强度。这一点非常重要，因为在本书第三部分的治疗过程中，这些感受的向好变化正是疗效的体现。到了第 10 步，即整个治疗结束的时候，我会再次请你评估自己的问题的严重程度，这样你就能看到自己在治疗的过程中取得的进步有多大，并为此感到满足。这就有点像在减肥或健美锻炼前后的对比照，会有助于你保持住成果。

在对来访者的治疗中，我们会用目标症状评估量表（基线版），该量表可对强迫性恐惧、回避行为和仪式化行为三个方面进行评估（详见专栏 2-10）。用目标症状评估量表进行自我症状严重程度的评估时，首先你可以从强迫症分析工作表（见表 2-1）中选出三个强迫症的诱因或强迫性侵入作为在治疗过程中首要关注的"目标"问题；其次，你可以从对自己影响最大的三个强迫观念相关的诱因中随意选取，并填入目标症状评估量表的第一部分"让人害怕的诱因或闯入性想法"这栏里；最后，对每个诱因或闯入性想法的恐惧程度使用数字 0~8（数字 0 代表一点也不害怕，数字 8 代表极度害怕）进行评分。此处，可以参考米奇和达尼埃尔的目标症状评估量表（详见专栏 2–11 和专栏 2–12）的相关内容。

接下来，我们来完成专栏 2–10 的第二部分内容。你需要回顾表 2–1 中的"回避行为"那一栏，选出三种你会因为强迫性恐惧而回避的情境、事物、人和其他东西。同样，尽量选择那些对你影响最大的回避行为，并将其作为你的干预目标。这时，你可能会发现你选择的回避行为的干预目标与强迫性恐惧的干预目标很相似（或是完全一样），这没关系。在写下自己的回避行为后，同样对自己的回避程度用数字 0~8 进行评分。

最后，我们来完成专栏 2–10 的第三部分。你需要先回顾表 2–1 中自己记录下来的仪式化行为，并选出三个占用你的时间最多、影响生活最严重或你最想消除的仪式化行为（强迫性仪式化行为、微仪式化行为、精神仪式化行为或寻求保证的仪式化行为都可以）作为干预目标，并将它们填入第三部分的"仪式化行为"一栏里。然后对每天自己花在仪式化行为的时间用数字 0~8 进行打分。同样，你可以参考米奇和达尼埃尔的目标症状评估量表（详见专栏 2–11 和专栏 2–12）的相关内容来帮助自己完成这个部分。

回答这些和强迫症状有关的问题可能并不容易，因为你要评估自己的恐惧、回避行为以及在仪式化行为上花的时间，而它们会受到很多因素的影响。比如，你花在检查上的时间可能取决于你当天在做什么、是否孤身一人、是否在度假，等等。为了解决这些问题，我建议你在评估的时候尽量选择近一两周内比较有代表性的或平均的一天。例如，你有一天只做了一个小时的仪式化行为，另外一天则是做了三个小时，那么你可以考虑平均到两个小时。如果你喜欢，也可以采用时间的范围（如 1~3 小时）来表示。

专栏 2-10 目标症状评估量表（基线版）

第一部分 强迫性恐惧

使用数字0~8（数字0代表一点也不害怕，数字8代表极度害怕）对每个诱因或闯入性想法的恐惧程度进行打分。

0	1	2	3	4	5	6	7	8
一点不		轻度		中度		强烈		极度

让人害怕的诱因或闯入性想法	恐惧程度评分
1.	
2.	
3.	

第二部分 回避行为

评估自己的回避程度。

0	1	2	3	4	5	6	7	8
从不回避（0%）		很少回避		有时回避（50%）		经常回避		总是回避（100%）

让人害怕的诱因或闯入性想法	回避程度评分
1.	
2.	
3.	

第三部分 仪式化行为所占用的时间

评估自己每天花在每项仪式化行为上的时间。

0	1	2	3	4	5	6	7	8
从不		很少		有时		经常		总是

	仪式化行为	花费时间评分
1.		
2.		
3.		

专栏 2-11 　　　　　米奇的目标症状评估量表

第一部分　强迫性恐惧

使用数字0~8（数字0代表一点也不害怕，数字8代表极度害怕）对每个诱因或闯入性想法的恐惧程度进行打分。

0	1	2	3	4	5	6	7	8
一点不		轻度		中度		强烈		极度

让人害怕的诱因或闯入性想法	恐惧程度评分
1. 荧光灯泡	8
2. 有荧光灯泡的房间	7
3. 闪烁的荧光灯泡	6

第二部分　回避行为

评估自己的回避程度。

让人害怕的诱因或闯入性想法	回避程度评分
1. 有荧光灯泡的房间，灯开着	4
2. 换荧光灯泡	8
3. 卖荧光灯泡的五金店	6

第三部分　仪式化行为所占用的时间

评估自己每天花在每项仪式化行为上的时间。

0	1	2	3	4	5	6	7	8
从不		很少		有时		经常		总是

仪式化行为	花费时间评分
1. 查找与荧光灯泡有关的信息（寻求保证）	7
2. 洗澡	6
3. 洗衣服	4

0	1	2	3	4	5	6	7	8
从不回避（0%）		很少回避		有时回避（50%）		经常回避		总是回避（100%）

专栏 2-12　　达尼埃尔的目标症状评估量表

第一部分　强迫性恐惧

使用数字0~8（数字0代表一点也不害怕，数字8代表极度害怕）对每个诱因或闯入性想法的恐惧程度进行打分。

0	1	2	3	4	5	6	7	8
一点不		轻度		中度		强烈		极度

让人害怕的诱因或闯入性想法	恐惧程度评分
1. 看到具有吸引力的女性	7
2. 产生自己不想要的与其他女性发生亲密关系的想法	7
3.	

第二部分　回避行为

评估自己的回避程度。

0	1	2	3	4	5	6	7	8
从不回避（0%）		很少回避		有时回避（50%）		经常回避		总是回避（100%）

让人害怕的诱因或闯入性想法	回避程度评分
1. 具有吸引力的女性的图片	7
2. 内衣店	8
3.	

第三部分　仪式化行为所占用的时间

评估自己每天花在每项仪式化行为上的时间。

0	1	2	3	4	5	6	7	8
从不		很少		有时		经常		总是

仪式化行为	花费时间评分
1. "测试"自己的性取向	8
2. 询问他人以获取保证	5
3. 分析和尝试判断自己究竟是不是有性取向问题	6

现在，看一看你的目标症状评估量表。如果你的恐惧评分在0~2分之间，说明你选择的目标可能无法激活你的强迫症。生活中是不是还有别的诱因或闯入性想法让你更害怕呢？如果有，那么你应该把它们作为干预目标，因为它们对你的生活的影响更大。如果恐惧评分在3~5之间，说明这是中等程度的压力。高于6分的话，说明它是你最具挑战性的诱因和强迫思维。在第三部分，我们会共同来看看当这些诱因和强迫思维出现时该如何改变自己的想

法，希望这种改变会在治疗结束时的最终评估中体现出来。

接下来，看看回避评分。如果在 0~2 分之间，说明你的回避行为并不多，也就是说你可能使用了大量的仪式化行为去中和和弥补。如果高于 6 分，说明你的回避行为很严重。那么，我们在第 7 步和第 8 步中开始做暴露的时候，要留意自己的回避行为可能带来的影响。

最后，我们再看看自己的仪式化评分。如果回避得分很高，那么仪式化行为可能就不会太多。反之亦然。3 分以下说明仪式化行为只是轻度的，高于 6 分就说明你存在许多严重的仪式化行为。在第 9 步，我们会学习反应阻断技术，这对改变仪式化行为非常有帮助。

进入第 3 步

每当我开始对强迫症患者进行治疗时，首先我总会使用你在这一步中使用的相同策略去了解患者问题的独特性。我知道，如果没有这些细节，治疗就没有建立在针对这个人个性化的优势和劣势之上，也就无法取得良好的疗效。现在，你对自己个性化的强迫症状有了非常好的了解，是时候去了解强迫症的优势和劣势了。在第 3 步，你会了解到为什么强迫观念会反复占据你的大脑、为什么你似乎永远无法停下那些仪式化的行为。了解强迫症的工作机制，会让你在与其的斗争中占据有利位置，并最终夺回属于自己的生活。

了解强迫症的病理机制

如果某个问题对你来说就像一团迷雾，那又从何谈起能予以解决呢？如果你不了解电脑、电视或汽车的工作原理，又怎能修好它们呢？对强迫症来说也是如此。如果想让治疗变得有效，以摆脱眼前这种复杂的状况，你一定需要了解强迫症的病理机制。这正是本步骤我们要做的事，让我们开始吧！

骗子会利用人性的弱点来愚弄人们，让被愚弄者觉得自己遇到了好事或有能轻松赚钱的机会。但到最后，永远是骗子卷走了被愚弄者的所有的钱。强迫症就像是一位大师级别的行骗专家，它会引诱你玩一场对抗强迫观念和焦虑情绪的拔河比赛，让你觉得自己非要赢得这场比赛不可。如果输了，等待着你的将是掉进无底的深渊。所以，你自然而然就会用尽全力拽着绳子想从死亡陷阱中爬出来，并且用力拽绳子似乎是唯一的逃生之路。然而事实上，不管你有多用力、多拼命地拽着绳子，你就是赢不了。于是，你开始不断尝试不同的、更有力的、更好的拽绳子的方法，挖空心思努力争取更多的优势，以期待有奇效发生。但你拽得越用力，境况似乎就越糟糕，因为这个游戏本身就是个骗局。强迫症的游戏是一个设计好的陷阱。尽管拽绳子看起来像是最合理的解决方法，但其实这样做只会让你永远也不可能从陷阱中爬出来。换句话说，你用这种方法根本不可能打败强迫观念和焦虑情绪。

为什么会这样呢？因为通常情况下，当我们遇到问题时，总是倾向于去寻找解决它的方法。并且这在 99% 的情况下是有效的。所以，当强迫观念、焦虑情绪和其他不想要的与强迫症有关的想法和感受出现在我们的脑海中时，我们的本能就会告诉我们去使用同样的"修正"策略：想办法寻找哪里出了问题，然后改正它们、摆脱它们。但是（你们都非常了解），与强迫症有关的想法和感受和外在的问题并不一样，你无法简单地找到它们或是修正它们。事实上，你越是努力去摆脱这些体验，就越有可能放大它们，使它们变得越来越可怕，反过来让你越发想摆脱它们。这样一来，用不了多久，强迫症就可以让你深深地卷入可怕的恶性循环中，并对你的生活质量造成致命的打击。

尽管如此，这并不意味着强迫症无懈可击，它当然有其弱点。但重点在于，你要了解不管你用多大劲儿，你自己都不可能通过猛拽绳子来取得胜利。幸运的是，拽绳子并不是你唯一的选择。在本步骤中，我们会分析强迫症的关键组成部分及其病理机制，你同样可以学到摆脱强迫症的方法。既然强迫症的恶性循环是从闯入性想法开始的，那么就让我们从这里入手。

闯入性想法：强迫观念的种子

你是否曾经有过以下的这类（或相似的）想法？如果有，请勾选出来。

与伤害 / 死亡相关的想法：

☐ 开车冲出马路或逆向撞入车流；

☐ 将某些东西戳进自己眼睛里；

☐ 自己跳下（或把某人推落）站台，冲向行驶中的地铁或火车；

☐ 对自己所爱的人、毫无防备的人或无辜的人做出刻薄或暴力行为；

☐ 想象自己所爱的人死亡的场景；

☐ 必须在自己或所爱的人中间选择一个去死；

☐ 想象搭载着自己的朋友或家庭成员的飞机失事。

与伤害或灾难的责任有关的想法：

☐ 自己引发事故或灾难；

☐ 自己驾车带着孩子时发生交通事故；

☐ 不小心开车撞到他人；

☐ 忘记某些重要的事。

与污染有关的想法：

☐ 自己患有可怕的疾病；

☐ 触碰坐便器的时候自己可能会感染疾病；

☐ 自己手上有灰尘或细菌；

☐ 自己跟人握手时被传染细菌；

☐ 自己将细菌或疾病传染给他人。

与行为举止不恰当有关的想法：

☐ 毫无理由地侮辱或虐待家人或朋友；

☐ 辱骂或对家人大喊大叫；

☐ 自己可能搞砸了与某个朋友的关系；

☐ 想推开自己孩子的冲动。

与安全感有关的想法：

☐ 因自己没锁门招致窃贼入室盗窃；

☐ 因自己没关电器开关导致火灾；

☐ 家已经被烧光了，自己已经一无所有；

☐ 怀疑自己对潜在的危险提醒得不够。

与道德和宗教信仰有关的想法：

☐ 做某些违反道德的事情；

☐ 不必要的亵渎神明的想法；

☐ 怀疑或不确定是否有人会听到自己的祷告；

☐ 希望某人不会成功；

☐ 对自己是否曾犯罪或是否会下地狱不确定；

☐ 怀疑自己不够忠于信仰。

有冲动行事的想法：

☐ 想掀翻摆放玻璃工艺品的桌子（比如在市场里）；

☐ 想实施一些自我毁灭性的行为（比如抢银行）。

与性有关的想法：

☐ 性行为中有暴力念头；

☐ 对认识或不认识的人产生你并不想要的性冲动；

☐ 参与"非自然"或"不当"的性爱活动；

☐ 浮现出生殖器官的图片。

与对称有关的想法：

☐ 物体摆放得不够完美；

☐ 不喜欢奇数；

☐ 认为房间或场景左右"不对称"或"不平衡"。

你确实有过上面某一类型的想法，对吗？

那么，是时候揭开谜底了：不管有没有强迫症，每个人都会产生类似的想法。事实上，研究结果表明，90%~99% 的人时不时会出现类似的"闯入的"或"不想要的"想法（剩下的那 1%~10% 的人很有可能撒了个小谎）。他们的这些想法和你有强迫症时出现的那些闯入的和不必要的想法是一样的。这很出人意料吗？其实一点都不。试想，每个人每天平均会出现 4000 个不一样的想法，其中当然会有一些想法是很随机、没有意义、令人不愉快、毫无用处的，甚至与你的天性或性格是大相径庭的。事实上，上面你所读到的那个清单其实来自没有强迫症的人群的闯入性想法，是我通过向很多朋友、亲人、学生或同事进行调查后，根据他们的答案列出来的。而且，其中也包含了我自己的闯入性想法。

自 20 世纪 70 年代以来，科学家们对闯入性想法感到非常好奇，于是他们在全世界范围内对各种各样的人群展开了大量的研究。在一项著名的研究中，心理学家斯坦利·拉赫曼和帕德玛尔·德·席尔瓦（Padmal de Silva）给予那些经验丰富的治疗师们两份闯入性想法的清单，一份来自非强迫症人群，另一份来自强迫症患者群。有趣的是，当治疗师猜测来源时，他们无法仅根据清单上的想法去判定哪些来自强迫症患者群，哪些来自非强迫症人群。这

> 每人每天平均会产生 4000 个不同的想法，不管你有没有强迫症，都会有一些不想要的闯入性想法。

项研究和其他类似的研究表明，令人厌恶的、肮脏的、无意义的、下流的、荒谬的、冒犯的、暴力的或其他令人不愉快的想法就像强迫性侵入一样，是所有人日常生活中的一部分。

当然，"不问就不说"可能是我们应对这类想法的常见模式。所以，我们不能指望有人会走过来，直白地跟你分享他脑海中浮现的类似上述清单里的那些想法。但不幸的是，这种掩饰所造成的结果是，似乎除了你之外任何人都不会有那些可怕、肮脏又不道德的想法。这就让你觉得自己是一个不正常的、危险的、变态的或不道德的人。但事实并非如此。你的父母、孩子、兄弟姐妹、老师、宗教领袖、朋友、同事、医生、公务人员，他们每个人都会时不时地产生这样的想法。有些时候这些想法似乎是无中生有地来到你脑海里的，有的时候它们是由日常环境中的相应诱因触发的。比如，你可能会在接触到门把手的时候想到细菌，看到数字 666 的时候想到魔鬼。坦白地说，当我开车带着狗出门的时候，如果狗把头伸出车窗，可怕的想法和表象就会闯入我的脑海：狗的脑袋可能会被什么东西撞开花，鲜血喷得到处都是。

接下来，我们最想了解的当然是"为什么会这样"？迄今为止，心理学

和神经科学领域的专家依然无法给出明确的答案，但有两种解释相对最合理。第一种解释是"思想源泉假说"，该假说认为，所有的想法只是大脑自然创造能力的一部分。为了

> 因为别人从来不说，所以你就会假设他们从来没有过任何极端反常的想法吗？

解决问题，人们想象和预测所有即将发生的可能（包括愉快的和不愉快的结果）都是很有用的。就像我们有时会做白日美梦（比如赢得美国职业橄榄球大联盟的年度冠军赛）一样，脑中的"思想源泉"有时也会围绕我们不愿意接近的话题去创造想法和表象。第二种解释是"精神噪声假说"，该假说认为，闯入性想法没有任何真正的用处，它们只是精神周边单纯无害的漂流物。为了解释这一想法，试着将大脑想象成诸如电脑或电冰箱等复杂的机器，当其正常工作时，通常也会发出意想不到的噪声，比如嗒嗒、呼呼、嗡嗡、吱吱啦啦的声音，等等。但它们只是听起

来有点可怕而已，其实我们并不用去理会。同样，健康的大脑也会时不时地制造出一些闯入的、无意义的和不必要的想法；但同样，它们只是看起来很糟糕而已，也不用去理会。

> 好消息！你的强迫观念来自正常的想法。科学家们已经证实，在内容上，你的强迫观念和非强迫症患者的闯入性想法没什么区别。

你的强迫观念既然和大多数人的闯入性想法在内容上没什么区别，那究竟哪儿不一样呢？它们的差异主要有以下几点：

- 你的强迫观念通常比普通的闯入性想法发生的频率更高；
- 你的强迫观念通常比普通的闯入性想法持续的时间更久；
- 与非强迫症的人相比，你的强迫观念对你来说比普通的闯入性想法更令人痛苦；
- 与其他人对待普通的闯入性想法相比，你把你的强迫观念看得更重；
- 与大多数人对普通闯入性想法的态度相比，你对强迫观念的忍受度更低，因此会花更多的时间和精力去努力对抗或控制它们。

我之所以分享这些信息，是因为它们会让你为克服强迫症所做出的努力和对 CBT 疗效的期待走向完全不同的方向。过去，你可能会期待自己可以轻松地从大脑中消除所有的强迫思维。但是如果闯入性想法是一种普遍又正常的体验，那么就没有必要去"修正"它们或"禁止"它们进入你的脑海中。这就像我们之前描述的那场让你深入泥潭的对抗一样，再怎么努力拽绳子也没有用，事实上，那样做根本就不可能起任何作用。在处理生活中发生在我们身体外部的大部分问题时，这可能是有效的解决方法。一旦涉及我们个人的内在体验，规则是不同的。对于我们的想法、感受和其他内在体验而言，规则是"你越是不想要，越是甩不掉"。

所以，本书中的 CBT 治疗的目标是，帮助你改变对这些想法以及与强迫症相关的个人体验的看法，帮你学会以更客观的视角看待它们，即它们不过是你那充满创意源泉的大脑制造出的无害的噪声而已。就像随后我们将会学到的那样，如果错误地解读这些想法，与它们对抗，并纠结其中无法自拔，必然会让这些想法像滚雪球一样变成顽固的强迫观念。你现在可能接受不了我的这个观点，但经过不断的练习，你会逐渐找到看待强迫观念的正确角度，从而帮助你减少自己的回避和仪式化行为，并最终改善你的生活质量。

> 如果闯入性想法的出现是不可避免的，那么试图消灭它们真的是应对强迫症的最佳方式吗？

闯入性想法是如何变为强迫观念的

如果每个人时不时都会有闯入的、不必要的想法，那为什么只有某些人会把它们发展成了强迫观念呢？也许你已经猜到问题的答案了。这其实与你对闯入性想法的态度有很大的关系，也就是说，这取决于你如何看待闯入性想法以及当它们出现时你的应对策略。更具体点说，这关系到你如何评价这些想法，以及你对体验这些想法的开放程度有多大。我的同事史蒂文·海斯

（Steven Hayes）博士和迈克尔·托希德博士都是 ACT（CBT 的一种形式）领域的专家，他们设计了如图 3-1 所示两个形象化的仪表盘来阐述这个问题。

 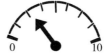

闯入性想法　　　对闯入性想法的开放程度

图 3-1　闯入性想法及开放程度仪表盘

第一个是闯入性想法仪表盘，指针范围是 0~10 分，0 分最低，10 分最高。你阅读本书，说明你的闯入性想法指针很有可能经常接近 10 分，但你希望自己能降到 0 分并维持在 0 分的状态。你已经运用过回避和仪式化行为来尽可能地降低自己的评分水平。但我们都知道，这些方法获得的效果并不好。因为闯入性想法仪表所显示的内容其实并不在你的控制之下。第二个仪表盘评估了对闯入性想法的开放程度，指针范围同样是 0~10 分。这个仪表盘显示的是，无论何时何地，当强迫思维闯入时，你体验和经历它的开放程度有多大。我们经常会忽略这个仪表盘，其实它才是更为重要的那个。这是因为开放程度会让一切变得不同。如果你有强迫症，那么当你的强迫思维闯入时，你在这个仪表盘上的指针可能会接近 0 分。但你并不想接受这种想法，所以你会采用逃避和仪式化行为尝试去控制和对抗它。但这恰恰是问题所在。你的这种做法就像火上浇油。所以，如果你的开放程度得分很低，不管你怎么做，都将是在拧无法倒转的棘轮，让闯入性想法变得更为强烈，因为它只有这一个方向可走。

但事实上，我们没必要把开放程度设置得那么低。与闯入性想法不同，你可以将开放程度设置在仪表盘任意的位置，它只是个选择。我知道这句话现在看起来你似乎难以做到，但在跟随本书学习的过程中，你所练

当你的开放程度评分很低时，它基本上确保了闯入性想法会变得更加强烈。将开放程度调高是松开棘轮的唯一方法。你认为自己的开放程度仪表盘应该被调成几分呢？

习的 CBT 技巧会帮助你提升自己的开放程度，从而让闯入性想法和焦虑情绪得到释放。讽刺的是，减少强迫观念的正确方式是让自己变得更加开放，从而愿意拥有这些想法。让我们先向前一步，靠近那些想法。但这种开放的态度是一种技巧，就像弹奏乐器或参加竞技训练，我们需要花时间练习才能熟练掌握它。

与同一个想法沟通的不同方式

珍妮弗和埃丽卡是两位互不相识的健康女性，她们最近都刚刚有了自己的孩子。让我们试着用她们的例子来了解这两个仪表盘是如何评分的。

一次在给自己的宝宝洗澡的时候，珍妮弗突然产生了一个念头：要把他淹死在浴缸里。她对自己说："哎哟，我的确听说过有母亲淹死自己孩子的故事，但我可不是那种人。恐怕这是我脑海里的一个毫无意义的想法，我的脑子又跟我开玩笑了！"

在这个案例里，尽管珍妮弗的闯入性想法的得分增加了，但她的开放程度得分接近 10 分。所以，对她来说，这个念头什么也不是，就是个一闪而过的烦恼而已。你看到她是如何与自己的想法沟通交流的吗？她把它当作生活的一部分接受下来，并不想去与它对抗。她并没有用力地拽着绳子不放，而是把绳子放下了。

埃丽卡在给宝宝洗澡的时候也产生了与珍妮弗相同的想法。她心想："哦不，一定有什么不对劲！什么样的妈妈才会这样想？我最好在自己失控或是做出什么可怕的事情之前赶紧摆脱这个想法。如果在内心深处我就是个杀人狂该怎么办？！也许我不能单独和宝宝待在一起，这太危险了。"

你恐怕很容易猜到埃丽卡的开放程度评分基本上接近 0 分，这使得她瞬间就一门心思地扑到了自己的想法中去了，而没有考虑到这个想法可能只是一闪而过的精神噪声而已。她将闯入性想法解读为具有威胁性且对自己意义重大的问题，这使得她以适应不良、浪费精力的方式与之进行交流。在埃丽卡看来，这个想法必须得到分析、控制、消除和修正，威胁必须被消除，而这也成了埃丽卡的首要任务。似乎只要这个念头在她脑海里一出现，她就什么也做不了，必须先把它解决掉才行。埃丽卡被强迫症给欺骗了，与自己的闯入性想法打了一场注定会失败的战争。

因此，珍妮弗很有可能继续给孩子洗完澡（尽管闯入性想法还在），然后去完成新手妈妈要做的重要事项；而埃丽卡对孩子的照顾则可能会大打折扣，陷入要控制自己的想法或自己焦虑情绪的徒劳之中。她可能会向他人寻求保证来证明自己的内心深处并不是一个邪恶的人，她也可能会回想自己是否曾经出现过暴力行为，这些想法看起来似乎都很合理。但别忘了，这个游戏是被操纵的。她越是努力寻求保证来宽慰自己就越没有把握，因为她会意识到自己的记忆并不完美，或是没有办法能够百分百地证明或反驳她想找到的答案。她越是花时间去与这一想法斗争或"中和"它，和孩子在一起的时候，她就越会出现这种想法，从而进一步加强了她的恐惧。不必要的想法此时已经变为了成熟的强迫观念，而孩子则成了激活这一切的导火索。

如何与闯入性想法沟通决定了一切

珍妮弗和埃丽卡的想法其实是相同的，但她们与想法沟通的方式有着非常大的差距。珍妮弗是开放和灵活的，而埃丽卡则是保守和抗拒的。通过学习我们知道，珍妮弗的应对是更为合适的，把闯入性想法视作精神噪声罢了。埃丽卡不愿体验闯入性想法的行为被心理学家称为"经验性回避"（详见专栏3-1），它是建立在对人类思维运作的误解之上的。事实上，温和尽责的人有时也会出现暴力的想法，认真勤奋的人有时也会怀疑自己犯下了可怕的错误，忠于信仰和有道德的人有时也会冒出堕落的或亵渎神明的想法。即使是全世界最整洁、最干净、最关注健康和秩序的人有时也会想到细菌、疾病和无序的问题。但这些叛逆的想法并不能代表我们最重要、最核心的人格特征。

> 当闯入性想法被误认为令人焦虑和害怕的想法时，强迫观念就发展起来了。

专栏 3-1   **经验性回避**

    请记住，问题不在于那些不想要的强迫思维，而是你看待和应对它们的方式。经验性回避是与不想要的个人体验（比如闯入性强迫思维、焦虑情绪、不确定性或与恐惧相关的身体感受）打交道的一种模式，你会试图回避或抗拒所有这一切。因为这些体验非你所愿或让你不舒服，所以你就将自己的时间和精力都用来与之对抗，却忽视了它们其实只是一些无害的正常体验。从长远来看，这会造成糟糕的影响。这种无用的对抗会让经验性回避变得更加紧张和激烈（请记住，越是不想要，越是甩不掉）。科学研究（也包括我个人的研究）表明，经验性回避与强迫症和适应不良的特定思维模式联系得非常紧密，在接下来的内容中你会了解更多。

下面的例子可以说明，如果你过分看重或赋予闯入性想法过多的含义，这个单纯的闯入性想法也会发展成令人痛苦的消耗生命的强迫观念。

在杂货店结账的时候，唐突然有了一个闯入性的想法：收银员可能上厕所后没洗手就来工作了。于是他自嘲地跟自己说："如果每个人都把这当回事可怎么办？难道我们都得戴着手套逛杂货店吗？这也太愚蠢了！"但是有着同样想法的琳达却对自己说："天哪！我买的东西可能被收银员污染了。我可不能冒这个险。我最好想个办法确保自己不要把细菌带回家，否则我和家人被细菌传染生病了怎么办？"

唐的应对可能让他在离开商店后就把这个想法给忘了，这个想法不会影响他去做别的事。而琳达则会花很多时间去与这个想法做斗争，因为她把它视为一种威胁。她的焦虑水平会升高。她还有可能会分析、确认细菌在食品容器上能存活多久，或者收银员看起来会不会是上完厕所不洗手的那种人。她越是分析，就越会产生负性想法，也越会感到焦虑和不自信。最终，她可能会在回家前将自己买的所有东西都用消毒纸巾擦一遍，以确保自己和家人不被感染。她甚至可能会开始检查自己接触过的每一个人（尤其是收银员），回避那些看起来"脏兮兮"和"不整洁"的家伙。由于这些行为会减少她的细菌焦虑并提升当时的安全感，因此她会反复地、愈发频繁地这样做（这就变成了强迫行为），而这些行为将会越来越多地干扰她的生活。琳达这种与想法进行交流的方式打乱了她自己的生活节奏。

当你对正常的闯入性想法（如本步骤开始列出的那些）的态度不够开放或将其误解为是非常重要或极具威胁性的想法时（就像琳达和埃丽卡一样），你欺骗了自己的身体，把这个本来无害的想法当成了危险信号并做出相应的战或逃反应，这个反应就是我们人类在面对危险情境时身体的自然反应。随着肾上腺素的增加，战或逃反应会帮助你应对潜在威胁，即准备好采取战斗或逃跑的行动。这通常会让你的身体中与恐惧和焦虑有关的反应发生以下明显的变化。

- 呼吸频率增快：让你获取更多的氧气，氧气可以转化为供肌肉使用的能量。
- 心跳加快：泵出更多血液，可以将氧气和其他营养物质运送到大脑和大肌肉群，便于你攻击或逃跑。
- 出汗：让身体温度降低，便于增加你攻击或逃跑的时长。
- 肌肉紧张：增加警觉，让你为危险做好准备。
- 胃部不适：消化系统暂时关闭，因为当前的关注点在于保证你的安全而并非消化食物。
- 其他症状：战或逃反应还包括轻度头痛、颤抖、间歇发热或发冷、四肢刺痛、视野模糊等。

这些身体症状可能很强烈，有时甚至非常吓人。于是那个原本单纯的闯入性想法就变成了与这些身体反应有关系的可怕信号，更加提升了你的警觉性。但事实上，这些身体反应只是你战或逃反应的一部分，它们就像闯入性想法一样，本身并不会给你带来任何伤害，并且这些身体改变和反应的出现都是为了保护自己免受伤害。我们只要稍做思考就会明白，如果大自然设计了某个系统保护我们免受伤害，那么这个系统怎么可能带来有害的症状呢，否则也太没道理了吧！在第7步中，我会介绍更多与战或逃反应有关的内容，届时我们会开始练习暴露与反应阻断技术。

即使在出现闯入性想法时，你并没有体验到强烈的身体症状，但战或逃反应的另一个作用就是让我们将注意力集中在接下来的"威胁"上，并预先做好准备。这个作用很重要，因为如果你的注意力不够集中，那么危险情境很可能会让你措手不及。如果你确实有潜在的危险，比如有只老虎正跟着你，那么战或逃反应是非常有用的。但当你面对闯入性想法的时候，这个过程让你越来越多地将注意力放在正常和无害的想法上，反而把它们变成了自己无法摆脱的强迫观念。这就是我们所说的恶性循环：感到威胁，增加对不必要想法的关注；然后感觉威胁变得更大，关注更多……

> 你是否曾经尝试过，当有辆车向你撞过来时，选择不去留意它？如果你听到爆炸声或是突然在家里闻到烟味，你的心跳会不会随之加快？

强迫症的常见信念和误解

经研究发现，强迫症患者通常有一系列问题化的（不准确的）信念和观点，这会引发以下问题：

- 让你过分关注闯入性想法的内容，而无法意识到这些想法只是精神噪声；
- 阻止你对闯入性想法的开放态度，让你变得更加焦虑和痛苦；
- 把你引向那些会严重破坏和摧毁日常生活的仪式化行为和回避模式，使强迫症陷入恶性循环中。

如果你想改变自己的恶性循环，你就需要有能力去识别这些"强迫性"信念和观点。下面就几个强迫性信念列出了三个供你考虑的观点，请确定自己是否认同并做出选择。

强迫性的信念和观点

- 夸大威胁：你过度夸大了负性结果的可能性和严重程度。

- 夸大责任：你过度夸大了自己引发伤害或保护别人免遭伤害的能力、影响或权力。

- 夸大想法的重要性：你相信，闯入性想法揭露了你的真实人格或道德品质，也就是内心深处的你。

- 认知融合（想法－行为的混淆）：你认为，想法就等同于行动。出现与恶行有关的闯入性想法就等同于你已经做出了那种恶行。

- 控制想法的需求：你相信，自己可以而且能够完全掌控自己的闯入性想法。

- 对确定性的需求：你相信，自己可以而且必须百分百地确定，与强迫性恐惧有关的负性结果绝对不能发生。

夸大威胁

卡莉在图书馆工作，她的闯入性想法是自己经手的图书上会有许多细菌。她认为可怕的疾病无处不在，所以害怕自己碰到什么可怕的、有污染的物品，也怕会因此让自己和家人生病。于是她开始戴手套工作，并且发展出仪式化洗手行为，以减少自己的焦虑并预防疾病。

1. 我相信世界是危险的。

☐ 同意　　　☐ 不同意

2. 与别人相比，厄运似乎更容易发生在我身上。

☐ 同意　　　☐ 不同意

3. 我很容易受到无法应付的灾难的伤害。

☐ 同意　　　☐ 不同意

如果你对上述某一个或三个观点都表示认同，那么你可能会急于下论断，认为自己的闯入性想法是真实的，并且害怕的结果都非常有可能会发生。你可能同时也会低估自己应对可怕结果的能力。

夸大责任

在逛商场时，梅利莎的钱包掉在了地上，她的药瓶摔了出来，药片洒了一地。那天晚些时候，她突然出现了一个闯入性想法——也许她没有把所有的药片都捡起来，可能漏了一两片。她开始想象："如果有小孩经过那里，会不会把药片捡起来当成糖果吃掉？如果孩子因为吃了这个药片生病了或是死了怎么办？这完全是我的罪过！"梅利莎这样想着，变得越来越焦虑。

1. 如果我没有努力去阻止一场灾难，就等同于我造成了这场灾难。

□ 同意　　　　□ 不同意

2. 不去阻断自己的负性想法，就等于想要让这个想法成真。

□ 同意　　　　□ 不同意

3. 我经常觉得自己有责任保护人们不被我的那些强迫观念所害。

□ 同意　　　　□ 不同意

如果你对上述某个或三个观点都表示认同，你可能和梅利莎一样，过分高估了自己引发和阻止伤害的责任。在这种情况下，如果与伤害有关的正常闯入性想法出现，你就会错误地认为这件事情完全是由自己所致，你有责任付出一切代价去阻止那可怕的灾难性后果。这种信念和误解通常会导致强迫性检查、寻求保证和忏悔（或是警告别人潜在风险）的行为。例如，梅利莎会反复给商场保安打电话，提醒他们自己曾经掉了药片，并询问是否发生过任何紧急事件。

夸大想法的重要性

在看完一部讲述恋童癖的纪录片后，安德鲁脑海中出现了自己并不想要的画面。他对这个画面信以为真，认为自己内心深处其实是个想猥亵儿童的变态，就此变得极其焦虑，出现了强迫问题。接下来，他开始应用精神仪式化行为去消除那些想法，并确保任何人都不知道自己"肮脏的小秘密"。

1. 如果我出现暴力或不道德的想法，就意味着我是个暴力或不道德的人。

☐ 同意　　　　☐ 不同意

2. 我不可能凭空出现负性的闯入性想法，它们一定至少有部分是真的。

☐ 同意　　　　☐ 不同意

3. 如果我有任何亵渎神明的想法，就意味着在内心深处我并不够虔诚。

☐ 同意　　　　☐ 不同意

如果你对上述某个或三个观点都表示认同，那你可能过分夸大了不必要的想法对自己人生的重要程度。你体验到了与自我认知相违背的想法，就相信它揭露了自己邪恶、肮脏、变态或不道德的一面：伤害你所爱的人的想法意味着自己内心深处其实是个冷血的杀手；与性有关的画面或冲动意味着自己是个变态。但你现在应该很清楚，这种信念和理解是不正确的：你并没有将自己的闯入性想法付诸行动。

认知融合

米瑞可有个想法是在丈夫睡着时捅他一刀。她被这想法吓坏了，拼命想消除它。"这风险太高了，总是想这件事迟早会让我失控，做出可怕的事来的。"

1. 最好不要去想可怕的事，因为这会让它们成真。

□ 同意　　　　□ 不同意

2. 如果我想到某些糟糕的事，我可能会失控并最终付诸行动。

□ 同意　　　　□ 不同意

3. 想到做某些可怕的事和真的去做一样糟糕。

□ 同意　　　　□ 不同意

认知融合包括两种错误的信念：（1）认为想到负性事件就会增加它发生的概率；（2）认为想到做坏事和真的去做（或是期待去做）坏事在道德层面上一样。如果你对上述某一个或三个观点都表示认同，你可能就陷入了这类陷阱。

如果你认为仅仅想到灾难就会增加灾难发生的概率，然后你又出现了"父亲在上班的路上出了车祸"的闯入性想法，你可能就会这样解读："这么想实在太危险了。我最好赶紧停下来，免得灾难真的发生在父亲身上。"如果你认为想到坏事与做坏事在道德层面是一样的，那么即使你只是出现一点点闯入性的或微不足道的与超模或同事有关的性想法，你也会将自己视为通奸者。

控制想法的需求

罗伯特是一位卡车司机，他的闯入性表象是看到自己出车祸。他（错误地）认为，自己无法控制住这种想法也就意味着自己其实有自杀倾向。由于（毫无道理地）担心内心深处的这种倾向，罗伯特放弃了自己的工作。

1. 我应该能摆脱那些不必要的或令人心烦的想法。

□ 同意　　　　□ 不同意

2. 如果我不能控制自己不去想那些糟糕的、肮脏的或不道德的事，那么糟糕的事就会发生。

☐ 同意　　　　☐ 不同意

3. 如果我能更好地控制自己的想法，那么我就会成为一个更好的人。

☐ 同意　　　　☐ 不同意

如果你对上述某一个或三个观点都表示认同，你可能相信控制住不必要的想法、表象和怀疑是完全可能的，也是非常重要的。如果你能增强意志力去控制自己的想法，那么你就会成为更好的人。

对确定性的需求

当格雷厄姆给自己的朋友、同事和领导（比如老板）发邮件时，他就会冒出与诅咒他人和讲粗话有关的闯入性想法。从此以后，他就纠结于自己刚刚只是出现了这个想法还是真的将这些话通过邮件发了出去。他花了非常多的时间，反复阅读自己发出的邮件，以确定自己的确没有写过任何冒犯性的文字。洛兰的闯入性想法是带有狂犬病毒的动物会钻进她的车并把病毒传染给她。为了确保这件事不会发生，她每次上车前或下车后都要花半个小时的时间反复检查车窗有没有关上、车门有没有锁好。

1. 我必须百分百地确定每件事都是安全可靠的。

☐ 同意　　　　☐ 不同意

2. 不确定性让我感到焦虑、不安和紧张。

☐ 同意　　　　☐ 不同意

3. 我通常试着寻求保证，确认我的恐惧和强迫观念"只是想法而已"或"没什么好担心的"。

☐ 同意　　　　☐ 不同意

如果你对上述某一个或三个观点都表示认同，你可能相信，自己必须得到安全的保证才能应对可怕的情境。然而，这会引发对极端概率的关注。如果不能得到百分百的安全保证，你就会变得非常有压力，这也会让某些闯入性想法变得极其难以应对。我们生活中有各种各样的、无法寻求保证的不确定性事件，比如形而上的想法（老天爷可能不爱我了）、发生在遥远过去的事情（15 年前我可能伤到了某人，当时却没察觉到），或直到遥远的未来才会发生的事情（40 年后我就会患上什么不治之症）。在接下来的步骤中，我会帮助你应对这些不确定性。

强迫性信念和解读真是错的吗

当然是错的！请记住，你的闯入性强迫思维是在正常的精神活动过程中产生的，尽管我无法给你百分百的确认和保证，但其实它们并不意味着你身上有什么危险、反常、不道德的或其他负性的东西。这些想法本身并不会引发任何糟糕的结果，就像你对彩票中奖的期待或对喜欢的球队赢得胜利的渴望一样，想法本身并不会影响事情的结果。说到底，闯入性想法并不能强迫你去做任何你从来不曾计划或期待去做的事。行动（尤其是违背自己意愿的行动）需要计划和决策的参与，它需要深思熟虑，和我们在这儿谈到的闯入性的和不受欢迎的想法是完全不同的。在本书的第三部分，你会看到，CBT 治疗中的一个重要目标就是帮助你调整错误的信念和不恰当的理解，尤其是对确定性的需求。一旦你认识到自己的强迫思维是正常且无害的，并在接受生活的不确定性的同时继续去做重要的事，那么你与强迫思维之间的沟通和交流就会变得更加开放，这也会为你打破强迫的恶性循环，并让你踏上螺旋上升的改变之旅。

每个人都会有一些正常但不想要的闯入性想法，如果你将其解读为具有威胁性的、影响重大的、危险的或是需要被控制的想法，那么无形中就会将它们转变成持久和令人痛苦的强迫观念。在 CBT 治疗中，你要学会如何客观理性地看待这些想法并恰当地应对它们。

如果强迫观念并不危险，为什么我甩不掉它们

这听起来似乎有点自相矛盾。强迫观念是令人痛苦的，会占用我们大量的时间，更重要的是，它们真的只是日常出现的没有任何意义的闯入性想法。我敢打赌，你的强迫性恐惧很少会变成现实。那么，为什么你就不能放下自己的强迫性恐惧呢？显然，事情根本没那么简单，否则你就不需要来读这本书了。事实上，问题在于有些东西在阻碍你调整强迫信念和错误解读。有些东西让你无法意识到自己的强迫性恐惧是不理性的，更别提灵活地去应对它们了。这些就是你一直以来用来对抗强迫观念、减少焦虑并提升安全感的策略，即采取仪式化行为和回避策略。它们就是让你的强迫症变得更为严重的罪魁祸首。

接下来，我们一起来看看这是怎么发生的。

仪式化行为给我们带来的危害

将仪式化行为作为解决强迫观念、不确定性和焦虑情绪的方法，看起来似乎很完美。毕竟，人类长期以来都是用自己充分发育的大脑去解决问题和应对各种挑战的（逃避捕食性猛兽、应对自然灾害，等等）。这使得我们在地球上最险恶的环境中生存了下来。所以，当体验到强迫、痛苦和焦虑时，你会自然而然地选择这种方法——试着修正问题然后摆脱它。当你采取仪式化行为之后，你甚至可能会暂时感觉好多了。在第 2 步中，你已经分析了自己的仪式化行为（包括强迫性仪式化行为、微仪式化行为、精神仪式化行为和寻求保证的仪式化行为）。在回顾你的这些应对策略的同时（你可以回到前面去看看自己的列表），花点时间整理一下自己的想法。评估一下你在控制强迫观念和焦虑情绪上面投入的时间和精力。在这些事情的影响下，你的日常生活是否开始变得无关紧要了？这是否让你感到震惊？请将自己对仪式化行为的感受和反应记录在专栏 3–2 的空格处。

专栏 3-2　　　　　　对仪式化行为的感受和反应

接下来，在专栏 3-3 中列出那些在控制焦虑和闯入性想法暂时有用的、那些会让你在几分钟或几小时内感觉好一些的仪式化行为。

专栏 3-3　　　　　暂时有用的、感觉好一些的仪式化行为

然后，在专栏 3-4 中列出那些会在长期起作用的、能够让你的闯入性想法或焦虑完全消失几周、几个月或几年的仪式化行为。

专栏 3-4　　　　长期起作用的、能够让你的闯入性想法或
　　　　　　　　　　焦虑消失的仪式化行为

如果你和大多数人一样，那么专栏 3-4 中的仪式化行为的内容可能会非常少，或是干脆没有。所以，尽管短期内仪式化行为可以降低我们的焦虑，但长远来说它们只会给我们带来更大的麻烦。但这很值得我们反思。通常来说，我们应希望找个更长远的解决问题的方法，或者至少是能坚持较长一段时间的。如果你的地下室水管漏了，你是希望修理工每天来修一点，然后持续修二三十年，还是希望他一两天就彻底搞定呢？

我们总是本能地以解决问题为导向去应对那些在我们大脑里出现的不必要的想法、不确定性和焦虑情绪，这是由人类大脑的作用机制决定的，毕竟这种方法在处理外在环境中的问题时是非常有效的。这就是仪式化行为的来源。但就像我们前面学到的，当我们要控制或摆脱发生在自己大脑或身体内部的个人体验时，这种心态则没什么用。事实上，这种以解决问题为导向的心态只能加强这些内在体验并让你陷入其中无法自拔——越是不想要，越是甩不掉。所以，关键不在于你的努力程度怎样，而在于你所采用的方法是否正确。仪式化行为根本就没用，它帮不到你。就像我之前描述的那个从泥潭中爬出来的游戏一样，当你企图用仪式化行为解决强迫问题时，你就掉进了强迫症设下的陷阱中。

事实情况是，我们的内在体验和外在事件的工作机制并不一样，可以说没有一点相同之处。所以，采用仪式化行为去应对强迫观念和焦虑是永远不会成功的，它只会打击你，让你陷入强迫症的恶性循环中。

首先，仪式化行为会影响你去修正自己错误的信念和解读。它们不给你机会去意识到强迫观念其实是毫无意义的。比如，阿马莉每次遇到数字 13，她就要在木头上敲八下并祷告，通过采用这一强迫性仪式来对抗数字 13 可能带来的厄运。这一仪式让阿马莉根本没精力去思考数字 13 其实并不会真的给她带来厄运，而是反过来将"没有厄运"的这个事实归因于自己实施了仪式化行为的作用——如果我没有敲木头，那看到数字 13 一定已经给我带来坏运气。由于阿马莉从未鼓起勇气停止仪式化行为去检验自己恐惧的结果是否会真的发生，结果到现在为止数字 13 对她而言依然是厄运的代表，而她也不得不继续实施自己的仪式化行为。

有些强迫症患者的错误信念是针对恐惧体验、不确定性和强迫思维本身产生的。比如，"如果那些与性有关的想法固着在我的脑海里，我就没法正常做事。""如果我不能做点什么去缓解焦虑，它就会永远持续下去，最终超出控制，让我发疯。"仪式化行为同样也会使你没有机会去意识到这些信念的荒谬之处。如果"此时此刻"你总是运用策略去控制或消除强迫观念和焦虑情绪，那么你就永远没有机会去发现那些不愉快的体验和经历只是短暂的，当它们出现时，你其实完全可以应对得更好。

强迫症挖坑的隐喻

让我们想象一下，你正戴着眼罩站在一片田野里，手里拿着一袋工具。有人告诉你，你要戴着眼罩在这片土地上努力生活。一切进展得还不错，但迟早你会掉到一个坑里。每个人都会遇到压力或阻挡道路的障碍，我们称之为坑。你的坑就是那些强迫思维、焦虑情绪等。你应对的方法可能是从工具袋里找点什么来帮助自己离开这个坑。当你打开工具袋的时候，你发现了一把铲子，于是你开始挖地。不久以后，你发现自己并没有从坑里出去，于是你越来越努力，不断加油，越挖越快，甚至你换了一把更大、更好用的铲子，这样你就能挖得更好、更快。但所有这些其实都没用，因为挖地根本就不可能帮助你离开这个坑，这只会让你越陷越深。于是，不久之后这个坑就变得巨大无比，甚至变得越来越复杂。

你看到的其实就是你在应对强迫观念时的状态。你让它们变成了你的生活中的焦点。你知道自己采用的所有的仪式化行为都没起作用，但事实是它们根本就不可能起作用。你根本不可能通过这种方式离开强迫症的陷阱。并不是说我们再也出不了这个坑了，而是说如果你以强迫症的方式去挖，即使挖得再卖力也没用，因为挖地本身对你并不会有任何帮助。

许多来找我就诊的强迫症患者希望我给他们一把镀金的铲子。也许你也在希望本书能够给你提供一把更有力的铲子。但就像你看到的那样，问题并不是你的铲子不够好，而是挖地没有用。

当然，放下铲子的想法似乎同样很麻烦。你难道不会担心自己因此永远困在强迫症的陷阱里吗？如果换个角度想想，也许这能帮助你一劳永逸地解决问题并改善生活质量。本书所介绍的 CBT 治疗技巧正是为了帮助你做出改变，放下那些仪式化行为的方法。那么，就试试新的方法吧。

其次，仪式化行为会让你没完没了地（强迫性地）去重复这种行为。由于有些时候它们可以及时快速地降低焦虑（尽管缓解效果并不好 / 持续时间不长），这会让仪式化行为看起来似乎成为摆脱强迫症的唯一出路。但事实上，这只是强迫症的把戏，目的是让你陷入自己搭建起来的自我挫败循环中。

最后，仪式化行为的范围通常会不断扩大，占用你越来越多的时间和精力，直到它们严重影响你日常生活的方方面面。所以，它们不仅会加强你的强迫性恐惧，而且它们自己就是问题本身。比如，某人担心独自待在家时的安全性，于是出现仪式化行为。刚开始检查门窗是否锁好，不久就开始检查电器是否关好、水龙头是否关紧。检查行为实施一段时间后就不起作用了，于是他必须增加重复检查的次数以达到效果。

更糟的是，你越是采用仪式化行为，你越是被它提醒着去思考自己的强迫性恐惧，于是就这样没完没了恶性循环下去。这就像你在睡不着的时候反复看闹钟一样，你也许知道，失眠的时候最糟糕的事情就是会提醒自己盯着闹钟，因为那只会提醒自己受困于失眠，只会让你变得更紧张、更有压力，从而更加难以入睡。仪式化行为会不断成长，你会发现自己越来越多地被强迫观念所占据。仪式化行为是如何不断恶性循环的？请参见下面的"仪式化行为是如何恶性循环下去的"。在第 9 步，我们会一起来挑战这些让我们产生自我挫败的行为，并努力发展出对我们更有帮助和更健康的方式去应对强迫观念。

仪式化行为是如何恶性循环下去的

1. 仪式化行为会让你无法发现自己的强迫思维和恐惧都是被放大的和不现实的。即使你不强迫性地洗干净自己的手也未必会生病；即使你不按照特定顺序来回检查 12 次门窗是否锁好也未必会被盗；即使你不以特定的顺序去排列物品或向别人寻求保证，你糟糕的感觉也不会一直持续下去。

2. 仪式化行为会使你无法意识到自己其实可以应对强迫症带来的强迫观念、焦虑、恐惧、不确定感和其他不想要的个人体验。你可能难以想象，即使出现这些负性体验，你依然可以做很多事。

3. 由于仪式化行为提供了从焦虑中短暂抽离的安慰，因此你会越来越依赖它们。换句话说，随着时间的流逝，仪式化行为会越来越被强化。

4. 随着仪式化行为越来越多地占据你的时间，它们渐渐无法缓解你的焦虑，因此它们自身逐渐变成了问题所在。

5. 仪式化行为会没完没了地提醒你自己的强迫问题，最终会让你固着其中无法自拔。

为什么回避不解决根本性问题

如果永远不去直面强迫的诱发因素，你就永远不会变得焦虑，更不用做任何减少焦虑的仪式化行为。这听起来难道不是挺好的吗？

当然，回避自己感到心烦或恐惧的情境或想法来作为解决问题的策略，就像采用仪式化行为一样，是完全可以被理解的。如果你担心去公共厕所可能会让自己染上疾病，你当然会尽量回避。但是，从长远来看，回避行为和仪式化行为一样，都会引发更大的问题，它并不能"修正"你不想要的强迫和焦虑这类的个人体验。回避所带来的第一个问题就是，你最终还是会遇到自己无法回避的可怕情境，还会激活你的强迫。所以，大多数的回避都是无用的。回避带来的第二个问题是，它剥夺了你的机会，让你没办法发现这个情境或事物其实并不危险，闯入性想法其实并不会伤害你，你其实有能力去应对与焦虑和强迫观念相关的个人体验。比如，如果你回避上公共厕所，你就永远没有机会发现它们其实并没你想象的那么危险，因为回避阻碍了你去证明自己所害怕的其实并不真实。回避带来的第三个问题是，由于现实生活中通常有许多情境可能激活强迫性恐惧，所以试图回避所有的情境也就意味着你的生活方式会因此受到极大的限制。莎拉害怕自己开车会撞倒路人，一开始她是避开晚上在人多的地方开车，但之后这种行为扩大到了晚上不能开车、白天不能在人多的地方开车，接下来就发展成为她根本无法自己开车。许多有"肇事逃逸"这种强迫观念的人最终不得不放弃自己开车出行。

最后，科学研究的结果已经证明，试图回避或推开闯入性想法和个人体验是无效的。心理学家丹尼尔·韦格纳（Daniel Wegner）开展的一系列研究表明，对这些体验而言，"越是不想要，越是甩不掉"。最终，你努力回避或压抑的想法、感受或身体感受都会变成你关注的重点，并开始不受你控制地生长。这是因为"不要去想某事"的这个想法本身就包括"某事"，所以它会激活"某事"。这很容易理解，试着不要去想某人或某事，试着不要焦虑，试着忽视某种身体感受，这些都需要你去思考那些想法和感受。所以，尽管在修正不必要的想法和感受时，压抑和回避看起来似乎是合理的，但其实它们只是个陷阱。仪式化行为是如何陷入恶性循环的呢？具体参见下面的"回避是如何恶性循环下去的"。

> 你是否曾经发现，越是回避"凶狠的"恶犬，它在你心里就会变得越来越大、越来越可怕。一旦你靠近它，摸摸它的头，就会发现那不过是一只温柔可爱的小狗狗。

回避是如何恶性循环下去的

1. 不管激活自己强迫思维的东西是灰尘、特定的数字、某个情境、某件物品或是特定的某类人，你最终都不得不去面对它们。到那个时候，强迫问题就会卷土重来。

2. 回避激活强迫的诱因会阻止你直面问题，也就剥夺了你发现它们的危险程度其实并不高的机会。如此一来，你就会永远因自己的强迫观念而感到恐惧。

3. 回避同样会让你无法发现那些不想要的个人体验（包括不确定性、焦虑情绪和强迫思维）其实比你想象的更好应对。如果持续回避，你根本就没有机会去练习和尝试。

4. 回避让你的生活变得更加狭隘，而且让你的问题不断扩大影响。如果你害怕灰尘会带来细菌，你可能一开始就会回避那些表面有灰尘的东西。但当你无法回避那些东西的时候，强迫问题就会出现，于是你的大脑就会要求你更加努力。接下来，你会发现自己开始回避每一个可能有灰尘的房间（浴室、花园、阁楼），然后整栋房子你都待不了了，别人家也待不了了，情况会变得越来越糟。

制止强迫症恶性循环的方法

就像图 3-2 所示的那样，强迫症让你陷入了想法、感受和行为的恶性循环中（见灰色箭头），你很难凭借一己之力打破它。不必要的想法很常见，每个人都有。它们可能会被你在环境中看到或听到的东西激活，或是在没有明显诱因的情况下被激活。但采取特定的方式与这些正常的闯入性想法进行交流和沟通，才会导致焦虑感受和战或逃反应。如果你以不情愿或不开放的态度去面对它们（经验性回避），并将其解读为对自己很重要或很有威胁性的东西，那就正中强迫症的下怀。为了应对这些强迫性焦虑，你开始使用仪式化行为和回避策略，短期内也许有效，但从长远来看只会加重自己的强迫症状，它们会带来更严重的不必要的想法，并让你无法认识到这些情境、想法和焦虑并不像自己想的那么可怕。但由于你有时会从仪式化行为和回避行为中获得短暂的、即时性的缓解，你就会越来越多地采用这些方法。用得越多，它们就会给你生活的重要领域带来更多糟糕的负性影响。

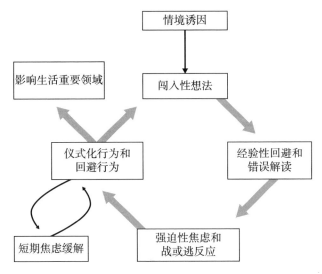

图 3-2　强迫症的恶性循环及制止它的方法

　　图 3-2 是否表明强迫症是你（或任何人）的错？就像我在本书前言中提到的那样，绝对不是。事实上，这个恶性循环中有三个部分都是不由你控制的：（1）不想要的闯入性想法的出现；（2）当你检测到潜在威胁时自动激活的焦虑和战或逃反应；（3）以应对闯入性想法为目的的仪式化行为和回避行为最终会反过来恶化这些想法。不过我们换个角度来看，这个循环中有两部分你是可控的：（1）解读和应对自己闯入性想法的方式（即用开放程度仪表盘进行评估）；（2）是否使用仪式化行为和回避行为去应对强迫性恐惧。这两部分并不容易做到，但通过练习，你就可以学会控制这个恶性循环中由自己决定的部分。

　　如果想停止这个恶性循环，改变不由你决定的那个部分可能不会有什么效果。但你可以从自己能控制的那两个部分开始，它们是强迫症力量最薄弱的部分，是它盔甲上的裂缝。你可以通过学习和练习来挑战自己对诱发因素和闯入性想法的思考和解读方式。如果你能将它们正确地解读为不具威胁性的想法，并以恰当的方式予以应对，你的强迫问题和对强迫的恐惧都会有所好转。你也可以试着改变自己应对强迫和强迫性恐惧的行为模式。当然，现在看起来要改变自己的思维模式和行为模式似乎并不容易。不过，这不是问题。本书中所提供的 CBT 治疗的目的，就是逐步地教会你如何达到这个目标。在第 4 步，我们会开始为你的治疗制订计划。

在与强迫症作战的过程中，恶性循环中有两部分是你可以学习去控制的：

- 学习以不同的方式去应对和解读闯入性想法；
- 学习以更健康的、长期有效的策略去应对，而非继续采用仪式化行为和回避的方式。

PART
第二部分 | 做好准备

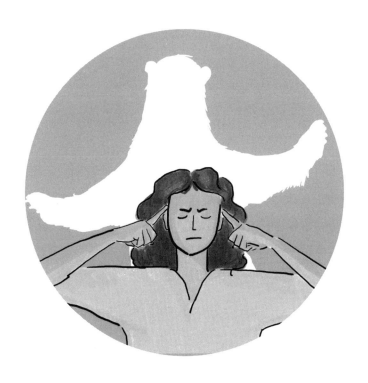

量身定制治疗方案

通过本书的第一部分（第 1 步至第 3 步），你已经学习了如何分析自己的强迫观念、回避和仪式化行为，对强迫症的病理机制有了较为专业的了解。在第 4 步中，我们会先对能够帮助你改善强迫症问题的策略和方法进行简要的介绍。你对这些策略起作用的途径和机制了解得越多，运用它们达到目标的效率也就越高。然后，我们再制订治疗方案，将这些策略付诸行动。

我们在第 3 步中已经知道，强迫思维和焦虑情绪是普遍存在（所有人都有的正常的一部分）且不受我们控制的。所以，打破强迫症恶性循环的关键并不是没完没了地去努力控制或回避那些个人的内在体验（因为这种方法只会强化问题），而是以更健康的方式去思考和应对强迫观念和焦虑，降低它们在人们心里的可怕程度。我们之所以能在这里谈到干预的方法和策略，正是因为尽管我们无法控制强迫观念和焦虑（控制它们往往会导致更失控的情境），但我们确实可以在这些念头出现时改变自己的态度和应对方式。在本书中，你将要学到的 CBT 技巧的意义也在于此。没错，尽管强迫观念和焦虑令人不舒服和害怕，但你依然有机会选择如何去应对它们，也正是你的选择决定了一切。在尝试新的方法之前也许你永远不会知道，一旦你停止对抗强迫观念和焦虑，它们就会自然而然地离你远去。

这本书的治疗方案主要包括几个要点，核心部分是两种强有力的 CBT 技巧：（1）暴露在强迫思维和诱发情境中；（2）反应阻断，即戒除仪式化行为和其他由恐惧驱动的行为。需要注意的是，没有什么治疗方案能够放之四海而皆准。暴露与反应阻断技术要

CBT 并不是努力让强迫观念和焦虑消失，也不是努力找到更有效的方法去控制那些想法和恐惧。CBT 是帮助你以长远来看更有帮助的方式去应对它们。也许当你不再花费全部心力去控制自己的强迫观念时，它们就会悄然消失。

按照你的个人需求去调整。在这一步中，我会帮助你为自己设计一个量身定制的治疗方案。但首先，让我们先了解一下与 CBT 有关的知识吧。

了解 CBT

与许多"谈话治疗"不同，CBT 需要学习和练习诸如暴露与反应阻断技术，以改变潜伏在类似强迫症这样的心理障碍里的思维和行为模式。但是，在没确定你是否了解了自己要面对什么的情况下，就让你暴露在自己的强迫性恐惧的不适中，那就太不明智了。由此，在开始规划你的自助治疗之前，我们先来学习一下 CBT 的工作模式。

CBT 治疗强迫症的历史

CBT 是目前所有心理治疗中经历过最严格检验的治疗方法。明确且持续的科学证据表明，CBT 治疗不仅有效果，而且效果非常好。这些技术最早应用于强迫症患者是在 20 世纪六七十年代。在此之前，强迫症被认为是无法通过心理治疗得到改善的。许多治疗师尝试过精神分析和其他形式的谈话治疗，但这些方法的科学性不够，效果也并不好。心理学家维克托·迈耶（Victor Meyer）当时在英国的一家精神病院工作，他是一位行为治疗医生。看到许多强迫症患者在接受了长达数年的弗洛伊德学派的精神分析治疗后依然没有好

转，他决定去尝试一些在他那个时代看起来极端和激烈的方法：基于他对强迫症研究的理解，他帮助那些有污染强迫观念的患者去接触那些能够激活他们恐惧的物体（暴露治疗），并且阻止他们实施任何清洗或清洁的仪式化行为（反应阻断），让患者长时间待在"被污染了"的状态中。

当然，迈耶医生明白自己的新方法肯定会让患者感到非常痛苦，但他鼓励他们坚持下来，不做任何仪式化行为，看看他们自己在"被污染了"的状态中多停留一会儿会发生什么？结果怎么样呢？首先，患者的焦虑和强迫性恐惧并没有让他们失控或受伤，患者意识到自己可以忍耐那些想法和感受，慢慢地它们就自然消退了。其次，患者有机会看到自己其实并不太可能真的生病，自己对细菌和疾病的恐惧并没有得到任何支持。因此，患者开始将自己过去害怕的情境（和焦虑的感受）视为安全的。患者每天重复这个过程，坚持数月，他们对清洗和清洁的冲动随之减退，这些患者最终摆脱了强迫症的影响，重新拥有了更多的自由去享受自己的生活。

在迈耶医生报告了这种新的行为治疗方法对强迫症患者的病情能够有效改善后，全世界的治疗机构都开始效仿他的方法，并对其进行了认真的研究。来自北美洲、欧洲、亚洲、非洲和大洋洲的研究者们长期致力于对 CBT 治疗方法加以改进，截至目前，这一疗法对本书第一部分所列出的所有类型的强迫观念和仪式化行为的治疗都是适用的。作为超过 50 年的研究结果，CBT 已成为疗效极佳的治疗方案，主要包括以下五种技术：（1）情境暴露（现实暴露于诱发情境中）；（2）想象暴露；（3）反应阻断；（4）认知治疗；（5）ACT 技术。表 4–1 列出了 CBT 的每一个组成部分及其针对强迫症恶性循环要素的切入点。接下来，让我们对自助治疗中会用到的技术加深一下理解。

表 4–1	CBT 五种技术及其主旨和目标
CBT 技术	**重点和目标**
情境暴露	练习应对诱发强迫性恐惧的情境和事物，学习感受这些和恐惧本身其实是安全的，都是可以容忍的

续前表

CBT 技术	重点和目标
想象暴露	练习应对强迫思维、表象、焦虑和不确定性，学习与强迫症有关的个人体验其实是安全的，都是可容忍的
反应阻断	练习不再采用仪式化行为。你并不需要采用降低焦虑的策略来让自己感受到安全或应对恐惧和不确定性
认知治疗	纠正对强迫思维的误读，增加自己体验强迫观念的开放性和主动性
ACT 技术	学习正确看待强迫症和 CBT 的方法，减少经验性回避行为和对强迫观念、焦虑及不确定性的对抗

CBT 的五种技术

情境暴露

请试着回想一下，你是否曾经直面过自己害怕的东西，却发现它并没有那么可怕？你还记得在直面那个情境前自己有多么害怕吗？当你真的与这个恐怖情境面对面的时候感觉是什么样的？然后想想看，当你意识到事情其实没有那么糟糕时，自己的那种掌控感（"我可以！"）如何？我们在情境暴露中要做的练习基本就是这样。情境暴露会帮助你接触自己一直以来回避的情境、事物和其他刺激，从而让你体验到它们并没有你看到的那么危险。你也许曾经担心焦虑会不断增强，最终令你失控或者担心不确定性会让你失去行动的勇气，但事实上这些强迫信念和恐惧的可信性会随着暴露而下降。如果你能正确地练习暴露，你会看到情境、刺激及其激活的个人体验都无法阻止你去追求自己生命中重要的东西。

还记得当你直面恐惧却发现它根本没那么可怕的时候，你心里涌起的那种放松和舒缓的感觉吗？

在第 2 步中，你对自己的强迫观念进行了分析，并识别出了强迫性恐惧和不适感的诱因。在情境暴露中，我们需要练习直面这些诱因，让自己停留在恐惧的情境里，保持足够长的时间，从而动摇自己对诱发情境所产生的不合理信念，感受到自己可以与这些不必要的想法和焦虑情绪进行沟通，而不是去抵抗它们。图 4-1 对这个情境做了更明确的说明：当你第一次开始暴露的时候，焦虑感增加是很正常的。但如果你一直待在这个情境中，允许自己体验那些想法和焦虑，不做任何事去回避、控制、攻击或缓解它们，焦虑水平最终会自行下降乃至消失。请注意，如图 4-1 显示，经过每一次暴露练习之后，焦虑水平通常都会下降。等到第四次暴露练习时，你就不会像第一次那么紧张了。这种焦虑水平的自然下降被称为"习惯化"效应。你的身体已经知道这种情境并没有那么危险，开始自然地放松。由于过去每次一感到焦虑感增长，你就马上开始回避自己恐惧的诱因、实施仪式化行为去控制焦虑或是干脆逃离，因此你可能从来没有（或很少）体验过这种习惯化的感受。

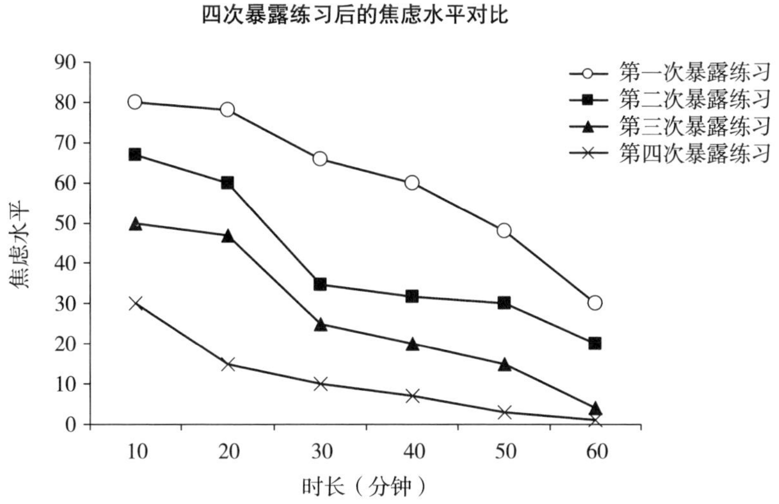

四次暴露练习后的焦虑水平对比

图 4-1　暴露练习过程中的焦虑水平变化

请注意，图 4-1 中的时间轴并不是指达到焦虑习惯化的固定暴露练习时长。因为这个过程往往因人而异，可能会从几分钟到几小时不等。但如果你开始担心到底多久才能养成习惯，那么你的思路又偏了！请记住，我们在第 3 步学到过个人体验规则：越是不想要，越是甩不掉。如果你在暴露使用回避或仪式化行为去降低焦虑，就像在锻炼中稍微呼吸困难就停下来一样，你永远都没办法进行有效的身体锻炼。所以，每次锻炼你都会感觉自己还像多年来第一次锻炼一样。

练习过程中不耐烦地盯着表就等着焦虑下降，那显然你对焦虑还是怀着排斥的态度。以这样的方式去进行情境暴露练习是没有用的，这就像是又开始给自己挖了更深的坑一样。

需要强调的是，习惯化其实并不是暴露练习起作用的必要因素。以我的个人经验来看，有些疗效非常好的患者在暴露练习过程中并没有体验到习惯化。同理，就算有了习惯化也不能保证疗效就一定好。因为真正能让情境暴露练习变得有效的关键点在于：（1）意识到强迫观念、焦虑和不确定性都是可控的；（2）你一直试图回避的情境并没有想象中的那么危险。所以，尽量将你在暴露练习中体验到的焦虑视为做出改变所必需的基础，我们需要它来帮助自己学习和认识到焦虑和不确定性感并没什么大不了的。此外，研究结果表明，习惯化与这种学习是不一样的。所以，尽管我们会观察自己在暴露练习时的焦虑变化轨迹，但重点并不在于看焦虑水平是否降低，而是在于帮助自己学习为焦虑创造空间（也就是说，提升对它的开放性和接受度）。别担心，我会指导你在本步骤和第 7 步制订出详细的计划并完成自己的暴露练习。

情境暴露练习适用于许多类型的强迫观念。如果你有害怕被污染的恐惧、害怕触碰某些物体（如垃圾桶、纸币）或害怕待在某些地点（如公共厕所、救助站），暴露过程就会与练习面对这些情境有关。如果你的强迫观念与开车经过行人时会发生事故有关，那么在有行人的公路上进行开车暴露练习对你会很有帮助。如果你的强迫观念与暴力或宗教信仰有关，暴露练习可能与观看恐怖电影或直面那些会激活你的焦虑和不必要的想法的那些不吉利的数字、危险的刀具或宗教圣像有关。如果你能反复直面自己的诱因，并不断延长停留在暴露中的时间，你就是在给自己机会去了解，其实你根本不必害怕，可以接受出现的任何不适。在第 4 步的稍后部分，我会帮助你针对自己的特定需求量身定制一套情境暴露计划。

想象暴露

如果你有担心自己会将可怕的疾病传染给家人的强迫观念，那么尚没有实际的或符合道德的方式去让你进行情境暴露。在强迫观念中，尽管你害怕因弄错了敏感或保密信息会被开除，但我们也无法真的让你去直面这些情境。许多与伤害、暴力、性和宗教信仰相关的强迫观念都面临相同的困境。我不可能因为要练习情境暴露，就真的让你去伤害一个人，或以不恰当的方式追求性愉悦，或是触犯宗教信仰中的禁忌。所以，针对这些强迫思维和怀疑，我们应采取想象暴露的方式。

想象暴露其实是让你制造并接近自己一直努力回避或用仪式化行为控制的强迫思维、表象、害怕的结果以及不确定性的过程。和情境暴露一样，想象暴露的目标也是与强迫症相关的个人体验进行更具开放性和更健康的沟通，因为抗拒只会让情况变得更糟。更重要的是，想象暴露会帮助你练习和学习如何熬过自己的强迫和焦虑，认识到它们的真正面目只是"思维噪声"而不是需要认真对待的真相或现实危险。我们会经常使用这一策略来帮助你挑战自己对强迫观念的错误信念，让你认识到这些想法并不会带来伤害，也不意味着你是个可怕的人，而且你也绝对不会对它们无能为力。练习想象暴露可以帮助你学习如何忍受这些体验，尽管它们并不那么令人愉快。

与情境暴露一样，想象暴露首先要激活焦虑，通过反复和不断扩大范围的练习，它会形成习惯性的效果。但重要的是，你要学会在出现强迫观念、焦虑情绪和不确定性的时候不陷入其中。在本步骤的稍后部分，我们会针对你的情况量身定制想象暴露的计划，以帮助你进行学习。

反应阻断

情境暴露和想象暴露很有可能会激活实施仪式化行为的冲动。一旦你采取仪式化行为，你就没有让自己切实地暴露在恐惧中了。由于仪式化行为的目的是逃离强迫，一旦它被启动，你就不能学习以开放的态度去体验自己恐惧的情境、想法和其他强迫性的刺激。并且，如果你选择仪式化行为，那么当暴露练习没有带来可怕的结果时，你就会将这种安全归因于仪式化行为，而无法了解到暴露本身其实就是安全的。因此，你需要工具来帮助自己熬过那种实施仪式化行为的冲动，让自己保持在与强迫观念的沟通中，这件工具就是反应阻断。如果你的强迫观念与害怕被污染有关，我们会逐步开始抑制你的清洁和清洗仪式。如果你的强迫观念与为自己伤害到他人的行为担责有关，那么你需要练习抵制自己检查和寻求安慰的冲动。如果你有精神仪式化行为或计数、重复或排序的强迫症状，在本步骤稍后的部分，我们会一起努力制订反应阻断的计划，从而帮助你停止这些行为。

> 是强行戒断的"冷火鸡疗法"还是每次推进一点儿？你的 CBT 计划应该是针对你个人的情况制订的，这样你就可以用最适合自己的频率进行反应阻断，从而最快地将自己从强迫症中解放出来。

认知治疗

如果进行暴露与反应阻断技术听起来很吓人或者很困难，可能是因为你所持有的某些信念会让你将自己的强迫思维和诱发因素视为真实和危险的（就像我们在第 3 步中学到的那样）。以加思为例，他完全相信闯入性想法对他个人而言是至关重要的。他对自己捅伤妻子和孩子的强迫画面信以为真，确信自己内心深处隐藏着伤害自己所爱的人的残忍欲望。认知治疗是一系列工具的集合，可以教会你去识别和调整不当的思维模式，从而让你能够更开放地去体验强迫思维和焦虑。认知治疗会帮助你更仔细地、更有逻辑性地去检验与强迫症有关的信念，由于认知治疗可以为暴露与反应阻断技术提供非常有力的基础支持，所以我们在本书第三部分的开头部分会先学习有关它的技巧。

> 认知治疗可以削弱你对强迫思维和强迫情境的相信程度，帮你做好用暴露与反应阻断来检验这些想法的准备。

ACT 技术

ACT 不仅仅是一种技术，还是一种思维方式，用这种方式来思考会推动暴露与反应阻断技术的实施。ACT 有多种练习方式（包括隐喻），可以帮助你意识到，即使强迫观念和焦虑看起来令人不安，你依然有权利去选择如何应对和处理这些体验。ACT 的终极目标是增加你停留在此时此刻的能力，也就是说，即使强迫观念和焦虑存在，你依然可以进行有意义的活动。强迫症的问题是你总是倾向于去与强迫观念和焦虑情绪做斗争，而这只会让你在泥潭里越陷越深。在治疗过程中，我会介绍 ACT 的各种技巧（你现在已经学习到了其中的一些）来帮助你掌握暴露与反应阻断技术的方法，学会：（1）以更健康的方式与强迫观念、焦虑情绪和不确定性进行交流；（2）通过治疗改善自己的生活质量。ACT 看待强迫症的观点和暴露与反应阻断技术基本一致，我发现这些隐喻和其他练习极有创造性且效果极好。事实上，我自己在治疗强迫症患者的过程中就经常会用到这些技术。

> 使用 CBT 治疗强迫症的目标是帮助你在出现强迫观念、焦虑情绪、不确定感及仪式化行为冲动时状态变得更好，而不是要帮你摆脱这些体验。

在了解了 CBT 的基本情况之后，我的大多数患者都会说，尽管遇到一些困难，但他们愿意尝试。但也有些人的反应不太积极，也许是因为他们正在寻找彻底摆脱强迫思维、焦虑情绪和不确定感的方法，而不是让自己去直面与之共存的方法。如果在读完上面几段阐述后你也有同样的感受，那么请留意这种反应，并回答下面的问题：

- 试图控制自己的强迫观念和焦虑情绪会长期有效吗？
- 以这种方式减轻你的强迫症状和焦虑情绪有意义吗？
- 试图控制自己的强迫观念和焦虑情绪会让你的生活变得更开放和充实吗？

根据自己的情况诚实应答。如果你对这些问题的答案是肯定的，那么请继续坚持你的做法。以你自己的体验为准。但如果答案是否定的，如果仪式化行为和回避并不能减轻你的强迫，只会让你感到生活更受束缚，与你自己的目标背道而驰，那么是时候跟我一起去规划你的 CBT 治疗了。

制订你的情境暴露计划

自助治疗中的情境暴露包括直面那些激发强迫性焦虑和不适感的事物和情境。尽管说起来就是"你要去面对自己的恐惧"一句话，但要做到这一步并非易事。因为如果以治疗的方式去做，还有许多细致的工作要准备。首先，我们要列出你需要练习直面的特定目标（见专栏 4-1）。

专栏 4-1　　制订强迫症治疗方案的第一步是确定治疗目标

1. 你需要练习去面对哪些情境和想法？

_____

_____

_____

2. 你需要练习去抗拒哪种仪式化行为？

_____

_____

_____

其次，还要列出一张暴露清单，该清单是基于你对强迫观念和焦虑的私人体验设计出来的。理想状态下，你的清单上应该包括 10~20 个条目，都是会激活你强迫性恐惧的有代表性的情境和事物。如果对特定的人、地点、环境或事物的回避已经影响了你正常的社会功能，那么这些也应该写在该清单上。表 4-2 是卡洛斯的情境暴露清单，他的强迫观念与厄运、伤害以及自己还在上学的孩子突然死亡有关。

表 4–2　　　　　　　　　　　　卡洛斯的情境暴露清单

条目	描述（强迫诱因）	SUDs 评分
1	黑猫的照片	35
2	独自一人时使用刀具	40
3	孩子在附近时使用刀具	55
4	数字 13	65
5	数字 666	65
6	"死亡、死的、死去、斩首、事故"等词	70
7	穿黑衣服	80
8	墓地	85
9	殡仪馆	90
10	参加葬礼	100

就像你看到的，卡洛斯的清单包括 10 个条目。尽管让卡洛斯出现回避行为或感到恐惧的情境可能不止 10 个，但他写进清单里的这些已经能够较好地代表他在生活中较难应付和对他造成影响的问题。在开始准备自己的清单时，别忘了，你并不需要把每个问题都写出来，而是选择 10~20 个有代表性的、能够很好地体现影响你的困境的问题即可。除此之外，条目要尽可能具体。比如，如果只有某些洗手间（在加油站的洗手间）对你来说是问题，那么就要在条目中写清洗手间的地点，这样会有助于你的暴露练习。

主观不适感

请留意，卡洛斯针对清单中的每一个条目都给出了主观不适感的评分（见表 4–2）。这些评分是基于主观感受的，范围从 0 分（没有任何不适）到 100 分（极度不适）。如果你的评分为 0，说明你很平静，处在非常平和满足的状态。现在想象一下自己可能经历过的最强烈的恐惧或焦虑，像自己被绑在铁轨上看到火车正高速驶来的感觉差不多就是 100 分。通常情况下，介于 80~100 分之间的焦虑会引发身体症状（战或逃反应），比如出汗或心跳加速。在了解了 0 分和 100 分所代表的意义之后，你就能对自己的感受进行评分。25 分通常是轻度的不适或焦虑，50 分是中度的不适或焦虑，75 分则是相对较高的焦虑状态。主观不适感的这些评分都是基于每个人对自己强迫症状的感受，是绝对个体化的，因此我们通常将其称为 SUDs（subjective units of discomfort）。如果一开始你觉得用这个给自己的恐惧打分很难，没关系，照着图 4–2 多练习，会好起来的。

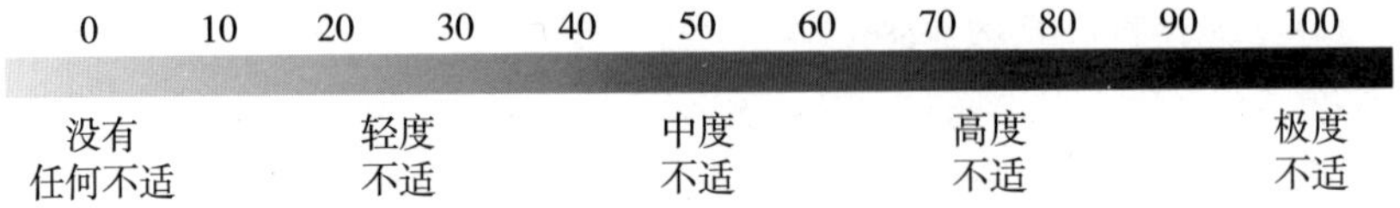

0	10	20	30	40	50	60	70	80	90	100

没有   轻度   中度   高度   极度
任何不适 不适   不适   不适   不适

图 4–2　主观不适感评分

创建你的情境暴露清单

在创建情境暴露清单前，可以先返回本书的第 2 步，回顾一下自己的强迫症分析工作表（见表 2–1）中你总结的诱因清单和回避行为清单。接下来，根据图 4–2 对每个诱因和回避行为进行 0~100 的评分。在评分时，你可以问自己："在我面对这种情境时，如果不能采取仪式化行为我会感到有多焦虑或紧张？"请记住，这项量表的评分完全是个体化的，答案也没有正误之分；同样，也要考虑恐惧和回避对自己的生活质量造成了多大影响，它们是否已经对你的人际关系、工作、学习、个人卫生或其他重要的领域产生了干扰？

接下来，请选择 10~20 个最具代表性的条目，将其列入表 4–3 所示的情境暴露清单中。这些条目将会成为你在情境暴露中要练习（在第 7 步）直面的问题。对清单条目的排列同样没有正误之分。如果你选择像卡洛斯那样按照主观不适感评分进行排序，你就可以从激活焦虑水平最低的条目开始逐步递进，但这并没有一定之规。我的一些患者喜欢按照自己日常生活中事件的发生频率来排列条目，即先从影响最大、最多的条目开始，这样他们会觉得自己进步很快。有趣的是，研究表明，除了上述两种排列方式以外的随机设置清单条目的排列方式反而是最有效的，因为这会让你学习去应对不同水平的焦虑和恐惧。而且说实话，现实生活中你也不可能指望自己的恐惧诱因会循序渐进或有规律地出现。

表 4-3	你的情境暴露清单	
条目	描述（强迫诱因）	SUDs 评分
1		
2		
3		
4		
5		
6		
7		
8		
9		
10		

如果你有不止一类的强迫问题，你也可以分别给它们创建暴露清单，比如对污染的恐惧有一个暴露清单，对平衡的强迫观念有一个清单。本步骤中我会给你更多的示例来完成这个清单。如果你在完成清单时遇到什么问题，也可以向了解你强迫症问题的某位朋友咨询。

在清单上写下自己最害怕面对的恐惧

当卡洛斯创建自己的清单时，他根本不能想象真的去墓地、参观殡仪馆或参加葬礼，因为这些都是他最害怕的事，会让他想到自己孩子们的死亡。尽管如此，卡洛斯还是将这些写在了清单上，因为他知道，如果自己能够直面它们，那么他将得到巨大的改变。同样，当你在完成自己的情境暴露清单时，你也需要"挑战极限"。你很有可能不敢将自己最大的恐惧写在清单上。然而，请努力尝试以开放的态度去完成清单，有些问题也许你现在还没准备好去面对，但你知道，为了结束自己的强迫性恐惧，你迟早要去挑战和直面它们。

在创建情境暴露清单时，请尽量试着去"挑战极限"。这只是一个清单而已，如果需要，你完全可以从简单的开始逐步增加难度。

尽量精确

在卡洛斯的清单中（见表 4-2），"独自一人时使用刀具"比"孩子在附近时使用刀具"所诱发的焦虑水平要低。你也会发现在自己的清单中，同一事件在不同情境中（比如在家或外出）带给你的不适感往往不同，主观不适感评分也不一样。所以，你也要像卡洛斯那样，尽量将清单中的条目描述得精确和具体，以确定哪些情境更容易诱发不适感。你也可以利用这种方法来对自己清单中的条目逐级进行挑战。如果诱发你焦虑的清单上有"触碰门把手"这一项，那么进行暴露练习时你就可以先从触碰家里的门把手（比较容易）开始，然后再去挑战触碰医院或工作场所的门把手（带来中等不适感），最终触碰学校或汽车站的门把手（最困难的）。如果你觉得自己很难应对较为强烈的恐惧，那么你可以先从类似的但不适感较低的情境中开始。

听取别人的意见

将你完成的暴露清单给那些你认为有助于完善这个清单的人看看。也许他可以提出意见，如补充你漏掉的某些重要的情境或者调整你训练的条目排序。当然，对于清单上的主观不适感评分和写什么内容你有最终决定权。但别忘了，和你在一起度过许多时光的家庭成员和朋友可能会看到你没有注意到的或是你根深蒂固的回避策略以及其他问题。在第 5 步，我会帮助你选择一个"治疗伙伴"，来帮助你完成暴露与反应阻断技术的练习。

情境暴露清单的示例

下面列举了一些针对不同强迫观念的情境暴露清单的案例，目的是为了让你更好地完成自己的清单。请记住，你清单中的大多数条目应该来自你在第 2 步中写下的诱因和回避行为。

龙尼：与伤害或灾难担责相关

龙尼是一名房地产中介的员工，他的强迫观念是自己可能会不小心导致财产损失或伤害到他人。每当龙尼看到消防车、警车或救护车时，他就会担心自己是否在无意中诱发了火灾、酿成了事故或袭击甚至伤害到了他人。他会关注电视上的新闻报道，搜索报纸和网络新闻，甚至会与警察核实自己并没有造成任何灾难。如果龙尼某天带着某位客户去看过房子，他就会担心自己是否因为忘关电源导致火灾。他同样担心自己家里的电器也会引发火灾。表4-4是龙尼的情境暴露清单。

表4-4　　　　　　　　龙尼的情境暴露清单：与伤害或灾难担责相关

条目	描述（强迫诱因）	SUDs 评分
1	自己家的灯彻夜未关	45
2	代售的房子的灯彻夜未关	50
3	自己在家时没有把烤面包机的插头拔掉	60
4	白天出门时没有把烤面包机的插头拔掉	65
5	最后一个出门	70
6	读到与袭击／谋杀有关的故事	70
7	开车经过消防站或警察局	75
8	用完电熨斗后很快离开了家	80
9	读到与家庭火灾有关的故事	85
10	烤箱开着时自己离开房子15分钟、30分钟或更久	85

安德烈娅：与污染相关

安德烈娅很害怕感染疾病。她避免上公共厕所，不愿触碰到门把手和垃圾桶之类的物品。她还避免接触那些她认为"脏兮兮"的人或其物（如各种笔、办公电话等），触摸到体液（如尿液、汗液）、上厕所、触碰到自己的生殖器官。接触到脏衣服也同样会激活她的强迫性恐惧。安德烈娅每天洗手的次数超过50次，并且要换好几次衣服，才能减轻她被污染到的恐惧。表4-5是安德烈娅的情境暴露清单。

表 4-5 安德烈娅的情境暴露清单：与污染相关

条目	描述（强迫诱因）	SUDs 评分
1	触碰公共场合的门把手和扶手	40
2	与陌生人握手	40
3	与看起来"脏兮兮的"人握手	45
4	借用他人的钢笔	45
5	触碰到家里的垃圾桶	50
6	触碰到办公场所的垃圾桶	55
7	触碰到咖啡馆或餐厅的垃圾桶	60
8	触碰到公寓大楼里的垃圾箱	65
9	不戴手套触碰健身房的设施	65
10	使用公用电话（触碰话筒）	70
11	触碰到公共厕所的门	80
12	触碰到公共厕所的水池、水龙头或便池	85
13	触碰到公共厕所的地板	90
14	触碰到自己的脏衣服（内裤）	90
15	撒尿	95
16	触碰到自己的脏内衣	95
17	触碰到自己的生殖器官	95
18	排便	100
19	触碰到自己的肛门	100

朱迪：与秩序和平衡相关

朱迪对秩序和平衡的仪式化行为的需求来自"不完美"和"不平衡"的强迫思维。朱迪完成文案工作有时要花费数小时，因为她要小心翼翼地确保每个字母看起来很"完美"。居家物品必须按特定方式摆放，朱迪时不时要检查确认。她最常见的症状就是要求左右平衡。如果她用右手开门、触碰或抓过某些东西（比如在电梯上），就必须用左手重复完全相同的动作以达到"平衡"；反之亦然。表 4-6 是朱迪的情境暴露清单。

表 4-6　　　　　　　　　朱迪的情境暴露清单：与秩序和平衡相关

条目	描述（强迫诱因）	SUDs 评分
1	写在废纸上的字"不完美"	45
2	写在支票簿、笔记本、表单上的字不美观	55
3	写在日记中的字不好看	60
4	家中的物品随意摆放	65
5	自己房间里的物品随意摆放	70
6	只说"左"而不说"右"	75
7	只说"右"而不说"左"	75
8	听到有人说"左"而不说"右"	80
9	听到有人说"右"而不说"左"	80
10	写下"左"而不写"右"	85
11	写下"右"而不写"左"	85
12	特别留意到有左右不平衡的情况	90
13	只用左手/身体左侧（或右手/身体右侧）触碰物体	95

马拉：与性、暴力和宗教信仰相关

马拉今年 42 岁，她与丈夫爱德华已经结婚 17 年了，她一直认为自己是个很有德行、正直的虔诚信徒。她的强迫观念主要涉及有可能做出亵渎神明的、暴力的或她认为不恰当的性行为。这些强迫观念会被宗教圣像、参加宗教活动、刀具、性刺激以及类似"强奸""枪"等词激活。马拉担心这些强迫性的观念说明自己会变得腐化和堕落，而且总有一天会实施这些行为并成为"神明眼中的罪人"。当这些想法出现时，马拉试图"熬过去"或"分析"它们的意义，并强迫性地向神明祈求原谅。这些精神仪式化行为有时会持续数小时之久。表 4-7 是马拉的情境暴露清单。

表 4-7　　　　　　马拉的情境暴露清单：与性、暴力和宗教信仰相关

条目	描述（强迫诱因）	SUDs 评分
1	去参加宗教活动	45
2	与性有关的词汇	55
3	手持着的刀具	75
4	读宗教经典	80
5	宗教物品	85
6	逛成人书店	90

制订你的想象暴露计划

想象暴露让你能够聚焦于直面自己强迫观念中那些个性化的成分，其中就包括闯入性想法，即那些出现在你脑海中的不必要的主意、想法、疑虑或表象，比如细菌在你的皮肤上传播的画面、死亡和毁灭的想法、伤害某人的冲动、某些亵渎神明的画面，以及担心自己内心深处是质疑神明、恋童癖或冷血杀手的疑虑，等等。有些时候，闯入性想法是由情境或事物（如刀具、垃圾桶、宗教符号等）所诱发的，你可以在情境暴露中去直面它们；但有些时候，这些想法不需要任何诱因就会自发性地出现在你的脑海里。当你运用想象暴露时（第 8 步），你会试着练习有意识地唤起这些想法，然后就像你在做情境暴露练习一样，去直面这些闯入性思维。有些时候，这些表象可能像是你脑海中的照片一样；有些时候，它们看起来像是电影中的某些场景。

强迫观念中另一个个性化成分跟与可怕的结果有关的想法，以及随之而来的不确定感有关。比如：

- "如果我被当成肇事逃逸者而被逮捕了怎么办？"
- "如果我因吸入致癌物而在 40 年后患上癌症怎么办？"
- "如果我的暴力想法意味着我会成为一名连环杀手怎么办？"

- "如果我的性想法意味着自己不是我以为的那个我怎么办？"
- "如果我不洗手而生病怎么办？"
- "我是否已经足够努力去防止厄运降临到我所爱的人头上？"
- "我是否足够忠于我的宗教信仰呢？如果神明对我失望了怎么办？"

　　练习想象暴露可以帮助你更开放地去体验自己的强迫性侵入、与可怕的结果有关的想法及不确定感，而不是试图去控制和抗拒它们。我会引导你去观察这些想法和感受以防止纠缠或深陷其中，这会为你创造机会来降低自己对错误和适应不良的信念的确信程度，从而让你不再坚持认为自己的强迫性侵入是危险的、严重的或有意义的。简言之，我们通过想象暴露练习来帮助你看到那些强迫思维、表象和怀疑与你过去所想的并不一样。

　　和情境暴露一样，你要为自己量身定做一个想象暴露清单。同样，你可以按照各种不同的规则去排列其中的条目：可以先从能引起你较低不适感的想法和表象开始，逐渐增加强度，直到自己能够直面那些令你无比痛苦的想法和图像；你也可以按照对自己生活重要领域的影响程度对它们进行排列；还有一种策略，即可以将想象暴露和情境暴露结合起来（我个人建议你最好试试这种方式）。例如，如果你进行了触碰地板的情境暴露练习，那么你就可以在此基础上，用"地板上的细菌"的画面及"自己会让家人生病"的想法编写想象暴露条目。到了第 8 步的时候，我会帮助你更细致地设计想象暴露练习的过程。现在，让我们先完成你自己的想象暴露清单。还记得卡洛斯吗？他的强迫思维是自己的孩子会遭遇事故或死去。卡洛斯的想象暴露清单如表 4–8 所示，他是从厄运、轻微事故和受伤的顺序排列条目的，孩子们葬礼的画面对他来说是最可怕的强迫观念，排在最后。

表 4-8 卡洛斯的想象暴露清单

条目	描述（强迫诱因）	SUDs 评分
1	孩子们摔碎了他们最喜欢的玩具	30
2	孩子们撞到了脚趾	40
3	孩子们在学校成绩不佳	50
4	孩子们不小心用剪刀伤到自己	55
5	孩子们得了流感，病得很重	60
6	孩子们跌倒，胳膊或腿骨折	70
7	孩子们出了轻微的车祸	75
8	孩子们出了严重的车祸	80
9	孩子们因车祸死去	95
10	孩子们葬礼的画面	100

你的强迫观念里是否有暴力想法、不必要的宗教画面、怀疑或是让自己感觉不适的性想法？为了暴露治疗而有目的地去思考这些强迫观念可能会让你感到极度不适。所以，请在脑海中记住两件事。

一是不管你是否意识得到，这些想法其实早已萦绕在你的脑海里了，它们就是你的强迫观念。所以，在想象暴露练习时，你所想到的其实都是已经在你脑海中出现过的东西。唯一的区别是，想象暴露练习是你有准备、有计划地要求自己以治疗的方式去面对它们，你的目标是学习以更健康的视角去看待自己的问题，而非采用仪式化行为去回避、控制或抗拒它们，因为那只会让问题变得更糟。在第 8 步中，我们会一起来学习如何完成这个任务。

二是请记住，强迫观念源自正常的和普通的想法。换句话说，每个人都

如果你能意识到这些想法其实已经在你的脑海中了，在进行想象暴露练习时"挑战极限"是否会变得容易些呢？

会有些内容怪异、粗俗或是与暴力、性等令人困扰的东西相关的想法、主意、表象和怀疑。所以，和情境暴露一样，在列出自己的想象暴露清单时，我希望你尽量去挑战自己的极限。试着写下那

些让你不愿触碰但时时刻刻都在困扰着你的想法、表象和疑虑，即那些你不愿意让任何人了解的，藏在内心深处的、黑暗的"肮脏小秘密"。在这个清单的条目里，没有任何限制。在第 8 步，我会教你如何面对困扰自己最多的那些强迫观念，并让你明白你并不需要与之纠缠不休。总之，即使这些想法再次出现，你依然可以拥有充实的生活。

创建自己的想象暴露清单

在创建想象暴露清单之前，请你先回顾一下第 2 步里自己的强迫症分析工作表（详见表 2–1）、强迫性侵入的内容（详见专栏 2–3）以及害怕的结果（详见专栏 2–4）。接下来，请你对它们进行主观不适感评分。询问自己："如果我让这个想法停留在脑海里，不采取任何仪式化行为或策略去控制或消除它，那么我的痛苦程度会有多大？"然后，选出 5~10 个闯入性想法和害怕的结果，将其写在如表 4–9 所示的想象暴露清单上。如果你只有一种主要的强迫观念，那么可能就相对简单了；如果你有多种类型的强迫观念，比如同时有与污染相关的恐惧和与暴力或与性的画面相关的强迫性观念，那么你可能需要将它们分开，一一建立想象暴露清单。你的想象暴露清单见表 4–9。

表 4–9	你的想象暴露清单	
条目	描述（闯入性思维或害怕的后果）	SUDs 评分
1		
2		
3		
4		
5		
6		
7		
8		
9		
10		

想象暴露清单示例

下面，我们来看看之前示例中那四种不同类型强迫症状的人是如何设计自己的想象暴露清单的。你可以以此为参考去设计自己的想象暴露清单，不过，你自己的想象暴露清单的内容应该来自第 2 步中表 2–1、专栏 2–3 和专栏 2–4。

龙尼：与伤害或灾难担责相关

龙尼的强迫观念是自己可能会不小心导致财产损失或伤害到他人，比如"如果我疏忽引发火灾怎么办"或"如果我无意中造成事故、伤害到他人甚至致他人死亡怎么办"。请注意，在表 4–10 所示的龙尼的想象暴露清单中，他列出了具体的计划去练习面对自己担心的可怕结果。

表 4–10　　　　龙尼的想象暴露清单：与伤害或灾难担责相关

条目	描述（闯入性思维或害怕的后果）	SUDs 评分
1	我没把门锁好，有人闯进了我的家里	40
2	因为我没关好电器的电源，也忘了检查一下，导致我正在出售的一套房子被烧毁	50
3	因为我没拔掉电源插头，我自己家被烧毁了	70
4	我无意间侵害了某人，警察正在抓捕我	80
5	我无意间杀了人，警察正在抓捕我	90

安德烈娅：与污染相关

和大多数有与污染相关的强迫观念的人一样，安德烈娅的诱因会激活与细菌和疾病有关的令人不适的画面，于是她将这些画面加入了如表 4–11 的想象暴露清单中。

表 4-11　　　　　　　　　　安德烈娅的想象暴露清单：与污染相关

条目	描述（闯入性思维或害怕的后果）	SUDs 评分
1	细菌爬满我的手和皮肤的画面	45
2	我的枕头、手机等物品上到处都是细菌的画面	55
3	在我体内到处都是细菌的画面	75
4	一想到自己永远无法摆脱细菌的污染就十分焦虑	80
5	总想着自己会被细菌感染生病以及生了病的画面	90

朱迪：与秩序和平衡相关

与秩序和平衡相关的强迫观念在想象暴露中是个很棘手的问题。朱迪关注的是自己对"不是刚刚好"的感受以及必须无休止地处理这种不舒适的不确定感。还有一些有与秩序相关的强迫症的人，害怕因无秩序和不平衡所带来的灾难结果（如"如果我没有穿得'刚刚好'，我妈妈就会死去"），而不得不用重复、规则和排序等仪式化行为去防止这类情况的发生。如果你有这类强迫观念，就应该将这类恐惧加入自己的想象暴露清单中。表 4-12 是朱迪的想象暴露清单。

表 4-12　　　　　　　　　朱迪的想象暴露清单：与秩序和平衡相关

条目	描述（闯入性思维或害怕的后果）	SUDs 评分
1	事情变得毫无章法	45
2	浮现出自己日记上的潦草字迹的画面	55
3	只想到"左边"却没想到"右边"这个词；反之亦然	60
4	自己一直会焦虑下去	75
5	浮现出自己太焦虑了以至于失去理智的画面	80

马拉：与性、暴力和宗教信仰相关

在完成想象暴露清单时，马拉有目的地去挑战那些能够激活自己焦虑的想法和表象，涉及她的宗教信仰、性行为以及对自己会实施暴力行为的恐惧。请留意，马拉想象暴露清单里（见表 4-13）的第四个条目并非确定的，即她并不确定自己死后会去哪里。这种对未知事物的想象暴露在治疗这类持久的强迫性怀疑方面是非常有效的，在第 8 步，我们会进一步予以介绍。

表 4–13　　　　　　　马拉的想象暴露清单：与性、暴力和宗教信仰相关

条目	描述（闯入性思维或害怕的后果）	SUDs 评分
1	毁坏宗教物品等（亵渎神明）的画面	50
2	想到自己性取向有问题	60
3	与其他女性有性亲密举动的画面	70
4	我死的时候可能会下地狱	90
5	强暴某人的念头	95
6	伤害陌生人和自己所爱的人的念头	100

制订你的反应阻断计划

反应阻断就是让你在不使用仪式化行为的同时尽量停留在暴露情境中，它可以让你明白自己能够忍受与强迫症相关的个人体验，包括焦虑、强迫思维、不确定性和不必要的身体反应。你会意识到，即使在体验强迫性痛苦的同时，你依然可以继续自己的日常生活，并从事有意义的活动。你所害怕的情境和想法其实并没有你想象的那么可怕。如果你应用仪式化行为去控制或减少焦虑，就会影响自己的暴露练习，从而无法让自己学到"我能接受强迫观念和焦虑"的新想法。不仅如此，仪式化行为会让整个情境都变得更糟糕。

选择要阻断的仪式化行为

克服强迫症很重要的一部分就是停止仪式化行为，这说起来很简单，但真的要你在中度强迫性恐惧发作时坚持这么做就不是一件容易的事了。而且，应用仪式化行为看起来可能像是紧急或自发性的反应，我们并不能简单地说上一句"停止仪式化行为"就可以，而是需要在这一步中帮助你创建仪式化

行为的干预清单，这样，当你有强烈冲动去施行仪式化行为时，你能够有所准备加以改变。在第9步，我会教给你很多实施自己反应阻断计划的建议和小技巧。现在，让我们先来回答下面这些问题。

- "我需要完全停止仪式化行为还是只是减少它们？"
- "我如何才能停止精神仪式化行为？"
- "如果我的仪式化行为是自发性的、无法控制的，我该怎么办？"
- "如果在尝试停止仪式化行为的过程中，我感到非常焦虑怎么办？"

在开始准备自己的仪式化干预清单之前，请先回顾一下自己的强迫症分析工作表（见表 2–1）、强迫性仪式化行为（见专栏 2–6）、微仪式化行为（见专栏 2–7）、精神仪式化行为（见专栏 2–8）和寻求保证的仪式化行为（见专栏 2–9）。在进行暴露练习时，你很有可能会有冲动想去实施其中一项或几项仪式化行为（事实上，出现这种冲动是好的，说明你进行暴露练习的方式是对的）。也有可能你的仪式化行为已经融入了日常生活，在没有诱因的情况下你也会实施它们。例如，安·路易丝的仪式化行为是交叉手指，而且这个动作已经完全是自发性的了，所以她一天到晚时不时就会做这个动作，不管有没有强迫问题出现，这已经自然而然地成了某种习惯。挪亚的洗澡仪式也是如此，不管有没有出现污染的强迫观念，他都要花半个小时的时间按照仪式化的流程去洗澡和清洁浴室。

> 哪种仪式化行为对你来说是根深蒂固的，已经成为你每天都要做而不仅仅是在强迫问题出现时才会做的？

我们之前都看过卡洛斯的情境暴露清单和想象暴露清单，他会用许多仪式化行为去应对自己的强迫观念。其中最明显的就是那些"中和"或"抵消"与死亡有关的想法的精神仪式化行为。例如，他会反复重复"生命"这个词，直到与死亡有关的想法从自己脑海中消失。当与孩子有关的强迫念头出现时，卡洛斯就必须想象自己孩子安全的画面，并自言自语重复着"每个人都安然无恙"这句话，直到那些可怕的念头消失。通常，他会一边重复着仪式化行为，一边进行精神仪式化行为：如果在做某个动作的时候强迫观念出现了，卡洛斯就会重复这个动作，直到出现某个"好"的想法抵消了这个"坏"的想法，比如在门口出来进去、穿衣脱衣、开灯关灯、发动汽车再熄火，等等。在卡洛斯进行精神仪式化行为的时候，他常常需要多次重复这些动作。除此之外，卡洛斯还有计数的仪式化行为。为了抵消他对厄运（不吉利的数字 13和 666）的强迫观念，他会数到 4（因为他将 4 视为安全数字），再以 4 或 4的倍数（如 8、12、16 等）去重复某些行为（如开关灯 4 次、咀嚼食物 16 下等），以此来防止厄运落在自己家人的头上。卡洛斯决定将下面这些仪式化行为作为反应阻断计划的十挑重点：

- 重复"生命""好运气""每个人都平安开心"这几个词语；
- 重复穿衣脱衣、开门关门、开灯关灯、启动汽车再熄火等动作；
- 只数到 4 或只数 4 的倍数；
- 以 4 或 4 的倍数重复某些事。

你可以在表 4–14 中列出自己希望干预的仪式化行为。

表 4–14　　　　　　　　　　你的反应阻断目标清单

条目	描述（你希望阻断的）仪式化行为
1	
2	
3	
4	
5	
6	
7	
8	

我能理解，如果要停止那些看起来似乎真实有效甚至是必须的仪式化行

为（如反复检查后视镜以确定没有发生交通事故、向神明祈祷、上完厕所后洗手、反复确认所有电器都关了），一定会让你很担心。但是别害怕，我并不是让你马上终止，等到了第 9 步，我会教你轻松摆脱仪式化行为的方法。现在，我唯一要求你要做的就是为自己创建一个反应阻断目标清单，写下那些你会实施的仪式化行为。请记住，所有的仪式化行为都是强迫症恶性循环的一部分，因此你需要以开放的心态去干预它们。

反应阻断计划示例

接下来，让我们再来看看前面示例中的四个人是如何完成自己的反应阻断计划的。你可以参考他们的例子，但千万别忘了你的反应阻断目标清单中的仪式化行为应该和第 2 步中自己记录的那些与情境和想法有关的仪式化行为相一致。

龙尼：与伤害或灾难担责相关

龙尼采用检查和寻求保证的仪式化行为来减少自己对潜在灾难的焦虑和不确定感。有时他也会通过不停地祷告来平复自己的恐惧。龙尼的反应阻断目标清单详见表 4–15。

表 4–15　　　　　　　　　　龙尼的反应阻断目标清单

条目	对仪式化行为的描述
1	检查家里的电器和门锁
2	检查自己给潜在买家展示过的房子
3	祈祷所恐惧的灾难不要发生
4	给警察局和医院打电话，以确定没有灾难发生
5	给邻居打电话，以确保自家的房子没事
6	向亲属寻求保证，让他们评估某些情境的危险程度

安德烈娅：与污染相关

安德烈娅主要的仪式化行为是对自己和物品的过度清洁和清洗。有时她

129

甚至会要求他人在触摸自己物品之前也应进行清洁或清洗。安德烈娅的反应阻断目标清单详见表4-16。

表4-16　　　　　　　　　　安德烈娅的反应阻断目标清单

条目	对仪式化行为的描述
1	洗手
2	使用消毒洗手液洗手
3	开门或触碰别的东西时，要隔着袖子或别的东西
4	过度清洗身体的某些部位（如生殖器、脸等）
5	每天洗很多次澡
6	每天一到中午就得换一次衣服
7	每次洗衣服都要多洗几遍
8	过度清洁房间里的东西（如枕头、沙发等）
9	会特意要求他人去洗手
10	向医生询问与细菌或疾病有关的事项，或在网上查询相关信息

朱迪：与秩序和平衡相关

朱迪的暴露清单上的条目都会激活她重新书写以达到完美的效果的冲动、把事物安排得"刚刚好"的渴求、通过思考"左""右"这两个词或左右手去触碰物体而达到"平衡"的念头。朱迪的反应阻断目标清单详见表4-17。

表4-17　　　　　　　　　　朱迪的反应阻断目标清单

条目	对仪式化行为的描述
1	"平衡"某个房间里的设置与物品摆放，让其达到左右"平衡"
2	如果听到或想到"左"，就要说出"右"以平衡它；反之亦然
3	如果身体左侧或右侧碰到某物，对应的另一侧也得碰一下以达到平衡
4	如果字母或单词看起来乱糟糟的就要重写
5	按照"刚刚好"的方式排列家里的物品

马拉：与性、暴力和宗教信仰相关

在应对自己的强迫观念时，马拉使用了许多微仪式化行为和精神仪式化行为。比如，她有个"测试"仪式，去看（或想）某位十分迷人的男士（或女士），试图观察自己究竟有什么样的性反应，并以此为指标预测自己的性取向。她也会试图分析自己的闯入性想法的意义，有时还会向他人寻求保证，如"你认为我真的会按照这些想法去做吗"。马拉频繁地在网上搜索杀人犯的信息，并将自己的情况与之比较，以确定自己是不是那类会犯下罪行的人。有时，她也会反复向宗教领袖和亲近的人询问自己是不是"一名好的信徒"，他们是否会认为她是有罪的。与此同时，她还有持续性的忏悔和祈祷的仪式化行为，包括为了任何可能的道德过错或信仰不坚定而向神明道歉。马拉的反应阻断目标清单详见表4–18。

表4–18	马拉的反应阻断目标清单
条目	对仪式化行为的描述
1	询问他人以获得保证
2	试图找出那些想法的意义，以及它们为什么会出现在自己的脑海里
3	祈祷，向神明道歉，或是祈求自己不会做伤害他人的事情
4	将刀具和任何可能作为武器的东西都锁起来
5	在网上检索相关信息
6	与性取向有关的"测试仪式"

你准备好开始第5步了吗

在第4步中，我们涉及了非常广泛的领域，从CBT治疗的组成要点，到列出你计划去干预的强迫观念和仪式化行为。想到治疗时你需要面对恐惧和仪式化行为，可能会让你感觉压力很大。你可能会觉得这个治疗方法听起来简直比疾病本身还要糟糕（这种想法正是让某些强迫症患者拒绝去尝试暴露与反应阻断技术治疗的原因）。然而，这样放弃就太糟糕了，这也是我要引入第 5 步的原因。在第 5 步，我会帮助你仔细分析自己面对改变的复杂情绪。我相信完成第 5 步后，你会更乐观，更愿意相信这种基于研究数据支持的循证治疗方法，也更愿意去付出。不管怎样，别忘了，我们从强迫症那里夺回来的是你自己的人生。

坚定前进的决心

　　埃文的闯入性强迫怀疑是自己可能会不小心泄露公司电脑系统的密码。当然，他根本没有任何证据能证明自己曾经这样做过。事实上，公司领导都认为埃文是公司信息科学部最谨慎小心的员工。尽管如此，这种自我怀疑看起来却那么真实，一想到黑客可能会利用这个机会侵入公司电脑系统获取保密和高敏感的个人信息及公司信息，埃文就无法忍受。为了减少自己的强迫性不适，埃文强迫性地检查自己周边的环境，以确保自己没有写下任何密码，密码不会被任何人盗取。之后，他开始尽可能地避免使用纸笔。他同样会采用精神仪式化行为去应对自己的焦虑，比如试图回忆自己一天里都做了什么，以确定自己并没有将密码告诉任何人。然而，这些回避和仪式化行为却只为他提供了少得可怜的安慰。

　　埃文也很希望能通过寻求帮助来解决自己的问题，他手头已经积攒了一堆转诊信息和关于强迫症治疗的自助书籍。在他的强迫症问题极其严重的时候，他也会查阅信息。但这不仅无法让他看到希望，反而会提醒他自己所做的让公司和同事陷入危险的行为很不道德，有几次他甚至想要辞职。阅读有关暴露与反应阻断技术的材料同样会让埃文感到焦虑和抑郁。尽管在某种程度上，他完全理解自己的强迫观念是无意义的，CBT 治疗能让他变得更好，但他依然很难下决心去尝试，依然认为自己所需要的只是绝对安全的保证

（保证自己没有做过什么错事）。于是，埃文就这样被困在原地，动弹不得。

　　如果你和我接诊过的大部分患者一样，那么你很有可能就像埃文那样对强迫观念、仪式化行为以及推进改变它们的治疗有着复杂的情绪。你想要摆脱强迫症，但你的脑海中依然有个微弱（或强大的）的声音告诉你，那些恐惧和仪式化行为可能都是真的，通过暴露与反应阻断技术去面对自己的恐惧并不是解决问题的最好方法。这种面对改变时产生复杂情绪的现象是很常见的。我们将其称为心理悖论，即同时会有积极和消极两方面的感受。也许你会将检查仪式视为无意义的和过度的，但同时你又认为它们对预防灾难而言是必不可少的；也许你无法忍受带有宗教色彩的严苛的强迫观念对你生活的摧毁，但同时又相信一旦接受治疗自己就会变成无神论者；也许你已经受够了自己的强迫性清洁仪式，但同时又觉得为了避免生病，这些是必要的。

　　心理悖论的存在并非全有或全无，许多时候它只是程度问题。有的人很少出现这种感受，而另一些人则会经常陷入其中无法自拔。我们每个人心理悖论的强度会随着时间的推移而改变。如果你很少出现这种感受，你有可能凭借自己的力量就能走出来。事实上，也许这就是你选择阅读本书的原因。但如果你像埃文一样，感觉自己无法做出选择，那么你的心理悖论的强度可能就比较高了，它会导致你无法继续为改善强迫症问题做出努力，只能在持续的消极影响中陷入恶性循环。

　　大多数自助类书籍都会假定读者很少或甚至完全没有心理悖论，他们会积极地尝试任何可能改善自己生活状态的方法。我不能做那样的假设，因为我知道有很多人就像埃文一样，在读到书中的治疗项目的细节时会认为这并不值得付出努力。我不希望你失去让自己人生发生重大转变的机会，因此这一步骤的目的旨在帮助你审视你对该计划的心理悖论，避免在开始之前就陷入僵局。

　　埃文完成了这个步骤中的重要任务，因此他的人生故事有了一个非常圆满的结局。凑巧的是，他参加了我在当地图书馆组织的与强迫症有关的讲座，于是决定来我的诊所治疗。几次治疗之后，我们发现他在克服强迫症的欲望和暴露治疗上犹豫不决。我从来没有催着他去直面自己的恐惧或停止仪式化行为。我们只是分析强迫症的利与弊，以及努力加以改变的利与弊。最后，埃文得出的结论是，尝试CBT能让他获得很多东西，尽管这意味着他要刻意去激活自己的强迫观念并予以克服。最终，他取得了极大的成功，并为自己曾经做出的选择感动不已。

为改变强迫症你准备好了吗

"准备好了。我正在读这本书，不是吗？"如果你的答案这么简单，说明你可能并没有受到心理悖论的困扰，那么你可以考虑跳过本步骤，直接进行第6步。但如果你的答案模棱两可，那我们就得看看到底是什么在困扰着你。对埃文而言，其实是他自己能否改变的不确定性让他左右为难，直到他找到了更多的理由支持自己去挑战。

> 当你询问自己是否准备好接受改变的时候，你发自内心的答案真的是模棱两可的吗？

埃文来找我就诊的时候，我让他做的第一件事就是把挑战强迫症的感受写下来（详见表5-1），主要是让他列出他挑战强迫症的理由和他不想这样做的理由。

表5-1　　　　　　　　　　埃文对挑战强迫症的感受

挑战强迫症的理由	不挑战强迫症的理由
1. 我不想让我有强迫症这件事影响到我的孩子	1. 我无法忍受暴露与反应阻断技术带给我的焦虑
2. 我想找回对生活的掌控感	2. 无法确定自己是否泄露了密码让我感到太难受了

续前表

挑战强迫症的理由	不挑战强迫症的理由
3. 仪式化行为占据了我越来越多的时间，已阻碍到了我本来应该做的事情	3. 反正我能够适应现在的状态
4. 我想重新做回我自己	4. 我的问题并没有伤害到其他人
5. 我花了太多时间去担心那些没有任何意义的事	5. 我不想向那些说我疯了或说我需要求助的人屈服
6. 如果我没有强迫症，我在人际交往上会更得心应手	6. 我没有时间去治疗
7. 强迫症让我感觉自己很差劲	
8. 我的闯入性想法和仪式化行为妨碍我做很多事，让我无法享受自己的生活	

　　埃文挑战强迫症的感受说明了许多问题。一方面，他感觉自己应对得还不错，他的症状没有伤害其他任何人，而进行治疗可能会让事情变得很可怕；另一方面，他的症状带来了许多焦虑情绪，降低了他的自信心，并影响到他生活的多个方面。当我指出治疗他的强迫症与否他都有很好的理由时，埃文有些怀疑地看着我。在他看来，我肯定会利用这个练习去说服他参加治疗，所以当我建议一起聊聊不去改变的理由时，他反而有点惊讶。当然，我愿意帮助埃文去改变，因为强迫症一直在给他制造痛苦。根据以往的相关经验，

我从临床经验中得到的重要真理之一就是只有当你想改变的理由超越了不想改变的理由时，你才能真的开始处理自己的强迫症问题。没错，事情就是这么简单。

我清楚如果不想改变的理由在埃文心里有更大的阴影，那就说明他还没准备好。这时如果硬要他做治疗，很有可能会以失败告终。这对你来说亦是如此。所以，接下来花点时间认真讨论一下改变强迫症的利弊还是非常重要的。

为了改变而准备

　　专栏 5-1 是改变的准备程度问卷，其中的条目描述了我们想到强迫症时可能会出现的感受。请在每个条目后面圈出最符合你感受程度的选项。做选

择时，记得要基于你此时此刻的感受，而不是你过去的或你希望自己未来会有的感受。尽量用笔来完成这个评估而不是只在脑子里想一想，这样才会对你有更大的帮助。

专栏 5-1　　　　改变的准备程度问卷

针对每个条目的陈述，圈出你赞同或不赞同的程度。

1= 极不赞同（SD）　　2= 不赞同（D）　　3= 不确定（U）　　4= 赞同（A）　　5= 极其赞同（SA）

条目	SD	D	U	A	SA
1. 我个人没觉得自己有需要改变的强迫症问题	1	2	3	4	5
2. 我没有这类问题，所以采用本书里的治疗方法对我来说没有意义	1	2	3	4	5
3. 我确实有强迫症，我真的觉得自己应该改变	1	2	3	4	5
4. 我希望本书里的方法能帮助我更好地了解自己和自己的强迫症	1	2	3	4	5
5. 我已经准备好去做些什么以改变强迫症了	1	2	3	4	5
6. 大家都只是随便地谈谈，而我真的在努力改变	1	2	3	4	5
7. 我在应对强迫症上已经取得了一点成果，但我担心自己有可能会退步，无法巩固住成果，因此我希望本书能助我一臂之力	1	2	3	4	5
8. 在应对强迫症上我做得比以前好多了，但有时我依然在苦苦挣扎	1	2	3	4	5

资料来源：Adapted from McConaughy, E, Prochaska, J., & Velicer, W. (1983). "Stages of Change in Psychotherapy: Measurement and Sample Profiles." *Psychotherapy: Theory, Research, and Practice*, 20, 368-375. Copyright © 1983 the American Psychological Association. Adapted by permission.

现在，让我们来做些简单的运算：

- 将条目 1 和 2 的得分加起来是_____，这是你的意向前期得分；

- 将条目 3 和 4 的得分加起来是 _____，这是你的意向期得分；
- 将条目 5 和 6 的得分加起来是 _____，这是你的行动期得分；
- 将条目 7 和 8 的得分加起来是 _____，这是你的维持期得分。

你哪个阶段的得分最高呢？如果意向前期得分最高，这就说明此时此刻你并不认为强迫症是个严重问题，你不需要投入时间和精力去改变。你也许会花些时间完成本步骤中的练习来改变这种看法，也许不会。如果意向期得分最高，那说明你虽然受到了强迫症的困扰，却没有做好准备去改变。如果是这样，本步骤的内容对你来说可谓至关重要，请务必认真学习。如果行动期得分最高，则说明你可能已经开始改变了，只是还需要有人帮你一把。木步骤中的练习可以提升你的动机和决心，让你坚定地走下去。如果维持期得分最高，说明你在改善强迫症上已经取得了非常明显的进步，但你需要一些指导来巩固这些成果。如果是这样，那么你可以考虑跳过这一步，直接去读第 6 步。

改变的利与弊是什么

如果你确定自己需要阅读本步骤，那么表 5–2 可以帮助你开始探索自己对 CBT 治疗的感受。表 5–2 包括两列。左列是你要挑战强迫症的理由，右列是你不想挑战强迫症的理由。如果你不知道该怎么写，你可以参考表 5–1 "埃文对挑战强迫症的感受"。

表 5–2 中哪一列你写得更多呢？如果是左列，则说明你有治疗强迫症的愿望；如果是右列，则说明你可能对治疗信心不足。事实上，除非找到更多自己需要改变的理由，否则即便学习了书中的技巧对你也不会有太大的帮助。

在你列出的支持改变和不支持改变的清单中，哪一列更长？

因为你不想去挑战强迫症的理由往往在后续的治疗过程中同样会成为你不去尽力或不按要求去完成挑战任务的理由。也许之后的练习会对你有所帮助。

挑战强迫症的理由	不挑战强迫症的理由
1.	1.
2.	2.
3.	3.
4.	4.
5.	5.
6.	6.
7.	7.
8.	8.

表 5–2　　　　　　　　　我对挑战强迫症的感受

强迫症让你付出了怎样的代价

如果你不想挑战强迫症的理由占了上风，这也许是因为你的强迫观念和仪式化行为并没有给你的生活带来太大的影响。

阿伦在一家制药公司工作，而且是自己一个人住。因工作需要他经常出差，时间上也比较灵活，大都自己安排日程。他也就有条件针对自己的某些"厄运"数字（如 666、13 或 7 的倍数）的强迫性恐惧来调整自己的生活。再加上阿伦又没有太多的社交生活，因此这些症状并没有给他的工作造成太大的影响。出差时，如果他的房间被安排到了酒店的 7 楼，他完全可以选择换个房间。他同样可以为了其他的回避策略和仪式化行为去调整自己的日常作息。强迫症并没有让阿伦付出太大的代价，因此他主动求助的意愿也不大。

强迫症给你的生活造成的影响大不大？

你认为强迫症对你影响不大的另一个原因可能是，你生活中那些重要的人对你的强迫观念和仪式化行为选择了忍耐。你身边是否有人（比如家庭成员或亲朋好友）：（1）选择回避那些可能激活你强迫观念的情境；（2）帮你完成仪式化行为；（3）替你去完成或允许你多花些时间在这些事上；（4）能够持续地给你反馈和保证。如果有人在帮你回避和实施仪式化行为，那么可能会减轻强迫症对你的影响，而你也可能因此而没有认识到这个问题的严重性。埃丝特的故事就是一个很典型的例子，让我们看看当家庭成员努力去适应强迫症患者的症状时会发生什么。

埃丝特今年35岁，目前没有工作。她和父母一同生活。她有与污染相关的强迫性恐惧，所以她要求父母每次回家时都要按照复杂的步骤进行清洗，以免将细菌带进房间。埃丝特拒绝触碰信件、快递物品和脏衣服，除非有人把它们擦干净或洗干净。她还拒绝进入洗衣房，并要求母亲以特定的、过度的仪式化方式来清洗全家人的衣物（比如将某些衣服单独洗或是洗好几次），同时自己要进行监督。除非经过了埃丝特指导下的去污染仪式，否则房子里某些特定的位置是不允许任何家庭成员接近的。在父母的一再要求下，埃丝特决定来见我。她当时认为，强迫症其实并不是什么严重的问题。从某个角度来说她是对的，因为她的强迫症已经成了她父母的问题。当父母屈从于埃丝特的需求时，实际上是在忍受她的强迫症问题带来的后果。因此，埃丝特从来没有真正认识到自己的问题有多糟糕。

> 如果强迫症对你而言是个微不足道的小问题，那么对于那些一直努力帮你应对的人来说，它会不会是个大问题？

下面是我评估和治疗过的强迫症患者的真实体验，能够引发情绪、人际关系、经济状况等诸多问题。请认真考虑每一项，并根据自己的情况进行勾选。

1. 情绪后果：

☐ 焦虑或抑郁；

☐ 愧疚、羞耻或尴尬；

☐ 不满足感；

☐ 不安全感；

☐ 孤独；

☐ 无价值感；

☐ 愤怒和易被激惹；

☐ 担心自己的孩子也会患上强迫症；

☐ 其他情绪后果，如 _____。

2. 人际关系后果：

☐ 与家人争吵或让家庭关系紧张；

☐ 害怕自己被讽刺、羞辱、奚落、嘲笑或拒绝；

☐ 约会和亲密关系存在困难；

☐ 害怕自己的生活中会失去某些人；

☐ 失业或工作中出问题；

☐ 很难交到朋友；

☐ 无法享受社交或闲暇时光；

☐ 不得不为这个问题带来的麻烦找借口或说谎；

☐ 在学校出问题；

☐ 借助酒精或药物进行应对；

☐ 其他人际关系后果，如 _____。

3. 经济后果：

☐ 治疗支出（心理治疗和药物治疗）；

☐ 肥皂、浴液、厕纸、汽油和水等物品的开销；

☐ 由于无法上班被扣工资；

☐ 其他经济后果，如 _____。

4. 现实后果：

☐ 入睡困难；

☐ 性功能出现问题；

☐ 在使用洗手间、洗澡和完成其他自我照料行为时遇到困难；

☐ 出现无法开车或其他影响旅行的问题；

☐ 经常性迟到；

☐ 危害到健康（如因洗手太勤导致皮肤干燥、爆皮）；

☐ 对信仰的影响；

☐ 回避自己喜欢的活动（如参加宴会、外出吃饭等）；

☐ 回避特定的人和地点；

☐ 回避自己家里的特定房间和物体；

☐ 回避日常有规律的活动（比如开车、握手、开门、读书、看电视和电影等）；

☐ 其他现实的后果，如＿＿＿＿＿＿＿＿＿＿＿＿＿＿＿＿＿＿＿。

记住自己所勾选的内容，然后回答专栏 5-2 里的问题，思考强迫症能给你带来怎样的负性影响。当然，如果你能把答案写下来，会比口头回答更有效。

专栏 5-2　　　　　　强迫症带来的负性影响

强迫症给你带来的最大的困扰和影响是什么？

要回答这个问题，可以先在横线上记录强迫症对你困扰最大的五件事。可以是你之前勾选的事项，也可以是你刚刚想起来的事情。

1.＿＿＿＿＿＿＿＿＿＿＿＿＿＿＿＿＿＿＿＿＿

2.＿＿＿＿＿＿＿＿＿＿＿＿＿＿＿＿＿＿＿＿＿

3.＿＿＿＿＿＿＿＿＿＿＿＿＿＿＿＿＿＿＿＿＿

4.＿＿＿＿＿＿＿＿＿＿＿＿＿＿＿＿＿＿＿＿＿

5.＿＿＿＿＿＿＿＿＿＿＿＿＿＿＿＿＿＿＿＿＿

这些困扰你的问题是如何影响你生活的各个方面的？

首先，它们是如何干扰你的社交生活的？

- 它们是怎样妨碍你交友和亲密关系的？
- 它们是如何限制你与其他人交往的？

用你自己的语言来描述一下，强迫症是如何影响你这方面的生活的？

1._____

2._____

其次，它们是如何影响你的家庭生活的？

- 强迫症是怎样让你与家人的关系紧张、不愉快甚至引发吵架的？
- 强迫症是如何影响你全心全意地投入自己的家庭角色中的（如伴侣、父母、祖父母、儿子、女儿或兄弟姐妹的角色）？
- 强迫症是如何影响你的家庭活动的？
- 你的家庭成员对此的感受如何？

1._____

2._____

3._____

4._____

再次，你在工作单位或上学期间的表现如何？

- 你能顺利完成工作吗？
- 如果不能，强迫症对你造成了怎样的影响？
- 如果你能完成工作，强迫症有没有阻碍你施展才华和能力去做到最好？
- 如果你是一名学生，你的学业成绩是否受到了强迫症的影响？

1._____

2._____

3._____

4._____

最后，同样重要的一点是，强迫症是怎样影响你的经济状况的？

- 强迫性的恐惧和仪式化行为是否曾经导致你失业或无法
  升职？
- 你是否会因为开车四处检查或往返多次而导致自己油费
  增加？
- 你是否会经常购买肥皂、消毒液、厕纸或其他清洁用品？
- 强迫症是否已经从经济上给你带来了负担？

1._____

2._____

3._____

4._____

现在，请你认真思考一下强迫症所带来的负性影响。然后再问一下自己是否真的不想改变，在强迫思维、恐惧和实施强迫行为的冲动再度袭来时，你难道不想掌握更有效的应对策略吗？如果你再也不用担心那些负性的结果，岂不是更好吗？让我们一起继续思考这些问题。

挑战和克服强迫症有什么好处

现在让我们看看事情的另一面：挑战强迫症并做出改变能带来哪些好处呢？请思考专栏 5-3 中所陈述的问题。如果你努力参与到治疗之中，你就有机会改善自己与他人的关系，提高自己的效率，一步一步地实现自己的个人目标。你可能会更自信、更自尊，对生活的满意度也会大大提升。

专栏 5–3　　　　　　　　　**挑战强迫症的好处**

挑战强迫症对你来说有什么好处呢?

- 如果你不再被强迫思维、回避或仪式化行为及其他相关的情绪问题所困扰,你的生活会有哪些不同?

- 如果恐惧和焦虑不再是你前进路上的绊脚石,你会做些什么?

- 如果你把浪费在重复性的仪式化行为上的时间节省下来,你能做些什么事?

思考这些问题,将你的答案写在下面的横线上:

1._____

2._____

3._____

请你思考一下,你的强迫症是如何影响你生命中那些重要的人的。

- 他们会消极地对待你吗?

- 他们会生气或批评你吗?

- 如果你自己决定去克服强迫症,他们会怎么想?

- 如果你能克服自己的强迫症,他们是否会不再对你指手画脚了呢?

- 如果能让他们看到你比他们所预料的更强大,是不是会很好?

在临床工作中,我发现当患者意识到改善强迫症会赢得别人的尊重时,他们往往会有更强烈的愿望去改变。想一想,如果你能摆脱强迫症,你身边的人会怎样看待你,他们对待你的方式会发生哪些改善,请将具体内容写在下面的横线上:

_____

_____

_____

之前，我们已经分析了驻足不前的劣势和努力改变的优势。也许你已经发现，如果努力去改变，你自己会在各个方面有所好转。但对强迫症患者来说，CBT治疗尤其是暴露与反应阻断技术有不小的挑战。要让自己去应对所有的焦虑值得吗？接下来，我们一起来探讨你对这些治疗策略会有怎样的感受。

治疗的利与弊

就像我说过的，克服强迫症是一项挑战。我们可以把它想象成一片泥沼，里面聚集着你的强迫思维、焦虑、实施仪式化行为的冲动以及诱发所有这些的情境，而所有这些都是你需要在暴露治疗中去面对的。暴露与反应阻断治疗需要你自愿进入那片泥沼，放弃抵抗，不要采用强迫性的仪式化行为。但我们并不想让你深陷泥沼，而是想让你实现目标。想象一下，如果你渴望的生活就在泥沼的另一侧，而你必须选择是放弃寻求改变，还是尝试稳步穿越泥沼。进入泥沼意味着你会变得脏兮兮的，浑身泥水，充满臭味，但别忘了，这样做是为了实现自己的目标。如果你选择逃避，那么也就意味着你放弃了让自己的生活变得更好的机会。

与暴力有关的强迫观念总会在罗伯特的脑海里随机跳出来，而他的仪式化行为之一就是在这个时候重复自己刚刚做的事，直到那个强迫思维从他的脑海里消失为止。反复开门关门、穿鞋脱鞋、工作时处理杂事，所有这些都是因为受到他的强迫症影响。罗伯特分析了自己接受CBT治疗的利与弊（见表5-3）。他极其渴望改变，但他也知道要直面自己的恐惧是一个巨大的挑战。当罗伯特开始将接受CBT治疗的利与弊按短期和长期进行分组时，他发现了一件非常有趣的事。你能从表5-3中看出有什么特点吗？

表 5-3　　　　　　　　　　　　罗伯特的 CBT 治疗利弊分析表

	CBT 治疗的益处	CBT 治疗的坏处
短期		• 会产生很多不必要的想法 • 我会感到很害怕，很有可能紧张和难以忍受 • 会占用很多时间 • 由于恐惧，我会失眠
长期	• 我会学习到强迫思维和焦虑情绪并不需要我对抗 • 我将学习到如何对抗重复性仪式化行为的冲动 • 我的孩子和同事不用再看到我做出那些怪异的举动 • 我的家人会变得更开心	

其实很明显是不是？ CBT 治疗给罗伯特带来的负性影响都是短期的，而好处都是长期的。这恰恰说明了为什么你在决定进入泥沼时会犹豫不决。你可能会过多地关注治疗在当下给你自己带来的不适感，而忽略了直面自己的恐惧和抗拒仪式化行为所带来的长期的益处。心理学家理查德·亨伯格（Richard Heimberg）说过："投资当下的焦虑，换取未来的平静。"这句话恰如其分地说明了选择 CBT 治疗时你需要考虑的关键问题。按本书的要求去学习和治疗，你可能会付出更大的努力去面对自己的焦虑和阻抗行为，但这样做是值得的。从长远看，走进泥沼把自己弄脏很可能会给你带来巨大回报，你最终会享受到战胜强迫症的好处的。

为你自己设定目标

"假如不瞄准目标，必定次次脱靶。"这句简单而深具启发性的谚语恰恰说明了 CBT 治疗中设定目标的重要性。在采用 CBT 治疗强迫症的过程中，你需要一个靶点，即一个目标，这可以帮助你评估自己的成果。接下来，我们会为你的自我治疗设定目标。

如何用 SMART 原则设定你的目标

设定目标时需要想清楚：（1）你想要达成的重要改变是什么；（2）你期待在什么时候完成改变。但在现实生活中，我们为自己设定的目标并不都是有效和积极的。事实上，有些时候我们选择的目标反而阻碍我们改变。由此，我推荐你使用 SMART 原则来设定"明智的"目标，从而能够在治疗过程中让自己更积极。你的目标应该符合以下原则：

- S= 明确的（specific）；
- M= 可衡量的（measurable）；
- A= 可达成的（achicvablc）；
- R= 相关性高的（relevant）；
- T= 有时限的（time-bound）。

明确的

设定目标时，应该尽可能地增加细节，尽量明确。准确地描述你想要达成的目标。这会帮助你集中注意力并明确你的努力方向。例如，如果你身材走样，却把目设定为"恢复好身材"，这就太笼统了。更明确也更有效的目标应该是"这周完成三次散步，每次 1.5 千米"或"每天吃三份蔬菜"，达成这些目标可以帮助你恢复好身材。同样，在直面强迫症时，只是简单地说"我的目标就是摆脱强迫症"或"我想从生活中获得更多"显然是远远不够的。

下面的"强迫症患者明确的治疗目标示例"所列的目标都是与个人经历密切相关的。我们通常认为，能够凭借自己的力量实现的目标可称为操作性目标。与之对应的则是需要基于他人的认同和判断才能实现的结果性目标，比如获得更多的约会（取决于别人是否同意）和赢得比赛（取决于裁判员或其他对手）。设定目标时，最好选择那些凭借自己的努力就能实现的事项。

你的目标是基于自己的努力，还是基于他人的回应？

强迫症患者明确的治疗目标示例

- 减少 50% 的洗手时间（患者有与污染相关的仪式化行为）。
- 离家时不再检查电器或门锁（患者有检查性的仪式化行为）。
- 去忏悔但不反复忏悔（患者顾虑过度）。
- 可以在衣服和书随便放置的情况下离开房间（患者有与秩序性相关的强迫观念和仪式化行为）。
- 开车时不再反复绕圈检查是否撞伤他人（患者有检查性的仪式化行为）。
- 和婴儿单独待在家里（患者有与暴力相关的强迫性观念）。
- 在健身房使用更衣室（患者有与性取向相关的强迫性观念）。
- 一周内每天完成两个暴露练习（强迫症患者）。

可衡量的

治疗目标同样要具有可衡量性，这样你才能评估自己是否成功了。所以，尽量选择你能持续观察的客观性指标。上面"强迫症患者明确的治疗目标示例"中的例子恰好也说明了这一点。例如，"减少 50% 的洗手时间"这个目标提供了一个特定的评估指标，即实施仪式化行为的时间。而"我想要控制自己的仪式化行为"这一目标的可评估性就非常差了，什么情况才能证明你"控制"住了呢？在第 2 步，你完成的专栏 2–10 "目标症状评估量表"则为评估强迫性恐惧、回避和仪式化行为提供了具体准确的依据。所以，根据那个评估量表中的问题（如"仪式化行为所占用的时间"）来设定自己的目标会是个不错的选择。

你设定的目标中是否有便于评估的具体数字？

可达成的

你设定的目标应该能让你保持关注以致力于你的治疗方案；但与此同时，它们也应该是现实可行的。如果你设定的目标是循序渐进的、付出一定的努力就能达到，那么你会感觉自己能够实现它们并会积极投入；反之，如果把目标设定得太大，那么恐怕你很难坚持下来。比如，"我永远不再做任何强迫性仪式化行为"这个目标就很难实现，尤其对于那些刚开始尝试改变的患者而言。当你最终意识到这个目标的难度时，你的情绪必然会非常低落，甚至可能失去动力。比较而言，"在本周末，我要努力把仪式化行为降到原来的 50%"这个目标听起来似乎更合理，也更明确。总之，一口吃不了个胖子！

另一方面，你也不要把目标设得过低。一开始设定一个刚刚超出你的舒适区的目标，当完成这个目标的时候，你就有动力去完成下一个。例如，许多强迫症患者的目标是：第一周减少 50% 的仪式化行为，第二周再减少 50% 的仪式化行为，以此类推。最终的结果是仪式化行为显著下降，但在实现的过程中，我们并非一蹴而就，而是将其分解成许多小的、可实现的目标（步骤）。想想看：如果现在你跑 1.5 千米需要 15 分钟，而你的最终目标是将其缩短为 7 分钟，你恐怕不能指望自己跑一次就能达到这个目标（也不现实）。你一开始先设定用 14 分钟跑完，然后 13 分钟、12 分钟，直到 7 分钟。试着将这种策略也应用到强迫症的治疗中来。当你选择可实现的目标时，你会想方法来实现它。这种不断尝试、不断成功的经历，会让你对治疗保持积极的态度。随着时间的推移，每次小的进步叠加起来，就会成为令人吃惊的巨大成果。

相关性高的

如果你和目标之间没有情感上的联结，那么就很难保持实现它的动力。换句话说，目标应确实对你有意义，和你息息相关。如果你要挑战强迫症，那么

达成这个目标会给你带来意义重大的收获吗？

目标显然应该和解决这个问题后的成功联系在一起。当然，这并不排除那些因为强迫症缓解而得到改善的目标，如人际关系（我这周会和家人共同完成至少三项活动）、工作和学业（我这学期会按时交付所有作业）等。可见，尝试选择那些对你而言非常重要的目标会提升你坚持下去的信心。那么，如何确定目标的相关性呢？可以问问自己，达成这个目标是否会影响：（1）你彻底战胜强迫；（2）你身边的人；（3）你的生活质量。

有时限的

最后，你的目标应该要有时间起始和结束日期范围，如"一天""一周"或"三个月"。给自己的目标设定完成时间，将其排为优先项目，从而提高你的积极性和动力。没有准确时间范围的目标通常很难实现，因为你会觉得自己可以晚点再做。和上面其他的要点一样，你的时间范围应该是可行的，最好是短期的。设定短期的目标可以帮助你积极地穿越泥沼。而长期（超过一周的）目标则很难像短期目标那样给你紧张感和动力。下面是一些短期目标的示例：

- "明天晚上我会出去吃饭，在这个过程中我不会给保姆打电话确认孩子的情况。"
- "这周我会做到扔垃圾后不洗衣服。"
- "这周我每天都会做两个暴露练习。"
- "我每隔一天就会重温一下本书的第 5 步内容。"
- "这周末的婚礼结束后，我会逐一和每个人握手，而且在吃饭前不去洗手。"

选择你的目标

请在 SMART 原则的指导下，花点时间想一想以下的治疗目标：

- 你为什么会选择读这本书？
- 你是希望自己做什么事能变得更轻松吗？

- 你希望减少什么行为？
- 通过挑战强迫症，你希望有什么收获？
- 你打算从哪里开始？
- 你准备在哪里结束？

　　的确，把目标写下来能极大地增加你实现它们的概率，因为只是想一想要实现的目标是不够的。你可以使用专栏 5–4，它可以帮助你更好地设定自己的目标。我建议你将专栏 5–4 复印下来或照着这个样子打印出来，便于你每次有新的目标时可以多次使用。同样，只设定目标是远远不够的，你还需要定期回顾它，每周一次很好，每天一次更好！这样做的目的是监督并调整你的进度。将自己写好的目标贴在容易看到的地方（冰箱上、镜子上、书桌上）。如果你身边有人在帮你治疗，你也可将你的目标贴在他们能看到的地方，这样他们就能帮你调整进度并督促你、鼓励你。与他人分享自己目标的完成情况会极大地提升你的动力。

专栏 5–4　　　　　　　　　　**我挑战强迫症的目标**

　　在治疗中，我的个人目标是：

1. _____

2. _____

3. _____

4. _____

5. _____

　　想一想，是什么让我选择这些作为挑战强迫症的目标。为什么它们对我如此重要？在画线处写下你的答案。

　　这个目标对于我挑战强迫症是非常重要的，因为：

1. _____

2. _____

3.＿＿＿＿＿＿＿＿＿＿＿＿＿＿＿＿＿＿＿＿＿＿＿＿＿

4.＿＿＿＿＿＿＿＿＿＿＿＿＿＿＿＿＿＿＿＿＿＿＿＿＿

5.＿＿＿＿＿＿＿＿＿＿＿＿＿＿＿＿＿＿＿＿＿＿＿＿＿

如果我努力挑战强迫症，我的生活很有可能会发生以下改变：

1.＿＿＿＿＿＿＿＿＿＿＿＿＿＿＿＿＿＿＿＿＿＿＿＿＿

2.＿＿＿＿＿＿＿＿＿＿＿＿＿＿＿＿＿＿＿＿＿＿＿＿＿

3.＿＿＿＿＿＿＿＿＿＿＿＿＿＿＿＿＿＿＿＿＿＿＿＿＿

4.＿＿＿＿＿＿＿＿＿＿＿＿＿＿＿＿＿＿＿＿＿＿＿＿＿

5.＿＿＿＿＿＿＿＿＿＿＿＿＿＿＿＿＿＿＿＿＿＿＿＿＿

如果我不是很努力地挑战强迫症，可能会发生下面这些负性事件：

1.＿＿＿＿＿＿＿＿＿＿＿＿＿＿＿＿＿＿＿＿＿＿＿＿＿

2.＿＿＿＿＿＿＿＿＿＿＿＿＿＿＿＿＿＿＿＿＿＿＿＿＿

3.＿＿＿＿＿＿＿＿＿＿＿＿＿＿＿＿＿＿＿＿＿＿＿＿＿

4.＿＿＿＿＿＿＿＿＿＿＿＿＿＿＿＿＿＿＿＿＿＿＿＿＿

5.＿＿＿＿＿＿＿＿＿＿＿＿＿＿＿＿＿＿＿＿＿＿＿＿＿

当我达成每一个目标时，我会奖励自己：

1.＿＿＿＿＿＿＿＿＿＿＿＿＿＿＿＿＿＿＿＿＿＿＿＿＿

2.＿＿＿＿＿＿＿＿＿＿＿＿＿＿＿＿＿＿＿＿＿＿＿＿＿

3.＿＿＿＿＿＿＿＿＿＿＿＿＿＿＿＿＿＿＿＿＿＿＿＿＿

4.＿＿＿＿＿＿＿＿＿＿＿＿＿＿＿＿＿＿＿＿＿＿＿＿＿

5.＿＿＿＿＿＿＿＿＿＿＿＿＿＿＿＿＿＿＿＿＿＿＿＿＿

专栏 5–5 是患有与检查相关的强迫症患者坎迪丝给自己设定的挑战目标。

专栏 5-5   **坎迪丝挑战强迫症的目标**

在治疗中，我的个人目标是：

1. 本周给妈妈打电话的次数降到每天一次；

2. 停止浏览强迫症讨论网站，停止搜索是否有人与我有同样经历的信息；

3. 这周每天至少花一小时去挑战强迫症；

4. 在三个月内，将症状评分表里的分数降低 50%。

5. _____

想一想，是什么让我选择这些作为挑战强迫症的目标。为什么它们对我如此重要？在画线处写下你的答案。

这个目标对于我挑战强迫症是非常重要的，因为：

1. 强迫症正在影响我和妈妈的关系；

2. 我想让家人们看到我比他们想象的更坚强；

3. 我不想让妈妈因为我没完没了地给她打电话而感到不满；

4. 强迫症对我来说就像我背负着千斤重担。

5. _____

如果我努力挑战强迫症，我的生活很有可能会发生以下改变：

1. 我约会时更自信；

2. 我的自我感觉会更好，别人会觉得我更有吸引力；

3. 和家人（妈妈）的关系会变得更好；

4. 我不用再依赖检查和寻求保证；

5. 我不会再迟到或被某些无意义的情境困住。

如果我不是很努力地挑战强迫症，可能会发生下面这些负性事件：

1. 我会继续在反复检查性的强迫性行为里挣扎；

2. 我会继续没完没了地担心发生灾难，比如妈妈在车祸中死去；

3. 我将永远无法感到安心和放松；

---

4. 如果我连自己都不喜欢，别人又怎么可能会爱我呢。

5. _____

当我达成每一个目标时，我会奖励自己：

1. 每次完成暴露练习后，我要洗一个舒服的泡泡浴；

2. 完成一周的每日练习后，我会去做按摩；

3. 等我的分数降低后，我要买一台心仪已久的电脑奖励一下自己。

4. _____

5. _____

自我奖励

　　请小心，不要陷入用愧疚感、自我怀疑或羞耻感去督促自己参与治疗的陷阱。对那些还没能克服的问题，不要苛求和批评自己。换位想象一下，如果你希望别人能积极参与这项治疗，你会怎么做？如果按照你现在的做法，他们能坚持下来吗？该方法真的有效吗？

> 试想，当有人试图利用愧疚感让你做事的时候，你的感受是什么样的？

　　我的建议是，与其聚焦于那些你还没有达成的目标，不如每次在达成目标时给自己一些奖励。拍拍自己的肩膀，给自己一些鼓励和支持，不仅会让你自己感觉好很多，而且会激励你继续挑战下一个目标。在不断设立新的目标继续前进的过程中，即使最小的奖励也能起到神奇的效果。考虑一下你会给自己什么样的奖励。选择那些对你有意义的、能给你带来愉悦感的奖励（参考一下坎迪丝和下面的"日常生活中的奖励选择"）。就短期的小目标而言，可以给自己一些小奖励；就长远的大目标而言，则可以给自己更大的奖励。如果你愿意，也可以让其他人参与进来为自己庆祝一番，并以此为自己加油。最后，你还要对自己诚实一点。如果你在评分上糊弄自己，或是提前预支下一次的奖励，从长远来看都会挫伤你的积极性。请记住，你的目标是成功穿过强迫症的泥沼，而不是如何能拿到奖励，要自律点哦！

如果你想要了解都有哪些奖励可选择，"日常生活中的奖励选择"中列出了一些我的患者曾经用过的方法，供你参考。

日常生活中的奖励选择

- 出门度假或周末休假；

- 看一场电影；

- 做个 SPA 或按摩；

- 来趟豪华驾车之旅；

- 看自己最喜欢的电视节目；

- 买点与兴趣爱好有关的东西；

- 这周雇人来打扫庭院或房间；

- 每达成一个小目标就存 1 美元，存够 50 美元就去大吃一顿；

- 给自己买几张购物卡；

- 订一份自己一直想看的杂志；

- 去高档餐厅吃顿好的；

- 找点时间独处。

随着治疗过程的推进，你会发现自己参与 CBT 治疗的动力也会发生一定的变化。在这个过程中，不断回顾自己的目标会有助于你保持动力。值得高兴的是，只要你不断学习并加强练习，就会发现接下来的第 6 步至第 10 步中的 CBT 技术变得越来越容易。万事开头难，而且未来肯定会时不时冒出一些障碍和拦路石，但别忘了，你帮助自己取得的成功则是你继续走下去的最好动力。

孤军奋战不如找个治疗伙伴

厄尔因有与秩序、对称和精确性相关的强迫症状而曾经接受过专业的治疗和帮助。当他在门诊接受治疗师指导的 CBT 暴露练习时，他做得很不错。但等到要他自己进行暴露练习时，他就不敢完全投入了，因为那会激活他的焦虑。在完成反应阻断计划时，他做得也马马虎虎。于是，厄尔并没能像自己期待的那样取得满意的进步。

为了改变这种情况，厄尔请和他住在一起的父亲汉克充当自己的治疗伙伴。汉克一直认为，只要厄尔足够努力，就一定能克服强迫症。汉克很尊重厄尔，对他很有信心，从来不会批评或讽刺他。同时，汉克也会把自己的建议一五一十地对厄尔讲。如果厄尔在仪式化行为上出现了问题，汉克会鼓励他，比如"我知道这对你来说真的很难，但如果你能得到一些帮助，我打赌你一定能克服这个问题"。综上所述，汉克可以说是一位非常棒的治疗伙伴。每当厄尔需要帮助时，汉克就会出现在他的身边，但从来不去打扰他，不会胡乱插手厄尔的事，也不会催促他去完成 CBT 练习。在汉克的帮助下，厄尔很快就得到了自己渴求的治疗效果。

即使你还没准备好使用本书里的治疗策略，有一位善于鼓励他人的亲友（即治疗伙伴）也是非常有帮助的。治疗伙伴可以帮助你改进自己的治疗方案和目标，在你治疗遇到困难时为你提供帮助和鼓励，在你取得成功时为你提供有效的奖赏。一个充满支持和鼓励的关系可以帮助暴露与反应阻断技术的练习变得更加容易。接下来，我会帮助你判断和选择最适合的治疗伙伴，我们还可以一起为你的治疗伙伴制定一些"做"与"不做"的基本规则。如果你决定选择一位治疗伙伴，记得鼓励他阅读本书，让他也增加一些对强迫症及其治疗方法的了解。

谁最适合做你的治疗伙伴

你的亲友很可能对你的强迫问题和仪式化行为有着与你不同的反应。当你向他们寻求帮助时，有些人可能采取体贴、支持和积极乐观的态度；也有些人则可能会持有批评甚至敌对的态度。你应该选择一位热情、体贴和敏感的人来做自己的治疗伙伴，他还要有去挑战或直面你的强迫症的意愿。但要注意，他的态度要坚定、有建设性和不评判。如果你的治疗伙伴总是以悲观的、争执和批评的态度对待你，那么他只会增加你的压力，让问题变得更糟。此外，有几类人不适合做你的治疗伙伴：一是急于求成或过度投入其中的人；二是太宽容的人，他们在你直面意识化行为的挑战时可能会让你轻易选择逃避，进而影响你长远的利益；三是过分担心你症状的人，他们极有可能会替代你完成仪式化行为，或是帮助你回避强迫性焦虑，而不是帮助你应用从本书中学到的治疗策略。选择治疗伙伴的条件详见表 5-4。

> 你选择的治疗伙伴不仅看问题要客观、做事坚定，而且为人热情，能给予你很大的支持。他能做到吗？

表 5-4   选择治疗伙伴的条件

治疗伙伴应有的品质	治疗伙伴最好避免的
体贴	悲观消极
支持	爱争辩
乐观	指责
热情、周到	固执
敏感	对你的强迫症宽容和忍耐
可信赖、始终如一	过度卷入你的治疗
坚定、有主见	

与你的治疗伙伴携手前行

在穿越这片可怕的泥沼的过程中，你的治疗伙伴就是你最可信的密友。但别忘了，作为这场挑战的发起者和领导者，合理地调动自己的治疗伙伴可是你的工作。换句话说，你才是老板。需要的时候，你向治疗伙伴请求支援，请他来为你提供帮助。我会在本书接下来的治疗步骤中加入"给治疗伙伴的小贴士"，让治疗伙伴能为你提供更好的帮助。治疗伙伴既不该替你完成治疗，也不该没完没了地唠叨、催促、打扰你。请记住，做出最终决定是你的责任。在改变你的行为的过程中，不应该有任何威胁、嘲讽或暴力行为。如果治疗伙伴注意到你出现了问题，他应该提醒你对挑战强迫症下的决心和许下的承诺。

一切准备就绪了吗

从某种程度来说，似乎永远不会有治疗的"绝佳时机"。但事实上，你开始看这本书的时候就意味着你已经做了一半的准备了。如果你已经彻底探索过和评估过自己对挑战强迫症的复杂感受，说明此时你已经能够试着去看看自己对改变的准备是否已经超过 50% 了。请回答下面的问题，然后勾选出"是"或"否"。

1. 你是否有动力去减少强迫症状对你生活的影响？这是不是你真正关心的事儿？

☐ 是　　　　☐否

2. 你是否愿意学习改变自己与焦虑、强迫和不确定性之间的关系，并找到与这些个人体验相处的方式，而不是继续试图用仪式化行为和回避去控制它们？

☐ 是　　　　☐否

3. 你是否将生活中的其他问题和压力源（如家庭或工作事务）暂时放在一边，专注于学习如何应对强迫症？

☐ 是　　　　☐否

4. 你是否每天留出一点时间去练习从本书中学到的技术和策略？

☐ 是　　　☐否

如果你对这些问题的回答是"是"，那么你从本书中获取帮助并得以改变的可能性就非常高。这意味着即使需要大量时间和精力甚至有时会焦虑，你也愿意为挑战强迫症做出努力。但是，你也可能会觉得现在并不是开启这一治疗的最佳时机。即使如此，你依然可以通过阅读本书的第 6 步至第 10 步学到对自己有帮助的东西，我会细致地指导和分析如何通过有效的治疗策略来取得进展。一旦你意识到这些方法可以改善你的生活，你也许就愿意去治疗并期待能取得更重大、更持久的改变。那么，你准备好了吗？你愿意试一试吗？

你的治疗方案

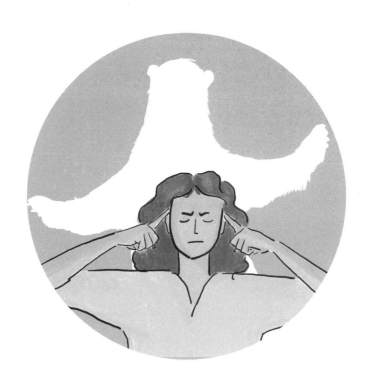

通过前面的学习，你已经具备了挑战强迫症所必需的知识：对强迫症病理机制的了解；对自己症状的全面认识；使用 CBT 去打破强迫症恶性循环的策略。在即将开始正式治疗前，我想给你一些战术建议，期待它们能让你的付出获得最佳的效果。

接下来的几周，你会用到以下四种必要的核心策略。

- 认知治疗（第 6 步）：识别、挑战和调整适应不良的信念、解释及思维模式，从而不再对自己的强迫思维、怀疑和焦虑情绪做无谓的抵抗。
- 情境暴露（第 7 步）：直面生活中会诱发自己强迫性恐惧和仪式化行为的情境和事物，如接触自己害怕的污染源。
- 想象暴露（第 8 步）：直面会激活恐惧的强迫思维、怀疑和表象，想象自己不做仪式化行为时的可怕后果，如想象一下由于你忘记关烤箱电源而导致家里发生火灾的场景。
- 反应阻断（第 9 步）：抗拒实施仪式化行为的冲动，比如开车经过路人时不回头检查自己是否撞到了人。

在撰写本书第 6 步至第 9 步时，我也采用了从 ACT 和针对恐惧的研究中得来的最新策略。这会帮助你在 CBT 治疗中获得最佳的效果。

我们在北卡罗来纳大学的焦虑与应激障碍诊所中使用的强迫症治疗方案是非常有效的，大家可以参考它来做自己的自助方案。

在我们的门诊治疗方案中，包括治疗师与患者进行大约 15 次、每次 90 分钟、每周一次或两次（或更频繁）的会谈，具体取决于强迫症的严重程度、患者的日程安排以及现实情况（如居住距离）。除此之外，每天至少要用两个小时进行自我监督练习（即"家庭作业"）。所以，不管治疗频率如何，患者每天都有两小时的时间练习CBT策略。前三次治疗主要是学习强迫症知识、制订治疗方案和激发治疗动力。在本书的前两部分里，你已经完成了这部分任务。从第四次治疗开始，我们会引入认知治疗以及由治疗师指导的暴露及反应阻断技术，并在每次会谈时进行练习直到治疗结束。从第一次暴露练习开始，我们就加入了反应阻断技术，患者需要努力抗拒实施仪式化行为的冲动。最后一次治疗则是总结与整合，并对保持疗效的要点进行探讨（见第10步）。我们在这个治疗方案中所引入的ACT策略和隐喻，将有助于患者坚持治疗，并提升暴露与反应阻断技术的疗效。

由治疗师引导的暴露治疗都是从计划和讨论当天的暴露练习开始的。我们会一起来识别患者对所恐惧事物的信念和解读，应用认知治疗策略帮助他挑战那些适应不良的思维模式，从而让他做好准备去直面自己的恐惧。在开始暴露前，要先完成认知治疗，让患者对自己所害怕的情境或即将去挑战的强迫思维建立更加客观和真实的看法。这样不仅可以提升暴露练习的效果，也可以帮助患者挑战自己有问题的思维模式。我们也会应用ACT策略去帮助患者看到在暴露练习中试着投入自己的强迫和焦虑的重要性。接下来我们来看一个例子。

阿尔贝托害怕做参加葬礼的暴露练习（这是他最大的恐惧，因为葬礼会让他想到死亡）。通过认知治疗，他意识到每个人都会时不时地因为产生和死亡相关的想法而感到难过或烦恼，这种想法是非常正常和无害的。通过ACT策略，阿尔贝托意识到对抗强迫观念和焦虑情绪是没有任何意义的。而且他还意识到，要想克服强迫症，就要了解强迫观念是暂时性的，他要做的是让它们自由来去，而不是想办法消除它们。调整了看问题的角度后，阿尔贝托决定冒险一试，最终他去参加了葬礼作为自己的暴露练习。

开始暴露练习时，治疗师会指导患者直面自己害怕的事物或进入暴露情境。这通常会激活实施仪式化行为的冲动，但患者要练习的就是反应阻断，所以治疗师同样也要引导他们对抗自己实施仪式化行为的冲动。如果暴露能够激活对灾难性后果的强迫性观念和怀疑，可以同时使用想象暴露。

艾娃在情境暴露中正在尝试面对一把菜刀，但刀具激活了她"捅伤自己丈夫和孩子"的强迫思维。所以，治疗师同样要帮助艾娃练习去体验这种强迫思维，而不是去抵抗或以仪式化行为中和。具体来说，治疗师要帮助艾娃练习去想象某个她平时非常害怕的情境：她身在其中，手里拿着刀，并出现了"捅伤丈夫和孩子"的想法，然后她失去了控制，在刀光剑影中把所有人都杀了。通过反复持续的暴露练习，加以 ACT 策略的指导，艾娃终于能够重回厨房，享受烹饪的乐趣，自由地使用刀具准备食物，即使那些不必要的想法再次出现，艾娃也不会再陷入与其斗争的无尽泥沼中了。

针对某些患者，我们会以诱发中等强度焦虑情绪的情境和想法开始暴露练习，之后再逐渐增加刺激诱发强度。而对另一些患者来说，我们会以对其生活质量影响最大的情境和想法开始暴露练习，而不是激活焦虑的强度。在每次治疗中，我们都会引入一项新的暴露条目，直到暴露清单上的所有条目都练习完为止。在两次治疗之间，患者要继续（独立完成"家庭作业"）面对和挑战自己在治疗中练习过的情境和想法。反应阻断的原则同样适用于两次治疗之间的个人练习。

除了与治疗师共同编制暴露练习之外，我们也鼓励患者去直面，而不是回避自己遇到的（并非有意设计的）压力情境。换句话说，就是去做那些强迫症不让你做的事。比如：

- 如果强迫症告诉你垃圾桶盖很危险不能碰，那么倒垃圾的时候不如故意碰一碰；
- 如果强迫症告诉你数字 13 会带来厄运，那么不如把 13 设为自己的密码，把它写在自己伴侣的相片背面，或把它写在一张纸上随身携带；
- 如果强迫症告诉你绕个圈回家，躲开路上要经过的墓地，那么不如干脆开车去那个墓地看一看；
- 如果强迫症告诉你在健身房的更衣室窥视别人的裸体是肮脏的或不道

德的，那么试着故意盯着人家看（小心点，也别太明显了！）。

我把这类练习称为"生活化的暴露"，也就是把暴露练习（而非回避）作为一种生活方式。我通常会建议患者在完成一些计划内的暴露任务并能够接受暴露治疗后，再去尝试这种生活化的暴露治疗。

在本书中，我按照不同的步骤来呈现CBT的治疗策略，目的是让你看到每种策略是如何对你特有的强迫观念、仪式化和回避行为起作用的。然而，当你开始自助治疗时，很可能需要将所有这些策略整合起来，就像我们在诊所里做的那样。所以，下面我会给出一些建议，让你更好地把策略和方法应用到第6步至第10步中。

1. 通过第6步，掌握如何应用认知治疗策略。这会帮助你弱化那些由强迫性恐惧所导致的毫无帮助的思维模式，也可以帮助你为暴露练习做好准备。我建议你用1~2周的时间，每天花至少45分钟或更长时间去练习认知治疗。有些策略需要你坐下来，用笔和纸进行记录；有些则需要你在出现强迫或遇到激活仪式化冲动的刺激时紧急启用。

2. 在练习第6步的1~2周后，可以开始进行暴露与反应阻断练习。首先阅读第7步至第9步，熟悉所有的策略及其应用效果。在这部分中，我会列举许多案例，以帮助你理解和参考情境暴露、想象暴露与反应阻断是如何运用于不同类型的强迫症的。这些步骤还包括如何将认知治疗和ACT治疗融入暴露练习。

第9步的"总结与整合"包括了你计划练习CBT时需要的所有表格。

3. 按计划进行情境、想象或两者兼有的暴露练习，每天两次，每次至少1小时（我的患者大多喜欢每天早上一次，下午或晚上一次）。每次开始的前10分钟要用于回顾认知治疗和ACT策略，让自己准备好面对恐惧。然后花一半时间来直面自己害怕的情境、强迫思维或两者的组合。当然，如果你愿意，可以多做些练习。你投入的时间越多，收获就越大。在第9步的"总结与整合"部分，我会提供记录自己暴露与反应阻断练习及获益的表格。

应用第 4 步中你所设计的暴露清单（见表 4–3 和表 4–9）去指导自己的暴露治疗。对清单上的每一个条目，评估自己所需要的暴露时间，一个一个来。请记住，暴露的目的之一就是让自己了解到，那些强迫性的诱因和想法其实都是安全的，即使会出现刺激诱因、想法、表象、不确定性和焦虑感受，你依然可以过自己的正常生活（而不用回避或采用仪式化行为中和）。也就是说，你会明白自己所害怕结果的发生概率其实并不高，你可以接受它们。最后，那些因恐惧而诱发的极度焦虑也会随之降下来。请记住，闯入性想法和焦虑是日常生活的正常组成部分。所以，练习取得成效的另一个指标，就是让你可以在暴露于清单条目的同时，依然可以继续自己的生活，而不会去抵抗任何焦虑、不确定性或闯入性想法。

4. 在第一次暴露练习的同时，你也要开始应用自己在第 4 步中制订的反应阻断计划（见表 4–14）。在第 9 步中，我会帮助你设计停止仪式化行为的策略，并教给你一些技巧，从而让你能够抵抗实施仪式化行为的强烈冲动。

5. 按计划进行了三周的暴露练习后，就可以开始"生活化的暴露练习"。把握一切可能的机会，站出来直面日常生活中阻碍自己的恐惧和闯入性想法。

你没看错，我说的是"把握机会"。也就是说，将自己所遇到的刺激和闯入性想法视为小幸运，而不是需要你担忧或干脆逃离的灾难，因为你又多了一次练习的机会。这就像是为了减肥而锻炼身体一样。你不能只靠去健身房，还必须改变自己的生活习惯，由坐电梯改成爬楼梯，把车停得远点而不是停在门口（让自己多走几步路），让暴露与反应阻断变成你的生活方式！

6. 完成暴露清单上的所有条目后，进入第 10 步。你可以评估自己在治疗中所取得的进步，并学习如何保持并延续治疗的效果。

如你所料，这个治疗项目会在接下来的几周甚至几个月内占据你大量的时间。你也许要考虑缩减其他活动，以便给自己留足时间和精力，让资源最大化地发挥作用。恐怕你也料到了，在这个过程中肯定会遇到困难，难以进展下去，并让自己感到焦虑。如果出现这种情况，就让自己静下来，感受这种焦虑，让它成为推动自己前进的动力。在不采用任何仪式化行为的同时去面对任何一个让人恐惧的情境和强迫思维都需要大无畏的勇气、勤奋的努力和坚持的韧性。但这种努力和尝试的风险都是有回报的：越是把握机会练习认知治疗和暴露，越有助于你彻底停止自己的仪式化行为，也就越有可能尽快地从强迫症手中夺回你的生活。相信你是可以做到的，和以前那些勇敢的先行者一样。

挑战认知偏差

> ✧ 先用1~2周的时间，每天花至少45分钟或更长时间，练习这一步中学到的技巧和策略，然后再进入后面几步。
>
> ✧ 每次暴露练习前，先用10分钟思考认知治疗的策略。

本书第6步至第9步介绍的所有策略对你的治疗至关重要。事实上，你最好能将它们综合起来应用，而非每次只用一种。所以，尽管我在书中会按照不同的步骤将其分开讲述，但你应该像前面对第三部分简述的那样，先通读下面四个步骤的内容，掌握所有的技巧。再阅读第9步中的"总结与整合"部分，然后正式开始练习。在阅读第三部分的同时，你可以花约两周的时间练习自己在这一步中学到的技术。

在第3步中，我们已经了解，经验性回避（试图回避和抵抗与强迫症有关的不愉快的内在体验，如焦虑和闯入性强迫思维）是将那些想法和体验及其诱因解读为意义重大和极具威胁的结果。毕竟，如果将强迫观念视为意义重大的威胁，你当然会尝试回避和抵抗而不会把它们当成一些无害的精神噪声。尽管如此，请记住，闯入性想法、不确定性和焦虑是每个人都会有的日常体验，它们本身并不是问题。只有当你决定要从这些想法和感受身边逃走的时候，它们才会开始侵占你的思维，诱发仪式化行为和回避反应，影响你的生活，并进入恶性循环——越是不想要，越是甩不掉。但其实我们有别的选择：你可以尽量客观地看待自己的强迫观念，而不是深陷其中无法自拔。当你能够从更健康、更现实的角度来评估自己的强迫思维时，就很容易变得更开放、更聚焦当下、更能按你期待的方式去生活，即使（那时）强迫观念、焦虑和不确定感依然存在。

每个人都会犯错，所以我们难免对情境和想法产生一些缺乏逻辑的、不准确的或毫无帮助的（错误的）解读。你是否曾经感觉有些事情一定会变糟，但现实中并没有；你是否曾经对某人做出判断，后来却发现自己看走了眼。同理，你有时会对自己的强迫思维和焦虑感受产生不正确的认识，其实这类似思维偏差。接下来，我会帮助你一起分析，让你能够矫正那些让自己陷入强迫症恶性循环不可自拔的思维模式。等你对此进行矫正并以更准确的观点和角度来看待问题时，就能将自己的强迫症看得更清楚。

"认知"这个词是指我们的想法、解读、假设、信念和记忆。如果你患有强迫症，你很有可能会错误地将强迫诱因、想法和焦虑解读为危险的、有害的、不可控的，认为自己需要控制它们，认知治疗的目的就是要帮助你改变这种想法。书中我所提出的大部分策略都是由我的同事们萨比娜·威廉（Sabine Wilhelm）、马克·弗里斯顿（Mark Freeston）、盖尔·斯迪克狄（Gail Steketee）、莫琳·维特奥（Maureen Whitall）、马丁·安东尼、克里斯汀·珀登（Christine Purdon）以及大卫·A.克拉克（David A. Clark）创立和发展的。

> 认知治疗的目标并非让强迫症消失，而是让你打开心扉，以不同的方式去认识强迫症。认知治疗不是让你努力去构建一个更好的想法，而是让你以更好的方式去思考。

认知原则：负性感受来自你的解读

事实上，你的感受很大程度上依赖于你对情境的解读。或者说，你的感受取决于你是怎么向自己描述这事的。像焦虑、抑郁和愤怒这样的情绪很少单纯地由情境或事件本身诱发，更多的是由你对情境和事件的解读而来。更进一步，特定的解读方式会导致特定的感受和情绪。对自我价值的过度负性的信念（如"我是个无用的、没人爱的人"）会导致抑郁。如果你认为自己没有达到某种标准（如"考试题目我应该全部都能答对，但只对了 95%，说明我还不够优秀"），你就会感到自责和愧疚。如果你将某个情境视为危险的、有威胁性的或是难以预测的（如"狗非常有攻击性，它们会毫无理由地咬人"），那么你的焦虑和恐惧也会随之升高。

例如，你正准备上课，老师走过来跟你说："课后咱们两个谈一下。"那么这堂课期间你坐在教室里，心里会想些什么呢？你会怎样解读这件事呢？请在下面的不同解释中选出最符合你的那个。

A. 老师对我的作业很满意，准备亲口告诉我。

B. 老师想问我是否愿意帮忙完成一个特别的任务。

C. 老师就想更好地了解我。

D. 我做了什么错事，惹老师不高兴了。

如果你选择了 A 或 B，你可能会很高兴。你可能会微笑，变得更加自信，课上会主动举手回答问题。如果你选择了 C，你可能会比较平静，和平常表现差不多，也没什么变化。但是，如果你选择了 D，你恐怕会感到焦虑和担忧，整堂课保持安静，反复回想自己是否做错了什么，课后老师会跟自己说些什么。所有这些解释都是可能的，你选择的那个解释则会创造现实中的你，并影响你的感受和行为。生活中，大部分

> 认知原则：很多时候，决定你的焦虑、悲伤、愤怒、快乐或平静的并不是事件本身，而是你对事件的解读。

时候都是如此。

认知原则和强迫症

我们从第 3 步的学习了解到，错误的和自我否定的信念和解读是强迫症状的基础。下面，我们来看一下肖恩的例子。

肖恩的强迫观念与污染有关，他每次触碰纸币、门把手或与人握手都会激活他洗手的仪式化行为。肖恩认为，如果他触碰到了上述任何物体，他就会感染到细菌并生重病，因此纸币、门把手和人手都极其危险。从认知的角度来看，肖恩对细菌的信念和解读（比如"如果我和某人握手，我就会从他那儿传染上细菌并生重病"）导致他在可能与人接触的任何情境中都会变得非常焦虑。于是，焦虑激活了他的仪式化洗手行为，因为只有这样做才能让他感到安全。

但是别人的手真有那么危险吗？传递纸币、开门和握手这样的行为会让人生病吗？当然，没有人能百分百地向肖恩保证他绝对不会从上述行为中感染到疾病，的确有可能。但大多数人能够轻松地面对这个风险，并视其为"合理的安全"。大多数人并不会回避触碰到它们，触碰到后也不会产生强迫洗手的冲动。就肖恩的例子而言，日常生活中的证据表明，由此感染上疾病的风险并不高，是在可以接受的范围内的。如果肖恩能够调整他对诱因的解读，将其视为可接受的风险，那么他就不需要花那么多不必要的时间去做仪式化行为。正如我在第 3 步中阐述的，这还有助于提升他的开放程度。

我们不仅会对外在的事件和情境进行评估和解读，我们同样也会对自己的闯入性思维和个人体验进行判断和分析。比如，你现在产生了一个闯入性想法或画面，与向自己深爱着的人施暴有关。你会怎样判断和解读这个闯入性想法呢？请在下面的不同解释中勾选出最符合你的那个。

A. 我必须百分百确认这只是一个想法，没有一点点成真的可能。
B. 产生这样的想法会增加我付诸行动的可能。

C. 只有冷血的人才会有这种想法，因此我一定是个坏人。

D. 尽管这个想法让我很不舒服，但我了解自己，这种想法毫无意义。我觉得它并不重要。

你现在可能会发现，如果你选择 A、B 或 C，你很有可能会变得焦虑。试图分析、中和或抵抗这个想法，或者将它赶出脑海，甚至要通过某些仪式化的或寻求保证的仪式化行为来帮助自己感觉才会好一些（尽管只是短暂的）。前三个选项的解读会导致经验性回避。但这种解读真的是准确无误的吗？基于你到现在为止学习到的与闯入性想法和强迫观念有关的知识，我相信你明白 D 才是那个正确的解读。如果你选择 D，你就可以将自己的开放程度评分提升到 10 分，因为你可以对那些不愉快的想法持开放的态度。你并不需要分析它或与它斗争，你也不需要寻求保证或用仪式化行为来应对它。尽管这听起来可能会让你吃惊，但你和它们已经可以共存了。

针对强迫症的认知治疗

因此，基于你内心解读的不同，同样的情境、诱因或闯入性想法可以让你产生不同甚至截然相反的感受（开心、平静或焦虑）。强迫性焦虑和恐惧往往是由夸大和错误的解读所致。但这些认知通常是自发性的，你没有机会去判断它们是否符合逻辑。如果你可以识别、挑战和调整这类错误认知，你就可以让这个过程慢下来。我们引入认知治疗的目的是帮助你认识到，你的错误信念和错误解读其实只是应对强迫性诱因和想法的几种方式中的一种而已。你会发现其实有很多更有帮助的思维方式，可以让你和它们建立更健康的关系。

认知疗法的策略

我们在本书的第 3 步已经学到，强迫症中的认知偏差包括许多不同的类

型。专家们发现，特定的认知治疗策略往往对特定的认知偏差效果最好（详
见表 6–1）。所以，应用认知治疗策略的正确方式应该是，先确定自己的认知
偏差类型，这样就可以选择合适的工具去挑战了。你可能需要先浏览一下表
6–1 中不同类型的认知偏差，然后再继续阅读与认知疗法策略有关的内容。在
本步骤结束的时候，我会让你回顾自己在第 4 步中设计的暴露清单，试着将
合适的认知治疗策略和认知偏差对应起来。

表 6–1　　　　　　　　　认知疗法不同策略与认知偏差的对应

认知疗法策略	认知偏差
检验证据	所有的认知偏差
连续谱技术	认知融合
饼状图技术	过度责任感
生命 – 存款赌注技术	对确定性的需求
双重标准技术	所有的认知偏差
成本 – 收益分析	所有的认知偏差
想法的影响力实验、预感实验和想法压抑实验	认知融合和控制想法的信念

不过，有一种运用认知治疗的方式是错误的。鉴于有一些技术涉及分析
自己害怕的情境和想法，所以你可能会将其当成寻求保证的仪式化行为。然
而，这样做只会将这些策略变为新的仪式化行为，因为你的目的变成了为自
己的恐惧寻求保证，就像为某些自己无法确定的事寻求保证一样（如"我将
来到底会不会得癌症"）。

阿尔特害怕脏话，因为他觉得自己可能会在与老板或神职人员交谈时不
小心做出不礼貌的手势或说出亵渎神灵的话。他运用了认知策略试图让自己
确信这种恐惧是不理性的：他上网搜索强迫症患者针对他们的闯入性想法都
会采取哪些行动的信息，然后他会仔细阅读这些信息，直到找到那个对自己
的闯入性想法"最佳的"合理解释："我对脏话的想法完全是不理性的。强迫
症患者从来没有按照他们的闯入性想法去做过事。"从此，每当阿尔特的脑海
里出现骂人的话时，他就会重复这句话。

阿尔特采取的是一种向自我保证绝对不可能做出令人尴尬的事情的方式。但如此一来，认知策略和应用精神仪式化行为寻求安慰没什么两样了。阿尔特强迫性地应用这句话来减轻自己的恐惧，而不是寻找能够替代闯入性想法的（更具现实意义的）思维。更有帮助的练习方式其实应该是对自己说："每个人都会时不时地产生一些无意义的想法。我很有可能过分解读了这个闯入性想法，它并不重要"。请注意，千万别把它变成仪式化行为。

> 与其努力证明自己的强迫观念是错误的，不如试着告诉自己，这些想法成真的概率其实极低。你能试着让自己的注意力集中在那些发生概率比较大的事情上吗？

下面是在应用认知治疗策略的同时，避免陷入仪式化行为陷阱的一些小技巧。

- 不要用认知策略向自己保证那些可怕的后果一定不会成真。换句话说，不要用认知策略简单地去否定自己的强迫性恐惧。
- 不要用认知策略去寻找、印证你绝对不该为自己的强迫性恐惧担忧的理由。
- 确保自己应用策略来打开思路，寻求新的可能性。
- 应用认知策略后：（1）回头想想自己对强迫性诱因和想法的解读角度；（2）鼓励自己直面想法、恐惧以及不确定性所带来的风险。

在上面的案例中，在阿尔特能以正确的方式应用认知策略后，当再次出现闯入性的想法时，他变得更加开放了。他不再与那些想法对抗，甚至可以进行暴露练习，让自己在不同的情境中有目的、有计划地去想那些脏话，以检验自己所恐惧的结果究竟是否会成真、自己是否真的会说出不恰当的话或表现失态。事实上，当然什么都没有发生。

检验证据

　　布鲁斯的强迫思维和恐惧与食物毒性有关。在他看来，因食物导致疾病非常普遍且极其严重，所以自己制定了一套清洁食物和检验的仪式化流程。同时，他还拒绝去餐馆吃饭。每当有人试图说服布鲁斯其恐惧、回避和仪式化行为都是没有意义也没有必要的时，他就会说："是的。但如果饮食上我不小心，那我就可能会生病。你记得去年在汉堡里发现了死蟑螂的新闻吗？这种事都会发生。"

　　挑战强迫症非常重要的　步就是，要认识到尽管你对特定的事件、情境和强迫思维感到焦虑，那也并不一定就意味着你的信念、解读和害怕的结果是真的。同样，不能因某些事有可能发生，就意味它必然会成为现实。所以，不要直接就想到最糟糕的结果，而是要像科学家那样将自己的解读和信念当作猜想和假说。如果一位科学家有了一个假说，他就会着手收集数据（客观证据），来验证自己的假说是否站得住脚。使用检验证据的策略，可以让你学会用事实来帮助自己客观地分析（但并不需要百分百确定）自己的信念是否真实，以及是否还有其他的（更有帮助的）可能性或角度来思考那些引发你的强迫症和仪式化行为的情境和想法。以布鲁斯的例子来说，他的想法并没有错，他可能会生病。但有许多证据表明发生这种情况的可能性并不高。换句话说，事实表明他并不用回避在餐馆吃饭，而且他与食物有关的仪式化行为明显是过度的和不必要的。

你是否让自己成了可得性偏差的牺牲品？可得性偏差是一种常见的思维陷阱，你会用极少数得到大肆宣传或令人印象深刻的事实去支持自己的强迫性恐惧，而选择性地忽略日常生活中有大量的与之不符的证据和信息。

　　事实上，收集证据比你想象中更为困难。因为强迫症会让你专注于那些支持自己强迫性恐惧的证据，而忽视或轻视那些与之相违背的证据。布鲁斯忽视了他所认识的人当中没有人真的有过严重的食物中毒，而专注于快餐汉堡里出现死虫子的一个独立随机事件（尽管广为人知的）。这种单一的确定事件的效力被过度放大，乃至遮蔽了其他更具说服力的不同证据。为了避免陷入其中，能够让你以更公正和更平衡的视角来看待自己的强迫性恐惧，你需要养成习惯，经常问自己下面的关键问题。你也可以考虑将其写在小卡片上，这样就能每天带在身上了。

核心问题：帮助你检验支持和反对强迫性恐惧的证据

- 根据过去的经历，我的恐惧成真的可能性有多大？
- 其他人的经历说明了什么？
- 我是不是对某些印象深刻（但发生率并不高）的事件关注过多？
- 我是不是忽略了那些不支持这个想法的事实证据？
- 我曾经预测过可怕的结果但最终是不是并没有发生？
- 其他人会如何看待这一情境或闯入性想法？
- 关于闯入性想法，我学到了什么？
- 我的强迫性恐惧是基于我的感受还是实际情况？
- 我是不是将大概率和小概率事件混淆在一起了？

检验证据的过程包括以下四个基本步骤：

- 识别隐藏在强迫性恐惧下的错误信念和错误解读；
- 询问核心问题，并列出可供选择的认知；
- 评估支持和反对这些认知的证据；
- 基于证据形成更具现实性的认知，这会鼓励你与闯入性想法、不确定性和焦虑情绪之间建立更开放的关系。

珍妮特的脑海中会反复出现捅伤丈夫并让他毁容的强迫画面。有的时候，这一画面会毫无诱因地出现在珍妮特的脑海中；但更多的时候，是珍妮特一看到刀才会引发。所以，珍妮特选择回避刀具。珍妮特认为，这些想法意味着自己内心深处真的想这么做，她就是一名非常可怕的暴力分子。为了中和自己的强迫观念，珍妮特会对自己重复"我爱他，我爱他"之类的话（精神仪式化行为）。

CBT 小贴士　复印"检验证据工作表"随身带着，这样你就可以随时着手调整认知偏差了。

和珍妮特一样，你可以使用专栏 6–1 的"检验证据工作表"来评估支持和反对自己认知偏差的证据。你也可以参考珍妮特的检验证据工作表（见专栏 6–2）。

专栏 6–1　　　　　　　检验证据工作表

1. 认知偏差：

_____

_____

2. 替代信念：

_____

_____

3. 支持认知偏差的证据：

_____

_____

4. 支持替代信念（反对认知偏差）的证据：

_____

_____

5. 基于证据的现实信念和暴露与反应阻断技术的建议：

_____

_____

专栏 6-2　　　　　　　　**珍妮特的检验证据工作表**

1. 识别隐藏在强迫性恐惧下的错误信念和解读（认知偏差）：

我脑海中出现了丈夫被毁容的画面，说明我是一个可怕又暴力的人，竟然渴望这种事情发生。万一我真这么做了怎么办？！
（认知偏差类型：想法的重要性，认知融合）

2. 询问核心问题，并列出可供选择的认知：

（1）核心问题：对闯入性想法，我学到了什么？其他人会如何看待这种情境或闯入性想法？

（2）替代信念：每个人脑海里都有不重要也毫无意义的画面。我脑海里的画面很有可能是正常无害的。其他人，包括我丈夫本人都说这没什么可担心的，他们并不担心我会那样做。

3. 支持错误信念／解读的证据：

（1）每次出现这些强迫性画面时，我都感觉我会按它们去做；

（2）我有次读到了一篇文章，有个女人趁丈夫睡觉时将他捅死了。

4. 支持新的替代信念的证据：

（1）大多数人都会产生与自己性格不符的怪异想法；

（2）除了这个想法之外，我也有其他的和自己平日性格不符的怪异想法，但它们并没有困扰我；

（3）害怕只会让这个想法变得更强；

（4）我一生中从来没有做过任何暴力的事，我并不想伤害任何人；

（5）我丈夫说我并不危险，他并不担心我会那样做。

5. 基于证据形成更具现实性的认知，这会鼓励你与闯入性思维、
   不确定性和焦虑情绪之间建立更开放的关系：

看起来是我对无意义的、正常的闯入性想法反应过度了。尽管看起来很可怕，但如果我练习使用刀具，直面自己无意义的闯入性画面，停止用精神仪式化行为来证明自己，我相信一切都会好起来的。

连续谱技术

如果你的强迫症是与禁忌（比如性、暴力或亵渎神明）有关，你担心出现这些想法就意味着自己的道德有问题，那么采用连续谱技术就非常有用。

将不必要的闯入性强迫思维和实施的意图相混淆是一种很常见的现象。你甚至可能会体验到自己有那种渴求去实施行为的冲动，可能你的身体甚至也会有相应的感受在证实你那最害怕的想法。但事实上，你实际的行为而非你的个人感受才是评估自己品格最有效的指标。

图 6–1 的线（连续谱）代表着从"最不道德 / 最坏的人"到"最有道德 / 最好的人"。试着想象有谁符合描述，将他的名字写在连续谱上相应的位置。

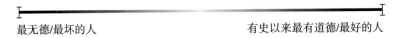

最无德/最坏的人　　　　　　　　　　　　　　有史以来最有道德/最好的人

图 6–1　连续谱

接下来，在图 6–1 这个连续谱上选择自己所在的位置，在那里打个"×"或写上你姓名的首字母。然后，思考一下下面所列的人应该放在连续谱上的什么位置，请将数字序号写在连续谱上。

1. 杀人犯或猥亵儿童的人；
2. 有过想杀人或猥亵儿童但从未付诸行动的人；
3. 偷过商店东西的人；
4. 有盗窃念头但并未付诸行动的人；
5. 欺骗自己的伴侣且出轨的已婚人士；
6. 有出轨的念头但并未付诸行动的已婚人士；
7. 想到出轨会性兴奋，但从未付诸行动的已婚人士。

你属于其中哪一种？你会把自己放在连续谱上的什么位置呢？剩下的那六种人又该放在哪儿呢？请回答专栏 6–3 的问题。

专栏 6-3　　　　　　　　　　　　**连续谱问题**

1. 你是依据什么标准来判断自己和其他人在连续谱上的位置的？

_____

_____

2. 有些人只会在脑海中想一下那些不好的事，而有些人却将其付诸行动。你更像哪种人？为什么？

_____

_____

3. 你脑海中的那些强迫思维是不请自来的，还是你故意为之的？如果你故意让自己去想那些不道德或违法的事，你会将自己放在连续谱上的什么位置？为什么？

_____

_____

_____

回答专栏 6-3 的问题，可以帮助你改变自己与强迫观念之间的关系，让你更开放地理解道德评价是基于对行动的主观选择，而不是基于那些你从未实施过的、闯入性的、非自愿的想法或身体感觉。换句话说，你的实际行为比非你所愿的想法和身体反应更能说明问题。

心跳加速、血脉贲张和肌肉紧张不仅意味着性唤起，也是我们身体面对恐惧时的自然反应。你是否将自己对闯入性性幻想的恐惧误解为性唤起了呢？

饼状图技术

当你的强迫观念与负性事件（如车祸、疾病、厄运等）有关时，你是否担心这些事也是由你造成而要担责？是否害怕自己做得不够以至于没能阻止这些事的发生？你是否应该做更多的仪式化行为来消除它们呢？是否应该检查得更仔细？自己是否应更小心？饼状图技术可以帮助你换个角度来认识自己在诱发或阻止这些负性和灾难事件时的角色。我们可以将其分为以下四步：

1. 列出所有可能导致这个负性事件的因素（除了你自己之外）；
2. 评估每项因素在诱发该事件中所起的作用；
3. 画一张饼状图；
4. 再次考虑自己对这件事的影响。

在本书的第 3 步中，我们分享了梅利莎的例子，她的强迫思维是自己可能不小心伤害到别人。这是运用饼状图技术的绝好例子。

梅利莎最强烈的想法是自己可能会不小心将药掉在地板上，小孩会把它当成糖吃掉并因此生病或死亡。梅利莎认为自己应该为这件事负百分百的责任，所以她很少离开家（万一有片药掉在自己裤兜里被带出去了怎么办）。每天她还会数两次药片的数量，以确认自己没有弄丢药片。

我们知道，任何负性事件都有众多直接或间接的诱因。饼状图技术帮助梅利莎认识到，即使这件可能性并不高的事情确实发生了，她的疏忽也不是唯一的诱因。梅利莎可以通过以下四步来运用饼状图技术。

1. 列出所有可能导致这个负性事件的因素（除了梅利莎本人之外）。
2. 评估每项因素在诱发该事件的过程中所起的作用（总和应为 100%）：
   - 药瓶生产商的责任，他们生产了有缺陷的药瓶（15%）；
   - 运气不好（20%）；
   - 孩子缺乏判断能力（25%）；

- 孩子的父母没有看好孩子（40%）。

3. 使用上面的数据来做一张诱因饼状图（如图6–2所示）。

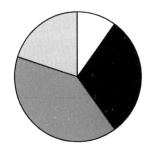

□ 药瓶生产商的问题
■ 孩子问题
▨ 父母/监护人的问题
□ 运气不好

图6–2　诱因饼状图

4. 与其他因素相比，再次思考自己对这件事情的影响。在完成饼状图并认真考虑其他诱因的潜在可能性之后，梅利莎将自己在诱发该事件中的责任降到了20%。与过去相比，她开始认为这个可能性是可以接受的。这让她有勇气去接受暴露练习，她开始将自己的药瓶带到公众场所（商场、游乐园、动物园），甚至不再数药片，不再用检查和计数的仪式化行为来宽慰自己。

你可以使用饼状图技术工作表（见专栏6–4），来化解那些夸大自己责任的信念，让自己对担责有更深刻的认识。

> **CBT 小贴士**　你可以多复印几份饼状图技术工作表，将其应用于夸大责任的认知偏差出现的各种情境中。

专栏 6–4　　　　　　　　饼状图技术工作表

描述一下那些你认为自己该为之负责的情境或可怕的结果：

_____

_____

列出所有可能导致这个负性事件或可怕结果的因素（不包括你自己）。

可能诱因   应负责任(占比)

1.＿＿＿＿＿＿＿＿＿＿＿＿＿＿＿＿＿   ＿＿＿＿＿＿＿＿

2.＿＿＿＿＿＿＿＿＿＿＿＿＿＿＿＿＿   ＿＿＿＿＿＿＿＿

3.＿＿＿＿＿＿＿＿＿＿＿＿＿＿＿＿＿   ＿＿＿＿＿＿＿＿

4.＿＿＿＿＿＿＿＿＿＿＿＿＿＿＿＿＿   ＿＿＿＿＿＿＿＿

5.＿＿＿＿＿＿＿＿＿＿＿＿＿＿＿＿＿   ＿＿＿＿＿＿＿＿

6.＿＿＿＿＿＿＿＿＿＿＿＿＿＿＿＿＿   ＿＿＿＿＿＿＿＿

7.＿＿＿＿＿＿＿＿＿＿＿＿＿＿＿＿＿   ＿＿＿＿＿＿＿＿

8.＿＿＿＿＿＿＿＿＿＿＿＿＿＿＿＿＿   ＿＿＿＿＿＿＿＿

评估每项因素在诱发该事件过程中所起的作用和该负的责任(总和应为 100%)。

基于上面的数据来画一张饼状图。

与其他因素相比,再次考虑自己对这件事情的影响:

＿＿＿＿＿＿＿＿＿＿＿＿＿＿＿＿＿＿＿＿＿＿＿＿＿＿＿＿＿＿＿＿＿

＿＿＿＿＿＿＿＿＿＿＿＿＿＿＿＿＿＿＿＿＿＿＿＿＿＿＿＿＿＿＿＿＿

＿＿＿＿＿＿＿＿＿＿＿＿＿＿＿＿＿＿＿＿＿＿＿＿＿＿＿＿＿＿＿＿＿

生命－存款赌注技术

帕特里克的强迫思维是自己开车时可能会撞到行人而不自知，这也被称为"肇事逃逸"的强迫观念。他将这种无意义的担忧解读为一种预兆，即这种事故完全可能会发生，并因为自己无法百分百地保证没有伤害到任何人而备感压力。因此，他通常会重复自己的驾车路线，有的时候甚至会开出去很远以反复确认没有任何事故发生。当帕特里克坐在我的诊室里谈论自己的困扰时，他能够意识到这些强迫思维完全没有道理。但当他处于强迫症发作期时，焦虑则会掌控一切，他会再次陷入必须去确认自己没有伤害任何人的状态中。

也许，当你没有陷入可怕的焦虑中时，你可以理性地认识到自己的强迫性恐惧和仪式化行为是毫无逻辑的。但当焦虑来袭时，这些逻辑就被你抛到九霄云外了，而你还是会顺从自己的情绪去做事。生命－存款赌注技术可以帮助你分辨理性的认识和感受之间的区别。它可以帮助你在面对强迫性恐惧时依然能够理性地思考。请试想一下你自己身处下面的情境中。

生命－存款赌注

想象一下，你要用自己整个人生来做赌注，赌一下自己恐惧的后果是否真的会发生（或已经发生了）。如果赌输了，你就会失去整个人生，彻底破产。你不需要经过百分百确认后才能下注，但你必须赌这一把。现在，你会把自己的人生押在哪边？

这种想象赌博的技术其实就是强迫你判断自己的强迫思维发生的可能性。我也经常会使用这一技术治疗强迫症患者。无论你相信与否，每个人通常都会"赌赢"，也就是说，他们和普通人一样能够正确下注。例如，帕特里克利用这项技术来判断：（1）他是否曾经开车撞到行人而不自知；（2）如果他确

实撞到行人，那么他是否可能觉察不到。在这场赌博中，帕特里克毫不犹豫地选择了：（1）他从未有过开车撞到行人而不自知的情况；（2）就算他曾经撞到过行人，他也一定会察觉。这个赌注的结果改变了一切，因为这让他开始审视自己的强迫思维，而不是陷入其中无法自拔。帕特里克最终意识到这些强迫思维都只是精神噪声，于是他生活中的检查和寻求确认越来越少。

这种技术并不会让你变成预言家，但确实会让你意识到不确定性正是我们每个人生活中的一部分，你并不需要与它对抗。如果你的选择和未患强迫症的普通人一样，那么你该参与什么样的暴露练习呢？答案是，你该选择面对诱发自己恐惧的事情，这样你才能改变自己对不确定性的看法，并最终过上自己想要的生活，就像你押下赌注时的判断一样。

双重标准技术

当我们对自己和他人使用的规则和信念不同时，我们就陷入了双重标准中。面对同一个情境，强迫症患者对自己和他人可能会有不同的信念和解读。如果你的脑海中出现了用暴力伤害自己宝宝的想法，那么你可能会认为自己是个很坏的人；但如果你发现妈妈在你小时候也有过同样的想法，而这又不会改变你对她的情感，那么问题来了，你有没有发现自己对同一件事会有两个不同的评判标准？

改变信念的有力方式之一就是去寻找自己的双重标准。最好的办法就是跳出自己的立场，假设这种强迫性恐惧发生在亲友身上，这个人此时正在向你寻求帮助，你会跟这个人说些什么呢？双重标准技术就是先思考自己会如何给他人提供意见，然后再将这个意见送给自己。

假设，下面的困扰是你的朋友请你帮忙排解的。

- "我听说孩子的学校附近最近正在修路，我很犹豫今天要不要送她上学，因为那些施工粉尘可能对她的健康带来危害。"

- "我想起了之前在商场里遇见的那位充满魅力的男士，我是不是有了出轨的念头？"
- "开车时我的车突然颠了一下，现在想来我当时是不是不小心撞到人了？"
- "今天我把车停在 13 号停车位上了，现在我担心厄运会落到家人的头上。"
- "我可能感染了狂犬病，因为我开着车碰到了一只死松鼠，当时我没关车窗。我最好赶紧洗个澡，换身衣服。"

当朋友向你咨询时，你很可能会安慰他说："没什么，这种情境（或想法）没有你想得那么糟啦。"你还可能会说："你知道，当我遇到这种情境（或产生这种想法）时，我也会感到非常焦虑。你可能会觉得不太舒服，不过这种感觉一会儿就会过去的。"你看到这里面的双重标准了吗？当然，挑战别人的不合理信念会比挑战自己的容易得多。但有什么理由要对自己和别人使用双重标准呢？你给别人提供的建议和解读为什么不能用在自己身上呢？下面，你可以使用专栏 6-5 的"双重标准技术工作表"来挑战自己的强迫性恐惧。

专栏 6-5　　　　　　　　双重标准技术工作表

1. 描述你的强迫性恐惧：

_____

_____

2. 如果朋友、家人或其他人有这种情况，向你询问该如何应对，你会怎么回答他们：

_____

_____

3. 如何应用你给予别人的建议来帮助自己，请具体说明一下：

_____

_____

还有一种双重标准是指，在自己的生活里不定期地使用不合理的信念和解读。在与强迫症有关的情境和非强迫症情境中，你是否会应用不同的认知模式？

你能生活在不确定性之中吗？当然可以了！事实上，日常生活中的每件事都有一定的风险，比如驾车（可能会发生事故）、进食（可能会被食物噎到）、爬楼梯（有可能会摔倒），等等。想一想生活中你习以为常、浑然不觉的那些"风险"。如果你能像对待日常情境那样去应对自己的强迫性恐惧，那么即使会出现强迫思维、焦虑和强迫意向，你也可以好好地生活而不受影响。

克丽丝特尔害怕坏运气，她担心一旦想到某些事（比如死亡）就会招来坏运气（比如让自己所爱的人会死去）。有趣的是，她认为这种因果关系只适用于糟糕的事情，而并不会按照这个逻辑发生自己想到的好事上（比如中彩票）。你发现这里面的不一致性了吗？如果坏的想法会导致倒霉的结果，那为什么好的想法不会带来幸运的结果呢？

如果你有与污染相关的强迫观念和清洁仪式，那么你可能是放大了细菌的危险性，而忽略了过度清洁会导致皮肤皲裂并让自己更易感染疾病的事实。如果你有与宗教信仰相关的强迫观念（顾虑过度），那么你可能会过度沉迷于宗教信仰中的细枝末节，而忽略了更有意义和更符合你价值观的事项。尽管你很难接受与强迫观念有关的怀疑和不确定性，但你在生活中早已不知不觉地、自然地接受了许多日常的不确定性，甚至可能已经习以为常了。

在专栏6-6中，写下五件生活中你每天都会毫不犹豫去做的"日常风险"。

专栏 6-6	你每天都会毫不犹豫去做的五件风险事
1.	
2.	
3.	
4.	
5.	

现在考虑一下，这些行为可能带来的糟糕结果。如果你能实施这些行为，同时只具有相对较低水平的恐惧或焦虑情绪，就说明你能够与风险和不确定性共存，而它们和你的强迫性恐惧所担忧的风险和不确定性是一样的（甚至水平更高）。

莫琳的强迫症主要以对细菌的恐惧为核心，她的应对方式是持续回避，采用洗手／清洁的仪式化行为。下面是她列出的每天都会毫不犹豫地去做的五件风险事：

1. 在路程不太远的情况下，她开车时不系安全带；
2. 在有汽车行驶的狭窄的乡间公路上骑自行车；
3. 出门时不关取暖设施（电炉子）的开关；
4. 爬山（虽然不是每天都爬，但每年会有几次）；
5. 游泳。

莫琳从未想过上述这些日常行为其实也是有风险的。尽管风险并不高，但风险确实存在。其实，每次她"冒险"做这些事情的时候，她都在分析、判断这样做应该是没问题的。莫琳意识到，如果自己可以将这种视角用在对细菌的强迫性恐惧上，她就可以减少自己花在仪式化行为上的时间，并提升自己的生活质量。这让她鼓起勇气去做暴露练习，并挑战那些会激发她强迫思维的情境。

> **CBT 小贴士**　要正确地使用双重标准技术，需要你能够转换视角。如果有人处于同样的困扰时你会怎样劝解他，或者这件事与你的强迫观念无关时你会怎样应对，以此作为参考标准来调整自己的信念和行为。

成本－收益分析

和大多数人一样，杰德在成长的过程中，他的父母告诉他保持干净整洁是很重要的，要经常淋浴、饭后刷牙、勤换衣服、饭前便后洗手，等等。杰德的父母时不时就会跟他说："保持干净可以预防你不生病，还可以让你的外表看起来很整洁，而且身上不会发出难闻的怪味。"的确，对大部分人来说，日常生活中保持干净整洁对健康是有好处的。

但是当杰德出现强迫症问题时，他对清洁的关心就开始变得过度了。由于担心受到细菌或其他污染物的影响而生病，他每天都要花几个小时的时间洗手和清洁。由于杰德频繁洗手，且洗的时候过于用力，导致其双手皮肤干裂，这反而大大增加了他感染病菌的可能。对杰德来说，"保持干净很重要"的有益想法已经被夸大、曲解成了"我必须百分百干净，否则就会生重病"的错误信念。

请阅读下面的几条信念：

- 保护他人不受伤害是非常重要的；
- 养成清洁的好习惯才能成为圣洁之人；
- 决不能作恶；
- 我应该为自己的行为负责；
- 我应该追求完美。

这些想法都是非常好的，大部分人都会用现实和健康的方式来实现它们。

成本－收益分析是一种能够帮助你评估特定信念利弊的工具。如果收益高于成本，那么这个信念对你就是有益的；如果成本高于收益，那么也许你需要再考虑一下。

但如果你将这些观念当作严格的规则，死板、教条或极端地去对待，它们就会影响你的生活。所以，除了检验信念的准确性之外，也要考虑这些信念是否真的对你有帮助。如果有帮助，就值得继续坚持；如果没有，那就放弃或者至少降低它们对你的影响。

成本－收益分析包括三个非常简单的步骤：（1）识别信念；（2）列出坚持这个信念的好处（收益）；（3）列出坚持这个信念的代价（成本）。

杰德对"我必须保持百分百的干净，否则就会生重病"的信念进行了成本－效益分析（详见专栏6-7），他发现当自己死板地坚持这个信念时，成本和收益是极其不平衡的。

专栏 6-7　　　　　杰德的成本－收益分析工作表

描述信念、假设或预期：

我必须保持百分百的干净，否则就会生重病。

_____

坚持这个想法的获益	坚持这个想法的成本
• 让我感觉自己能够避免生重病	• 很难（或不可能）实现
	• 无法确定自己身上没有细菌
	• 总是在担心自己生病
	• 出现许多清洁仪式和回避行为，影响生活
	• 导致手开裂疼痛

这项练习能够帮助杰德从新的角度来审视自己对污染的强迫观念。之前，他总是认为自己的强迫观念是一种象征，出现强迫观念说明他必须更加努力保持清洁。但停下来对自己的信念进行成本－收益分析后，他意识到自己其实已经用力过度了，而且要达到百分百的无菌状态是不可能的。这种新的角度让杰德开始思考如此努力达到"绝对清洁"是否值得。他开始努力让自己像其他健康快乐的人一样，达到刚刚好的清洁程度。随着时间的推进，他依然会想到污染的问题，但已经不再需要去与之

> **CBT 小贴士**　在应用成本－效益分析技术的同时，请继续回顾你在第1步、第2步和第3步中学到的东西。回顾可以帮助你确认自己的信念所需的成本。

斗争或回避了。他可以"带着"这些想法继续生活，就像你在钱包里带着自己的驾照一样，你知道它在那儿，而且尽管上面的那张照片也不是你最满意的，但它并不会影响你的生活。杰德的洗手仪式（和他干裂疼痛的手）很快就成了过去时。

你可以参考专栏 6-6 "你每天都会毫不犹豫去做的五件风险事"来处理一下自己的情况。回顾你在第 3 步中你识别出的那些信念，试着用这个成本－收益分析技术分析一下每一项信念。

对百分百确定性的追求往往会导致无休止地寻求保证的仪式化行为，这不仅浪费时间，而且并非长久之计。夸大责任的信念往往会导致过度地弥补自己可能带来的伤害的行为，并影响你完成生活中的重要事件。"想法等同于行为"的信念会让你感觉自己能控制住那些不想要的强迫观念，然而事实却只会让你白白浪费大量的时间和精力去对抗和分析自己的想法。

> 尝试百分百地确认自己的强迫性恐惧不会发生，需要付出怎样的代价呢？你所寻求的确定性能否实现？

想法的影响力实验

如果你担心一想到糟糕的事情就会导致坏事发生，那么想法的影响力实验可以帮助你在较低风险下检验自己的想法。你可以试着让那些"不太糟糕"的事情发生。具体步骤如下。

- 选择自己想法的"受害者"（从你的亲朋好友或同事中挑一个实验对象，看看实验是否"成功"）。为了避免影响你的实验结果，不要对他泄漏这个小秘密。
- 确定一件"不太糟糕"的事情。这件小灾难应该是不那么日常的，但又确实可能发生的。我通常会建议一些临时出现的事件，比如手被纸划破、头疼、断电、车爆胎等。同时，确定事件发生的时间窗口（比如，明天早上在上班路上汽车爆胎了），这样你才能检验自己的实验效果。

- 在纸上写下你的想法，如"我希望贾思明今天把指甲弄折了"。

- 把这张纸带在身上（可以放在钱包或口袋里），一整天都要提醒自己这个想法。尽可能多地去想这件事，祈祷它会发生。别怕，去冒点风险吧！如果你害怕这样做，那么试着应用前面介绍的"生命－存款赌注"技术，看看你会把自己的赌注压在哪边呢？

- 今天晚上（或是明天晚上）检查一下实验结果，问那个人你所担心的事是否真的发生："我今天指甲断了，你最近有没有出现过这种情况？"

- 选择不同的"受害者"和不同的情境，多实验几次以确认你第一次的实验结果是巧合还是可信的。

- 回顾实验结果，看一下它们对你的预测意味着什么。你的想法真能导致糟糕的事情发生吗？你可以应用专栏6-8"想法影响力实验工作表"来记录自己的实验结果。

你可能坚信，这些想法会让自己失控，做出不恰当的、不道德的或是暴力的反常行为。那么，你可以试着应用变异版本的想法实验，试试故意去想一下那些你不想做的事。例如，在手里拿着一支钢笔，然后想象自己把它掉落在地上，但并不捡起来。在这个过程中，集中注意力，努力想象自己把它们掉落在地上的样子。当你不采取任何行动的时候，这个想法真的能够让那些东西掉落吗？仅仅是一个想法就真的能够让你去做自己不愿意做的事吗？接下来，试着做点更具挑战性的事儿。比如，想象你把一件更易碎的东西（如玻璃杯、鸡蛋）掉在地上。试着想象自己掉落了这件东西或将它扔到墙上，但请注意，只是想象。这个想法能让你去做自己不想做的事吗？这项实验的目的是帮助你看到，你并不需要担心那些不必要的想法会成为现实。你的强迫思维实际上并不像他们说的那样！

这项练习是不是太难了？如果是这样，那么你可以先尝试想象一件正向积极的事情。比如想象某人赢得一场比赛、获得晋升等。只是想象，看看究竟能不能心想事成。

专栏 6-8 　　　　　　　　**想法影响力实验工作表**

1. 实验的目的是检验这样一种信念：

_____

会导致以下情况发生：

_____

2._____（具体日期）_____（具体时间）我做了（描述为了检验自己的信念自己做了什么）：

_____

_____

3. 实验结果显示（描述实际发生了什么）：

_____

_____

4. 这个结果和你第 3 点的预期是一样的吗？通过进行这项实验，你学到了什么？

_____

_____

_____

预感实验

预感是指你能在事件发生前就能预见到它会发生。很有名的例子之一是美国前总统亚伯拉罕·林肯在被刺杀的前一天晚上梦到了自己的葬礼，并在早晨醒来时告诉了妻子。我们每个人都会时不时地产生预感，比如刚想到某个人就接到他打来的电话。你可能会觉得，这种经历也许并非偶然，我们的想法没准能够影响外在发生的事件。但绝大多数时候，别人并不会在我们想到他们的那一刻就打电话来。从这个角度来看就很容易理解，预感往往只是一种巧合。但是，我们的大脑倾向于记住那几次罕见的巧合（因为它们与众不同），却忽略了更常见的情况。你还记得前面讲过的可得性偏差吗？

预感实验是检验想法影响力的另一种方式。在有预感的时候，试着检验一下它们是否成真。比如，努力想念一位好朋友，看看他会不会打电话来。你能预测这些事情的发生吗？可以用专栏6-9来检验一下，自己的预感实现的概率到底有多大。

专栏 6-9 　　　　　　　　　预感实验工作表

预感	准确	不准确
1.	☐	☐
2.	☐	☐
3.	☐	☐
4.	☐	☐
5.	☐	☐
6.	☐	☐
7.	☐	☐
8.	☐	☐
9.	☐	☐
10.	☐	☐
11.	☐	☐

想法压抑实验

马丽哈是一位医生，她主要的强迫问题就是反复发作的恐惧，担心自己因误诊导致了医疗事故而遭到患者及其家属的起诉。这种困扰令她极其痛苦，于是她反复地对自己说"不要去想它，不要去想它"，企图用这种方法来消除这一困扰。当然，这招毫无用处。渐渐地，她的担忧变得越来越强烈。马丽哈将自己无法消除的这一担忧视为灾难，认为这意味着她将会失去理智，成为一个没用的人。

尽管毫无用处，但你依然会尝试克服或压抑自己的强迫思维吗？

不管你的强迫观念是与细菌、疾病、伤害、厄运、数字、暴力、性、宗教、信仰、秩序、整洁有关，还是与其他主题有关，想摆脱它们是很自然的。但马丽哈的策略真的有用吗？也许你偶尔可以暂时控制住自己的强迫观念，但它们迟早会卷土重来。这正是强迫症的核心问题，即"越是不想要，越是甩不掉"，心理学家将其称为"反弹效应"。许多科学研究结果显示，当你刻意去打消某个想法时（这个策略被称为想法压抑），反而会让这个想法变得更加强烈。这并不是说你的大脑令人厌恶地刻意与你作对。事实上，你可以将大脑想象为一台雷达扫描仪，它会搜寻那些与强烈的负性情绪有关的想法。这和是否患有强迫症并无关系，人类自史前时代就是如此，因为这可以帮助我们保持警惕，应对生活中的威胁。

压抑想法的反弹效应有助于解释强迫思维增强的理由：你越是与之对抗，努力不去想某个特定想法，你就越会陷入其中无法自拔。

想法压抑实验可以帮助你挑战"自己应该并且可以控制自己的强迫思维"的错误信念。通过这个实验，你会发现要完全控制自己的想法根本不可能，而且这种行为反而会强化强迫思维。我们可以用专栏 6–10 及一块秒表来完成这项实验。

专栏 6-10　　　　　　　想法压抑实验工作表

　　在接下来的30秒内，请闭上眼睛，努力不去想一头粉色的大象。除此之外，你想什么都可以。在接下来的 30 秒，一旦你想到粉色的大象，就在下面空白处画个勾。

如果现在要求你别去想粉色的大象，你能做到吗？在让你别想那个东西的时候，你却会反复地想多少次呢？由于反弹效应，大多数人越是努力不去想粉色的大象，越是无法将它从脑海中驱逐出去。事实上，你的强迫观念也是这样。如果你非常刻意地要求自己不去想性、暴力、细菌、错误、亵渎神明、伤害，等等，你就很有可能会陷入其中无法自拔。其实，最好的应对策略恰恰相反，就像我们接下来在第 7 步和第 8 步中学到的那样，试着去直面那些想法、表象和冲动，意识到它们并不值得你在精神控制上做无谓的尝试。它们和你想象中的并不一样。当你能够停止压制或对抗自己的强迫思维，并能用更健康的方式与之进行交流时，你反而不会纠结。

使用认知疗法来进行暴露练习

一旦你熟悉了这些认知技巧和策略后，就会发现它们刚好可以用作暴露练习前的热身。认知治疗可以让你对自己恐惧的情境或想法有一个新的认识，这样在接下来的暴露练习中再次挑战它们时就会变得

CBT 小贴士　在接下来的三个步骤中，我们会学习暴露与反应阻断技术，我会让你看到这些技术是如何结合在一起运用的。你也可以用认知治疗和暴露工作表来帮助自己完成暴露练习前的准备工作。在你练习认知治疗一周或两周，并已经准备好做暴露练习时，再完成表 6-2。这时你会发现，这样做，认知治疗技巧所发挥的效果最佳。

容易一些。认知治疗也可以让你对体验自己的强迫观念保持更为开放的态度，这样暴露练习才能发挥最大的功效。

请完成认知治疗和暴露工作表（见表 6–2）。我已经在该表左侧栏中列出了本步骤提到的所有认知治疗策略，你的任务就是想想哪种策略能用来减少与暴露任务（见第 4 步）有关的认知偏差，然后在表的右侧填入与之对应的情境暴露和想象暴露条目。

> **CBT 小贴士** 为了帮助你将暴露清单上的条目与认知治疗策略对应起来，最好回头看看第 6 步刚开始时的表 6–1，以确定哪种策略最适用于哪种认知偏差。然后试着想想暴露清单上的条目分别与哪些认知偏差有关。

表 6–2　　　　　　　　　　　　认知治疗和暴露工作表

认知策略	暴露条目
证据检验	
连续谱	
饼状图	
生命 – 存款赌注	
双重标准	
成本 – 收益分析	
想法影响力实验	
预感实验	
想法压抑实验	

进入第 7 步

认知治疗策略是非常有效的，它们可以帮助你挑战心理上的阻碍，以应对那些想要对强迫思维和焦虑情绪做出回应（比如回避或仪式化行为）的潜在冲动。但与其单独使用这些方法，还不如用它们为暴露与反应阻断技术打好基础。在接下来的步骤中，我们一边学习暴露与反应阻断技术，一边练习这些方法，并将它们付诸实践，以巩固自己在第 7 至步第 9 步中取得的进步。

第7步

用情境暴露阻断回避行为

◇ 在进行暴露练习之前，先仔细阅读本书的第7步至第9步。

◇ 在学习暴露与反应阻断技术时，可以先练习自己在第6步学到的认知治疗策略，每天练习45分钟，坚持1~2周。

◇ 如果需要帮助，请在第8步的结尾，阅读专门针对情境暴露和想象暴露的难点解析。

　　想象一下，在徒步的过程中，你突然陷入了流沙，无法挣脱。你大声呼救，身边却没有人施以援手。此时，你的本能反应是拼命挣扎想逃出来。面对危险时，逃走的本能在大多数情况下都会带来帮助，但当你陷入流沙时，这可是个要命的决定。流沙的反作用力完全可能直接把你吸进去，即使没有，你的挣扎也会让流沙变得更加松动，从而让你陷得更深。如果你拼命挣扎，企图从流沙中逃走，那么结果只有一个，而且绝不乐观。

　　你的强迫性恐惧、不想要的念头、表象、怀疑和不确定性就像是流沙。

尽管回避和仪式化行为看起来像是当时仅有的解决方法，但其实它们就像你在流沙中拼命挣扎、企图挣脱一样，绝不会给你带来你期待的结果。

值得庆幸的是，我们有更好的方法应对这个问题。如果陷入流沙，那么最好的办法其实是仰面向后躺，尽可能地伸开双臂和双腿，让自己的身体尽可能地与沙面接触，这能让你的体重平均分布在更为广阔的受力面上，并帮助你不往下沉（就像在泳池里仰泳一样）。然后你就可以缓慢地"游"到安全地带了。尽管这听起来似乎有违常理，但这个方法的确有效。与其拼命挣扎企图摆脱流沙，不如适应流沙。其实对待强迫症也是这样，与其用回避和仪式化行为对抗强迫观念（焦虑和不确定性），不如靠近它们，与它们沟通。请记住，那些强迫观念和焦虑情绪并没有你想象的那么恐怖。

暴露治疗其实就是通过直面让你感到焦虑的事物以克服非理性的恐惧和逃避的过程。我知道，这听起来非常困难。也许你会想："你想让我做什么？那根本不可能！我会吓死的，这风险太高了！"别担心，我们会用你能适应的节奏一步一步来，整个过程也由你来掌控。在这个步骤里，我先教你一些成功率高的暴露练习小技巧。然后我会带你一起完成第一次暴露练习，并为你做好应对焦虑体验的准备。最后，我会提供很多针对特定类型强迫症的暴露练习，并与你分享一些成功的例子。下面，先介绍一位我第一次应用暴露练习去治疗的个案。

阿梅莉亚很害怕搭乘电梯，她时时刻刻都在回避乘坐电梯而是选择走楼梯。但随着年龄的增长，她爬楼梯变得越来越困难了，于是她决定克服自己的恐惧坐一次。在电梯停在一楼时，阿梅莉亚先试着来回进出电梯几次。刚开始她感到非常害怕，但试了几次后她就发现并没有糟糕的事情发生。然后，她坐着电梯到了二楼。阿梅莉亚告诉我，当时她心里想到电梯一旦卡住，她可能就会被困在没有食物、水和洗手间的电梯里很久，甚至会在电梯里窒息而死。阿梅莉亚的焦虑极其明显，她浑身是汗，不停颤抖，心跳加快。但她并没有放弃，对自己提出了挑战，接受那些被激活的焦虑。她来来回回乘坐了半个小时的电梯，发现电梯其实很安全。更重要的是，她发现她可以放任自己去感受焦虑而不去对抗它了。

　　阿梅莉亚和我一起完成了四次暴露治疗。在每次治疗过程中，我们每五分钟会对她的焦虑水平进行一次评估，评分范围从 0 分（完全没有焦虑）到 100 分（极其焦虑），具体的评分结果请见图 7–1。从图 7–1 中可以看到，当她第一天第一次进入电梯时，焦虑水平非常高。当她坚持反复尝试后，焦虑水平忽高忽低。但在这个过程中，她逐渐意识到，即使自己感觉非常危险，往往也不会发生糟糕的事情（尽管没有百分百的保证）。她也明白了，焦虑并不会伤害她，所以即使感觉很难受，她也可以勇敢地继续坚持下去。"能做到这些让我感觉非常好，"阿梅莉亚说，"我从未想过自己竟然能够做到这些。"从此之后，阿梅莉亚生活中的许多方面都变得容易起来了。

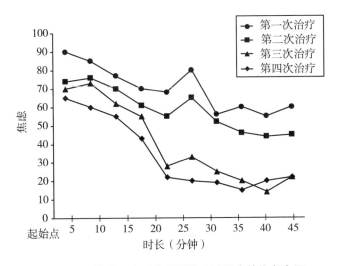

图 7–1　阿梅莉亚在四次暴露治疗过程中的焦虑水平

　　由此可见，暴露治疗就是直面那些会激活焦虑和不确定感的情境，并在感觉糟糕的情况下依然坚持。那么，暴露治疗为什么会有作用呢？因为练习暴露疗法能让你学到克服强迫症的至关紧要的三个原理。第一，你会发现诱发自己强迫的情境并没有你想象中的那么危险，这被称为"习得性安全"或"恐惧消退"。当你进行暴露练习时，我会帮你将这类体验最大化。第二，你会发现那些焦虑的感受和身体反应其实并不可怕，不会阻碍你去完成生活中那些重要的事。即使持续暴露在诱发情境中，只要你给它个机会，焦虑通常也会自行消散。你完全可以带着焦虑去做事。你只需要给自己机会证明这一点即可。第三，你会发现即使没有百分百安全的保证，你依然可以去做很多事。也就是说，通过暴露治疗你能真正理解自己和其他人一样，即使生活中有风险和不确定性，你也可以选择过好每一天。

研究表明，在治疗强迫症和其他焦虑问题时，暴露治疗是最有效的方法。我几乎每天都会使用这种治疗策略。患者往往会惊讶地发现，在经过几次治疗后，他们就可以应对曾经以为无法直面的情境，并完成曾经因为害怕而无法完成的任务。通过允许自己去面对风险和不确定性，从而理解这些情境并不像他们想象的那么危险。通过推动自己去面对不愉快的感受和情绪，如焦虑、恐惧和厌恶，他们明白了并不需要去反抗或抗拒这些正常和普遍的感受。他们学习到了，尽管恐惧和不想要的体验（比如想法、不确定性、焦虑情绪或身体感受）会出现，但他们依然可以正常地生活。

> 暴露治疗的目的是练习直面你的焦虑和感受，通过这个过程让自己认识到，诱发情境其实是安全的，即使焦虑和不确定感出现，你也可以继续自己的生活。

如何在无法百分百确定安全的情况下面对强迫诱因

你如果患有强迫症，那么你可能不愿冒险，坚持要得到百分百的保证后再开始行动。但很不幸的是，生活里并没有百分百的保证，想要寻求这种确认就只会让你有陷入困境、压力倍增的感受。所以，情境暴露的重要目标之一就是，帮助你学会在可接受的风险下过好自己的生活，了解并不存在也并不需要百分百的保证。

草坪肥料和杀虫剂会激活奥尔加与污染有关的强迫思维，因为它们都含有有毒的化学物质。为了保护自己，每次接触到这些产品后她都会洗手，但仍不能让她感到百分百的安全，之后她不仅拒绝使用这些东西，还远离出售这些东西的商店，甚至躲避可能接触过这些让她害怕的污染物的人（如可能刚路过一片刚施过肥的草坪的人）。除了两个理解她顾虑的朋友之外，她决定不和其他人有任何接触。由于奥尔加不愿意承担日常生活中的风险，因此她开始变得孤立，无法工作，也无法参与娱乐活动。尽管有数不清的证据（她认识的许多人都在使用这些产品，但依然健康如初）能够表明她的恐惧成真的概率非常小，但她只关注"我可能会生重病"这一种可能性（这种可能性也的确存在）。所以，为了克服恐惧，奥尔加必须扩大自己的社交范围，甚至使用自己害怕的那些物品，来让自己发现她所担忧的尽管可能成真，但概率非常微小甚至接近于零。但可惜的是，她从不让自己的恐惧和假设有机会接受现实的检验。

这个案例其实要说明的是，为了保护自己，你必须要付出代价。奥尔加要消除所有可能的风险和不确定感，坚持自己的想法，代价是非常高的——这会让人失去自由，变成困扰你想法的囚犯。然而，就像你在本书的第6步里学到的那样，没有强迫症的人通常会选择接受一定程度的风险和不确定性，因为这比强求百分百的安全性和确定性更具实际意义。我们每天所做的事都会有一定风险，比如开车出门、离开家时没有关掉大功率的电器、游泳、做运动，甚至在自己家或办公场所附近使用有毒的化学物质。尽管很多类似的情境看起来并不具有风险，因为它们引发灾难的可能性非常小，但它们也并非百分百安全，世界上根本就不存在绝对的安全保证。

你是否对负性结果关注过多，以至于忽略了它们发生的可能性并不高？

你的强迫诱因很有可能（但不是百分百）也处于同样的低风险区域。此处的"低风险"指的是"日常生活中的风险"。灾难性事件是否有可能发生呢？是的，但这个可能性并不大。事实上，其他人可能早已跟你说过，他们觉得你害怕的事情发生的概率很小。同样，这并不意味着百分百的安全，只是发生糟糕事件的风险尚在可接受范围之内。

开始练习情境暴露之后，你会试着面对自己在本书的第 4 步中写下的情境暴露清单（见表 4-3）中的可怕情境。你会主动要求触碰或使用自己害怕的东西、前往想回避的地点、直面想回避的数字或字词。如果你已经准备好了，现在就开始挑战吧。直面那些对你生活影响最大的情境。如果你觉得需要慢慢来，就从表 4-3 中选择你害怕程度最低的条目开始，逐步加大难度。

> 为了克服强迫性恐惧，你需要进行暴露练习，接受直面自己的恐惧可能带来的风险，这样你才能学会更为开放地看待自己的强迫思维，就像对待日常生活中其他的风险情境一样。

暴露练习如何做才有效

如果你的强迫观念与墓地有关，那么偶尔开车经过墓地能否消除你的强迫问题呢？如果你害怕被垃圾桶上的细菌感染，那么在快餐店里偶尔触碰到了垃圾桶是否意味着你的强迫症状就会缓解？有些人才试了几次，发现自己面对害怕的情境依然会出现强迫性焦虑，就误以为暴露治疗没有作用。事实上，我们应该记住，偶尔无意地将自己暴露于诱发情境之中并不等同于暴露治疗。真正能起作用的暴露必须是主观刻意的、不断延长的和多次重复的，还必须是真实的暴露——你必须真实去面对让你恐惧的情境，而不仅仅是对抗或压制被诱发的焦虑情绪那么简单。

> 治疗性的暴露必须是：
>
> - 主观刻意的；
> - 不断延长的；
> - 多次重复的。

- 偶尔无意的暴露并不会起到治疗效果。就像我前面提到的，真正有效的暴露其实需要事先做好计划和组织工作。你需要仔细地设置情境，确保所有要用到的材料都在手边，留意直面恐惧时究竟发生了什么，事先做好备用计划，这样才能确保实施有效的暴露。换句话说，为了达到治疗效果，你需要事先定好目标并进行精确的计算。

- 如果暴露时间过短，你就没有充足的时间去学习和感受。将暴露想象为一种检验自己预言的过程。如果你的预测是"如果我忘了关灯，就会引起火灾""如果我吃了掉在地板上的食物，就会生重病""我不能忍受自己出现猥亵儿童的想法"或"我开车时，每 10 分钟一定要回头看看有没有撞到人"，那么你需要给自己充足的时间暴露在诱发情境中，才能检验这些想法和预测的真实性，进而有机会发现事情的结果并不像你想的那样。你也需要足够的暴露时间才能意识到，自己可以应对那些焦虑和不确定感，如果停止对抗，它们就会自然而然地消退。所以，暴露需要一定的时长。

- 在恐惧情境中暴露一次并不足以挑战你的强迫观念。这是因为要克服强迫症，你需要不断重复地练习和学习，不断尝试暴露，才能反复发现自己担心的事其实并不会真的发生。这种感觉有点像将一部恐怖电影反复看上 100 遍。第一次观影时，你不知道会发生什么，会觉得特别可怕；但反复看上几遍后，因为你知道接下来会发生什么，所以能够顺利接受恐怖的场景，甚至可能会感到有点无聊。

> 治疗性的暴露还必须能够：
>
> - 引发焦虑；
> - 引发不确定性；
> - 检验你的预期。

- 要想让暴露治疗有效果，那么你必须在焦虑和不确定感出现时"与之同行"。将那些不想要的个人体验视为让改变发生的原材料。如果你在一开始就不害怕它们，那么就没办法在暴露治疗中获得改善。虽然听起来有点奇怪，但事实是：过去，你希望能将这些感受甩得越远越好；而现在，你真正需要学会的是如何更好地与这些感受共存。在本步骤后面的部分我们还会继续介绍这方面的内容。

> 在进行暴露治疗时，恐惧和不确定性是让改变发生的原材料。

如何将安全性学习最大化并确保暴露治疗有效

每当我准备让患者开始暴露练习时，我通常会用下面由史蒂文·海斯博士及其团队设计的 ACT 练习，因为它提供了一种很有效的方式，可以促使患者思考如何进行安全性的暴露练习。

让我们假设一下，你刚刚搬了新家，想通过举办一场乔迁派对来熟悉一下自己的新邻居。你在社区广告栏处贴上了这样的邀请函："本周六晚上八点，在金拖鞋街611号举办乔迁派对，欢迎所有邻居参加！"

活动当天，你认识了许多新朋友，过得非常愉快。就在此时，你透过窗户望见了住在街角的杰夫正向这边走来。你早有耳闻，杰夫从不顾忌左邻右舍，晚上弄出很大的声响扰民，着实令人讨厌。你曾尝试跟他交朋友，但他的表现并不友好。你心里一沉："啊，为什么'讨厌的杰夫'要来？他会让大家扫兴的。"但话又说回来，你的派对邀请函上写的是"欢迎所有邻居参加"。那么，接下来你会怎么做呢？

做法一，判定杰夫是个不受欢迎的人，你去门口拦住他，不让他进来。但如果这么做，你对这场派对的感受会变成什么样呢？全变味了，对不对？当你没完没了地惦记着不要让杰夫混进来的时候，你就无法享受这场派对了。你不得不守着门口，错过所有的乐趣。

做法二，判定杰夫是可以进来的，只要他注意自己的言辞举止，不做出任何粗鲁或不当的行为就行。但要确定这点，他进屋后你就得没完没了地跟着他，确保他举止得体，没有把咬了一口的薯片再蘸到酱汁里，或是将手指伸进鸡尾酒里。整晚你都要保证他不出任何问题，你还哪有时间享受这个派对，你为自己增加了太多的工作量。

不过，还有第三种做法。能不能让这个讨厌的家伙来参加活动，但又不去理他呢？你没必要去喜欢他的穿着打扮，你也没必要去喜欢他说话的方式。你也许会觉得他讲的笑话非常粗鲁，他的进食方式让人恶心。但不管怎样，你都希望去享受这个派对，不是吗？你能将自己对杰夫的意见或评判，与邀请他来参加活动的想法暂时分开吗？即使讨厌的杰夫也在现场，你依然有机会度过一段愉快的时光。而且，谁知道呢，也许当你不再关注他、随他去时，他反而不会做那些博人眼球的不当行为。

你恐怕已经猜到了，杰夫代表的就是我们暴露列表上的强迫诱因。他也代表了当我们直面强迫诱因时的恐惧、焦虑和不确定感，它们都是"门口的讨厌鬼"。情境暴露就像尽管你并不喜欢却依然邀请他参加派对一样。当你进行暴露练习时，你就会明白，这些讨厌鬼其实并不能阻止你去完成自己生活中重要的事。

> 你会让"门口的讨厌鬼"在多大程度上影响你享受派对的心情呢？暴露治疗是帮助你了解它们并没有那么大的影响的最佳方式。

面对恐惧时，你可以获得多少习得性安全体验取决于你做暴露练习的方式。下面是基于最新的科学研究提出的、有助于将情境暴露的效果最大化的12 个小技巧。

1. 用最类似强迫诱因的情境来进行练习。要让情境（或想象）暴露发挥作用，强迫诱因就必须能够诱发你生活中的强迫问题。最好选择与现实生活中诱发强迫问题和仪式化行为的冲动完全一致或相似的情境，以确保暴露练习的效果。例如，如果你主要担心某些含有有毒成分的杀虫剂会产生污染，那么最好的暴露练习是逛出售这类杀虫剂的商店。

2. 用暴露练习去检验负性预测。将进行暴露练习的过程当作科学实验的过程。每次开始前，想想当自己直面恐惧时会发生什么让自己害怕的事。是会生病，会失控而做出暴力行为，还是会发生巨大改变（比如性取向或人格改变）？然后进行暴露，检验自己的担心或预测

> **CBT 小贴士**　确保在进行暴露练习清单上的每一条目的过程中，自己都能获得一定的习得性安全体验和学习，每一个条目至少练习一周，再进入下一个条目。

是否准确。如果你的恐惧看起来似乎无法在此时此刻进行检验，比如，"我会在 40 年后患上癌症"或是"我死后会下地狱"，那么也别担心，我们可以用暴露练习来检验你此时此刻应对这种不确定性的能力。也许你的恐惧是担心强迫思维、焦虑或不确定性会毁掉你的生活或是导致灾难发生。你也可以检验这个结果是否会发生。接下来，我也会向你演示如何用暴露练习来检验不同类型的预测。

3. 坚持某一项暴露练习，直到你能有所收获。心理学家（包括我）过去通常会认为，如果你的焦虑水平降低（也被称为"习惯化"），就可以结束暴露练习。习惯化对治疗强迫症是有利的，通过重复某一项暴露练习，你会发现自己的焦虑水平有明显的下降。但在这本书里，我们并不会强调习惯化的过程（正如我自己给患者做治疗时一样）。因为最新的研究结果表明，焦虑水平有所下降并不意味着你已经学会了不再害怕。事实上，学习和获得新的体验才能让暴露练习真正发挥作用。对人类大脑的研究结果表明，为了获得完整持久的习得性安全感，你必须坚持暴露练习，直到你了解到自己所害怕的并不会真的发生，直到你可以应对与强迫有关的焦虑和不确定感为止。

> 暴露练习可以帮助你学会将恐惧情绪降低到与现实情境相符的水平。习惯化与学习并不相同。在暴露练习的过程中，你的焦虑很可能会降低甚至消失，但有些时候它可能还会纠缠着你或是出其不意地冒出来。因此，了解到焦虑对你来说并非世界末日是非常重要的。其实，你可以忍受它的存在，甚至可以学会欢迎它的到来。毕竟，焦虑是每个人在生活中都会体验到的一种情绪。

4. 做好准备，迎接不舒服的体验。或许我根本不用特别提这点，但你应该为可能出现的糟糕感受做好准备。因为在练习中会出现许多你不想要的个体体验，如焦虑、恐惧、不确定感，以及身体的不适等。请将它们

> 不要用焦虑是否消失来作为检验暴露效果的指标，别忘了，重点是自己能否在感受焦虑的同时依然待在诱发情境中。

视为能促进改变的原材料。如果你没有产生这些糟糕的感受，则无法从暴露中真正获益。请记住，它们没有能力伤害你，它们只是你家"门口的讨厌鬼"而已。

5. 运用暴露去练习对焦虑和恐惧的开放性。 还记得我在第 3 步讲到的那个挖坑的隐喻吗？在做暴露练习时，你的任务是放下铲子停止挖坑。若非亲眼所见，你都难以置信，当你拥抱自己的焦虑感受时你就占了上风，它们会消散得比你跟它们斗争都快。提醒自己，感到焦虑没什么大不了的，这是你身体正常、无害的反应。开始你一天的生活吧，你会发现即使会感到焦虑或失落，但自己依然能够该做什么做什么。

服用一些抗焦虑药（如阿普唑仑、劳拉西泮、安定和氯硝西泮）或影响情绪的物质（如酒精）的效果与主观对抗焦虑的效果差不多。在直面自己的恐惧时，使用这些药物来帮助自己对抗焦虑看起来是个好主意，但这其实会削弱甚至阻碍暴露练习发挥它应有的作用。焦虑是日常生活的一部分，你可以在它出现时学习去接受它，但服用那些药物或酒精，反而会对你的学习和体验造成不良的影响。

> 尽管像阿普唑仑和氯硝西泮这类快速起效的苯二氮䓬类药物往往会干扰暴露练习的目标，但 SSRI 类的药物是可以和 CBT 治疗一起使用的。

6. 不要和强迫观念做斗争。 大胆去干吧，让自己去担心那些害怕发生的灾难性事件吧。当你开始试着将自己的强迫怀疑"晾在那儿"的时候，你就会发现，即使"门口的讨厌鬼"进来了，你也依然可以开开心心地享受自己的派对。强迫症希望你害怕自己的强迫观念；一旦你努力去压制它们，你就强化了强迫症对你的控制。进行想象暴露练习（见第 8 步）也能帮助你直面自己可怕的强迫思维，并以更健康的关系与它们相处。

与强迫思维斗争有点像不去想粉色的大象。当你努力要求自己不要去想某件事时，你的思路和注意力反而完全卡在那件事上。如果你欢迎这些想法自由来去，那么那些诱发强迫思维的情境反而不会再对你和你的生活造成那么大的影响了。我明白，这听起来似乎有点自相矛盾，但事情就是如此。

7. 使用反应阻断以杜绝仪式化行为，想办法让自己停止仪式化行为。情境暴露练习的重要目的就是激活仪式化行为的冲动，然后以新的应对方式来替代仪式化行为。也就是说，你过去用来阻止强迫性行为的所有方法——精神仪式化行为、微仪式化行为，甚至是寻求保证的企图（比如就自己的恐惧诱因向他人提问或查找答案），都必须停下来。在第 9 步，我会教你更多的反应阻断技术，但就目前而言，只要你在暴露过程中或之后采用仪式化行为，就会影响你的暴露练习的效果。因为这样一来，你就无法真正去检验自己对灾难的预测能力，以及应对焦虑或不确定感的能力。

> 与重复的强迫性仪式化行为相比，精神仪式化行为和微仪式化行为可能更短暂或更不易察觉，它们对 CBT 治疗同样有不小的阻碍。这些简单而隐蔽的行为可以像那些明显的强迫性仪式化行为一样减弱你的暴露练习的效果和取得的进步。

8. 不要分心。进行暴露练习时，千万不要忽略或无视你挑战的情境里可怕的部分，要关注那些感受并与其"保持联结"。如果你正在练习直面洗手间，你就应该关注洗手间里让你最不舒服的地方，即最可能让你感染细菌并生病的地方。不要企图忽视情境中可怕的部分，或是装作它们并不存在（比如，不要极力暗示自己这个洗手间刚刚打扫过）。

> **CBT 小贴士** 在第一次做暴露练习时，可以同步启用自己的反应阻断计划。若想获得更多在暴露治疗的同时如何应用反应阻断技术的方法，请阅读本书的第 9 步。

9. 来点惊喜。关于习得性安全感的研究表明，暴露练习中让你吃惊的事儿越多，效果越好！所以，不要试图寻求各种信息来安抚自己，说"一切都没问题"。伊莱贾害怕数字 666 会给自己带来厄运。在暴露练习中，他计划一周七天每天都在不同亲属的照片背后写下数字 666，以检验他们是否会因此遭受厄运。出乎意料的是，没有任何人因为他的"诅咒"而遭受厄运。伊莱贾这一周的生活也并没有被焦虑和不确定性毁掉，事实上，除了进行暴露练习之外，他这一周过得跟平时一模一样。你越是努力去尝试暴露练习，越是会有越来越多出乎意料的体验成为否定你强迫思维的证据，并会永远铭刻在你的脑海里。

10. 每天都做暴露练习。 暴露练习做得越多，结果就越让人开心。比如，如果你害怕墓地，那么你尝试每周去一次比每月去一次要有用得多。即使总次数相同，但如果每天都去或每周去几次，又会比每周去一次更有效果。换句话说，一周连续去五天的效果会比连续五周每周去一天的效果更好。这也是我建议你每天都要做暴露练习的原因。

> **CBT 小贴士** 每天做两次暴露练习（早上一次，中午或晚上一次）。当然，如果你愿意，可以增加练习的次数。投入练习的次数越多，重回正轨的速度就越快，从整个治疗中获益也就越多。

11. 调整你的暴露练习方法。 传统的方式是从诱发焦虑水平较低的情境开始，逐渐升级，最终到那些最具有挑战性的条目。这种层级渐进的方式完全没问题，既往 50 年的研究都支持这种方法的效果。但有时它与你的实际生活有出入，因为生活中的恐惧事件往往是突然冒出来的，而不是循序渐进的。所以，最新的研究建议采用更有效的策略，即采用变化焦虑水平的暴露练习。这种方法会帮助你发现自己无须等到整个疗程结束就可以应对高水平的焦虑了。所以，也许你可以试着随机选择暴露清单上的条目，或是选择那些对你的生活状态影响最大的条目。试着去挑战自己吧！

当然，如果发现选择的条目对此时此刻的你而言过于困难，那么你随时都可以停下来，试着换一个容易点的、更适合现阶段挑战的暴露条目。成功之后，再回到那些更困难的条目上。比如，如果触碰地板现在对你来说还有点困难，可以试着先触摸一些没那么令你恐惧的东西，比如你的鞋子或者是袜子。调整暴露练习难度并不是为了回避起初那个更为吓人的情境，因为随后你还是要去挑战它，这其实是一种帮助你循序渐进去挑战困难条目的方法。

12. 在不同的设置中面对自己的恐惧。 为了克服强迫症，你需要将自己从暴露练习中学到的内容运用到日常生活的新情境里，不断地在不同的条件和情境中挑战你的暴露任务。比如，如果洗手间会激起你的恐惧，那你就试着去不同的洗手间，不要只是在固定的一两个洗手间里练习暴露。这会帮助你学会应对随机冒出来的强迫性诱因，而不仅仅局限于自己熟悉的环境里。当然，这种变化会增加每次暴露开始时的难度，但从长远来看，你的准备会更加充分，能更好地去应对现实生活中的随机暴露情境。

如果某项练习任务在不同的情境中差距很大，你可以在练习清单上将它们分别列出来。例如，伯尼无法忍受诅咒的言语。他在家里应对它们已经很难了，若是在教堂中听到这样的言语简直会要了他的命。所以，他在自己的练习清单中按地点将应对诅咒的言语列为三个不同的条目：（1）在家里；（2）在学校；（3）在教堂（他会将诅咒的言语写在纸上带到教堂去）。这可以帮助他在不同的情境下直面自己的恐惧。

CBT 小贴士 选择符合强迫性恐惧的情境进行暴露练习，并不意味着要将自己局限于一个"完美的"匹配情境。为了强化学到的内容，让自己不仅能适应这个洗手间，而且能适应其他所有的洗手间；不仅在餐馆中能面对四人桌，而且能在其他地方面对数字4。总之，你需要在许多类似的情境中进行反复练习。

让自己变得那么焦虑不危险吗

到目前为止，我已经介绍了如何运用暴露练习去体验焦虑、对焦虑保持开放的态度，甚至欢迎焦虑的出现等内容。可能你忍不住扪心自问："这真的是个好主意吗？我有能力应付所有的焦虑吗？"有的时候患者及其家人会告诉我，因为受强迫症的影响，他们变得非常脆弱，无法应对由暴露练习诱发的焦虑和恐惧。我确实能够理解这种感受，毕竟，焦虑真的会让我们感觉非常难受。不过，当你这样想的时候也许并没意识到，强迫症患者其实比一般人感觉更为焦虑。所以，如果说有人准备好了去应对暴露练习诱发的不适体验，那个人一定就是你！别忘了，暴露治疗已经开展很多年了，有非常好的循证依据表明它能够帮助强迫症及其他焦虑问题的患者减轻焦虑症状。

哈珀被吓坏了。她知道自己每次尝试去做暴露练习时都会变得非常紧张和焦虑，她认为这超出了自己的承受范围。她一是预感这种焦虑会让自己"发疯"、失控并最终"精神崩溃"，二是担心这会导致她心脏出毛病或患上其他要命的疾病。

我经常喜欢说"焦虑有个非常糟糕的公关团队"，它并非我们认为的那么令人讨厌，请让我来解释一下。每个人都会有焦虑和恐惧的感受，世界上有谁敢说自己从未产生过这种感受吗？在重要的考试、面试、约会之前，或是当你认为某些糟糕的事情要发生的时候，你都会感觉到忐忑不安。但常被我们忽视的是，焦虑本身并没有任何伤害性。事实上，产生焦虑的目的是为了保护你，帮助你应对危险。如果没有焦虑，那么无论是谁都无法存活下来。想想看，在过马路时正是焦虑让你先左右检查过往车辆，是恐惧让你赶紧躲过正开过来的汽车。焦虑同样可以帮助你表现出自己最佳的一面。在准备重要的演讲或考试时，一点点焦虑可以激发你的动力，并让你专注在自己要做的事上。

焦虑是我们大脑发出的警报，会让我们感觉不舒服，因为

> 焦虑——战或逃反应，是否曾帮助过你？

它的目的就是"让你警觉起来"，推动你采取行动躲避危险并保护自己。我们称其为战或逃反应（或是肾上腺素反应），因为它会让你的心跳加快、呼吸加重、肌肉紧张，为大脑和肌肉提供额外的氧气，让你保持足够的警觉，有精力去与危险战斗或及时躲开，以此来保护自己。但焦虑并不会伤害你或让你失控，或导致你做出破坏性的行为。想想看，每个人都有用来保护自己的焦虑应激系统，如果它在保护了我们的同时还会对我们造成伤害，那么这似乎讲不通。一旦哈珀能够将焦虑视为"朋友"，她就可以去做暴露练习，体验焦

虑，并相信自己最终会放松和冷静下来。

不要担心"太多"的战或逃反应会对你的身体造成伤害（比如让你心脏病发作或是卒中），世界上本来就没有所谓的太过焦虑。首先，焦虑并不会持续存在，它是有上限的，到达峰值后就会自然回落（身体内的其他化学物质会逐渐分解肾上腺素）。其次，尽管几十年持续地处于应激状态，确实会增加罹患某些疾病的风险（比如心脏病或中风），但这种慢性的、长期的应激与短期的战或逃反应是有很大差别的。最后，战或逃反应与肾上腺素的短暂爆发有关，更像你锻炼时的状态，而我们都知道，体育锻炼通常对身体健康是十分有益的。

也许你认为焦虑体验很难受，但它不会伤害你！事实上，焦虑的目的是为了在危险来临时保护你，帮助你躲开伤害。当你感到焦虑时，身体内发生的那些变化全都是身体为了帮助你做好准备应对危险而产生的自发性的战或逃反应。

进行暴露练习时该如何应对自己的焦虑

试想，一张国际象棋棋盘上摆满了对战双方的棋子，双方都在努力应战。现在将你的焦虑、恐惧、强迫和身体感受想象成对手——"强迫症战队"的成员，将自信、控制感和冷静想象成自己——"平静战队"的成员。赢得这场比赛的唯一方法就是为自己的战队成员加油。所以，当对方的国王发起攻击时，你就派出了己方的皇后应战，力图干掉对方的国王。

但如你所了解的，这方法并不太管用，在这场比赛的背后有个神秘的操纵者。尽管从逻辑上讲，你应该尽己所能地与强迫症战斗，但其实你已经知道结果了：你越是努力去对抗强迫症，你的强迫和冲动就越会控制你的生活。另一个矛盾之处在于，每当你努力为其中一队战斗时，自己的另一部分就会变成自己的敌人。因为在这场战斗中，交战双方其实都来自一个整体——你自己。不管怎样，焦虑和平静的感受其实都来自你的内心。

如果对战并不管用，那该怎么办？

如果不能做对战双方中的一员，那试试做棋盘怎么样？你可以花点时间想想：棋盘在国际象棋比赛中充当什么角色？棋盘支持哪一方？哪一方取得胜利对棋盘来说最重要？试想，如果你把自己当成棋盘，那么对你来说会有怎样的变化？请写在专栏 7-1 的空格处。

专栏 7-1　　　　　**成为棋盘将对你有怎样的变化**

1. _____

2. _____

3. _____

也许你会发现，将自己当作棋盘而非参战一方时，你对比赛的看法大有改观。当你代表某支战队时，目标就是取得胜利。但作为棋盘，你只需要默默观察所有棋子及其移动方式即可。"强迫症战队"和"平静战队"都和你有紧密的联系，作为棋盘的你就不会纠结谁输谁赢。你是否注意到了，转换视角之后，你和焦虑、强迫、身体感受等之间的关系也有所不同了？这个 ACT 隐喻其实就是想说明，在进行暴露练习时，最好的办法就是把自己当成棋盘。你就能发现焦虑和强迫都在那儿，但只是观察它们，而不是努力挣扎着去影响或操控它们。

> 我们在进行暴露练习时，尽量扮演棋盘的角色，观察自己的焦虑和强迫观念，而不要尝试去操纵或控制它们。

开始你的暴露练习

计划第一次暴露练习

如果你准备好了，就可以选择自己情境暴露清单上的第一个条目（见表4–3）。想一想你会在什么时间、什么地点来直面这个情境或物品。有些时候，暴露会相对直接（比如触摸脏衣服、把照片挂歪或拿起一把刀）；也有些时候，需要你事先进行精心规划，设计出具有创意的内容或设定某个特殊的情境，比如晚上独自开车前往墓地。在本步骤接下来的部分，就不同类型的强迫性恐惧暴露练习我会给出对应的建议。在第9步"总结与整合"里，我会向你讲述如何使用暴露练习记录单（详见专栏9–1）。

琼有与宗教相关的强迫症，害怕做出有罪恶的事情来。比如，如果她碰到某位帅气的男士并多看了几眼的话，她就会认为自己"在内心犯下了通奸罪"（她的婚姻其实很幸福）。这个强迫问题对琼造成了很大的心理负担和困扰，让她无法去做自己想做的事。所以，琼在自己的暴露清单上写的第一个条目就是"看那些帅气的男士"。她设计了一个为期两天的暴露练习，在这期间，她会刻意要求自己去看那些健身杂志上的帅气男模照片。事实上，很多女性每天都会看，但这并不意味着她们欺骗了自己的伴侣。

确认暴露带来的可怕结果

一旦你决定制订暴露练习计划，首先就要考虑，如果不做任何回避或仪式化行为而直面挑战情境，最有可能发生什么让你害怕的事。琼担心神明会因为她看帅气的男士而感到失望，也许她会因此而成为罪人，甚至会因此下地狱。她对这项暴露练习有一种不好的预测，这会让她对自己与神明的关系充满怀疑、痛苦和不确定感，并由此一整天她都很难受。

某些暴露练习带来的可怕结果可能是即时的或相对较快的，比如"如果我给宝宝洗澡，我会失控并溺死她""如果我想到某不好的词语或是带有种族歧视的脏话，我就会失控并大声把它们说出来""我的手碰到了马桶然后又拿东西吃了，我一定会生重病的"。当你所恐惧的事情能够立刻或很快发生时，你就可以直接使用暴露练习来检验自己所担心的能否成真。

假如你所恐惧的事情要等很久以后才会知晓能不能发生，目前还无法检验，那怎么办？比如"交警迟早会因为我开车肇事来抓我的（在进行驾车的暴露练习时）"或是"由于暴露在杀虫剂附近，20 年后我会患上脑部疾病"，或是像琼一样，你所担心的或多或少没有办法检验。真的有人能够知晓自己死后会发生什么吗？与宗教和神明的关系是无法评价的，它们完全依赖于信仰。我们如何（在不用等 20 年的情况下）运用暴露治疗去检验这类对未来的预测呢？答案是，我们做不到。事实上，你极有可能要等上 20 年才知道结果，或者可能永远无法看到结果。这时，你必须学会与这些情境中的不确定性共存，而这个部分正是暴露练习能够起作用的地方。留意琼的预测，她认为只要自己留意某个帅气的男性，接下来的一天她就会感到非常糟糕并麻烦不断。在进行暴露练习时，你可能也会对自己如何应对此时此刻的不确定感有预测。也许你认为自己能够在暴露练习中坚持一小会儿，也许你认为焦虑和不确定感会让自己根本无法做任何事，也许在暴露几分钟后那种强烈的焦虑或恐惧情绪就会让你完全失控。在无法找到短期指标来检验暴露效果时，你可以试着检验一下自己对不确定感、焦虑情绪及其应对能力的预测，看看自己实际上是不是可以比想象中的做得更好。

同理，如果你的强迫观念是关注令人痛苦或"不是刚刚好"的体验，那么你可以用暴露练习来检验自己对这种感受的忍耐能力和承受程度。当看到被污染的物品时，你也许觉得自己最多只能忍耐 5 分钟就会恶心到吐；当看到房间里挂歪了的照片时，你也许觉得自己最多只能忍耐 15 分钟就必须去把它摆正。这些都是在情境暴露中可以检验的预测。在第 9 步后，我会展示如何将预测写在专栏 9-1 "暴露练习记录单"里。

> ## 治疗伙伴小贴士
>
> 　　如果你害怕做暴露练习，那么可以跟你的治疗伙伴沟通一下，让他了解你的担心是什么。讨论一下如果事情变得很难应付，你将如何处理应激情境和焦虑情绪。与治疗伙伴一起制订好计划，一旦你陷入困境或打算终止暴露练习时，你希望他怎么做、做些什么。
>
> 　　给治疗伙伴的小贴士：如果你的亲朋好友患者向你提出请求，尽量在他第一次尝试暴露练习时陪着他。但需注意的是，你在暴露练习中的参与度应该随着治疗的进展而逐渐减少，这样他才有机会去学习独立应对他自己的焦虑。

为认知治疗做好准备

　　在每次暴露练习前后分析自己的信念和对强迫情境的解读有助于定位自己的认知偏差，也可以让直面恐惧的收益最大化。你可以将其记录在专栏 9–1 中。

　　在进入自己害怕的情境之前，请思考一下，如果在暴露过程中你不采用任何仪式化或回避行为，那么会发生让你害怕的事吗？比如，"我（或某人）会生病然后死掉""我会成为一个猥亵儿童的变态""我会下地狱""我会疯掉，因为我永远不清楚自己究竟是否伤害到了别人"或"我需要为伤害到别人而担责"。通过确认谁将会发生什么，让你的负性预测变得尽可能具体。例如，琼最害怕的结果就是"我会成为罪人，神明会憎恨我"。

> **CBT 小贴士**　在每次开始做暴露练习之前，花 10 分钟时间用认知治疗来帮助自己做好面对恐惧的准备。

　　接下来，使用你在第 6 步学到的认知治疗策略（可以是一种策略，也可以是多种策略组合）来帮助自己挑战这个负性认知，以更有帮助和更平衡的方式来思考暴露情境。与你的负性预测相比，更具现实性和可能性的结果到底是什么？请记住，这样做的目的并不是为了让你说服自己暴露是百分百安全的。一定要记得，每项任务都会伴随一定程度的风险。我们的目的是让你在意识到风险时，依然能够不选择回避或仪式化行为去应对。更具现实性的预测结果可能会让你在面对恐惧情境时感觉更好一些，尽管这个结果也不是百分百令人放心的。如果你的恐惧与长远的负性结果有关（比如，"我会在50年后生重病"），那么可以使用生命 – 存款赌注这类的认知治疗技术来帮助自己更好地应对不确定性。

琼：认知挑战

琼使用了双重标准策略，通过检查证据得出了更有帮助的和更具现实性的信念，如"每个人都难免偶尔会被别人吸引，这在生活中很常见，但这和通奸或与某人发展性关系并不一样""如果有人有这种想法，我觉得神明并不会由此而憎恨他们，那么神明怎么会憎恨我呢"。用这种崭新的、平衡的视角来看待自己看男模照片的行为，让琼意识到，直面恐惧并不会像之前预想的那么可怕。她已经准备好开始进行暴露练习了。

做好体验焦虑的准备

有些时候，你对激发焦虑的情境会预先有心理准备，但很多时候强迫性诱因会突然袭击你。比如在电视节目中看到与恋童癖有关的新闻、听到某人说了一句你一直想回避的脏话、看到有东西掉到受污染的地板上，或是看到一块带有"厄运"数字的车牌。幸好，在有计划地进行暴露练习时，你会知晓压力源什么时候出现，这可以帮助你做好体验焦虑的准备。

如果预先知道自己将要出现焦虑情绪，你可能会不由自主地去想这有多可怕。但这就像我们在第6步讲过的那样，这些想法只会导致更多的焦虑情绪。相反，我建议你在这个时候回顾一下自己在这本书里学到的ACT隐喻，它们是用来帮助你调整自己直面恐惧，并尝试欢迎那些不想要的体验的。书中所有的 ACT 隐喻及其所在步骤详见表 7-1。你可以从"帮助自己直面焦虑的应对口号"中选择较短的一句（也可以从 ACT 隐喻中获得启发），来帮助自己以更开放的态度面对焦虑。在暴露练习的过程中，如果你能转变自己的想法，这将会帮助你坚持停留在自己所害怕的情境中，欢迎焦虑的存在直至它消退。你也许已经尝试过类似的应对策略，但我发现，大多数人的练习往往会因时间不足或频次不够而导致效果不佳。

使用隐喻和应对口号来帮助自己以更开放的态度去面对焦虑，而不是用它们压制或减少焦虑。

表 7-1　　　　　　　　　　帮助自己面对焦虑的 ACT 隐喻

隐喻内容	所在步骤
与诈骗大师的拔河比赛	3
两个开放程度仪表盘	3
强迫症挖坑	3
穿越泥沼	5
强迫症流沙	7
"门口的讨厌鬼"	7
棋盘	7
公交车上的乘客	8
溪流中的叶子	8

帮助自己直面焦虑的应对口号

- 焦虑是正常和暂时的，我能熬过去！
- 焦虑让人很难受，但并不危险。
- 焦虑不会伤害我，它只是我的战或逃反应在起作用。
- 我必须放下铲子，不再挖了！
- 扔下绳子！
- 为了能彻底解决这个问题，短时间内选择忍受焦虑是值得的。

- 当个棋盘！
- 要想过上好日子就必须穿过泥沼，即使弄脏了也是值得的。
- 以仪式化行为控制焦虑没有用，接纳它才能继续前进。
- 焦虑和恐惧只是"门口的讨厌鬼"。邀请他们进来并不妨碍我享受派对。

这类隐喻和应对口号可能和你之前应对强迫性焦虑的方式有很大的不同，一开始你可能会有点不好意思。许多人会用应对口号来减少自己的恐惧和焦虑，我所列出来的这些口号其实是设计好的，可以帮助你去欢迎、接受并勇敢面对焦虑感受。和其他的技能练习一样，要想学会有效地应用它们，你就必须反复练习。在一开始非常焦虑的时候，你可能很难想起这些口号，所以你必须反复默诵才能做好准备。我建议在你不做暴露练习时，每天至少读一遍应对口号，这有助于你熟练掌握。学会正确使用这些应对口号需要投入时间和精力，相信你能做到。

直面自己的恐惧，记录自己的焦虑水平

有了正确的信念和应对口号后，接下来就可以按计划直面自己所害怕的情境或事物了。在本书的第 4 步，你已经学会了使用主观不适感进行评分，0 分是没有任何不适，100 分是极度不适。现在，你可以用图 7–2 来跟踪记录自己在每次暴露练习过程中的感受变化。

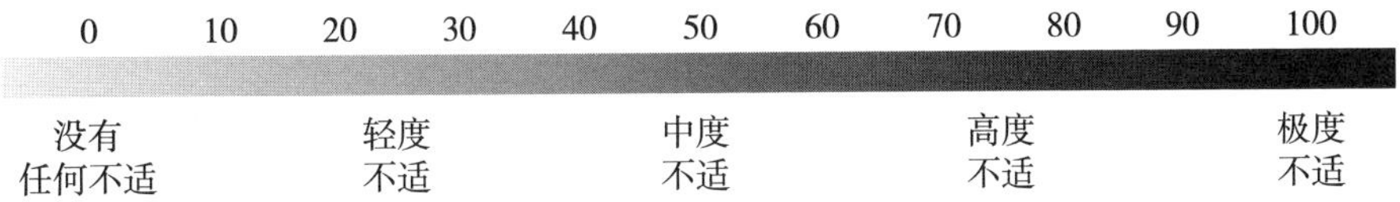

| 0 | 10 | 20 | 30 | 40 | 50 | 60 | 70 | 80 | 90 | 100 |

| 没有
任何不适 | | 轻度
不适 | | | 中度
不适 | | 高度
不适 | | 极度
不适 |

图 7–2　主观不适感评分

图 7–3 是"暴露练习记录单"的一部分（详见专栏 9–1），我会在本书的第 9 步"总结与整合"部分对其进行更详细的介绍。你可以用图 7–3 来记录自己在暴露练习过程中的焦虑水平，即每 5 分钟在图上标出自己的主观不适

感（SUDs）评分。跟踪记录主观不适感评分可以让你留意到自己对恐惧诱因的反应过程，也能让你客观地认识到，对焦虑体验保持更为开放的态度会让自己的焦虑水平发生怎样的变化。你可能会注意到，自己的焦虑水平会随着时间的推移而有所下降，但也不要过于关注焦虑水平的变化，更要关注你的开放性评估量表得分的变化。也就是说，你要做的是努力对自己的不适感（不管它有多强烈）保持开放和接纳的态度。在评估焦虑水平时，你只需要简单地问自己一句"我现在的主观不适感在哪个位置"就可以了。

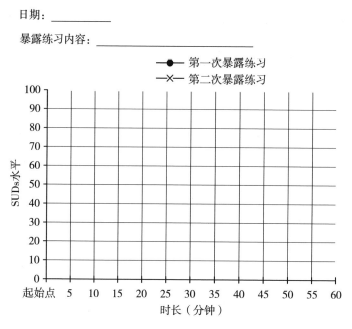

图 7–3　暴露练习主观不适感记录

你可以用图 7–3 来记录自己每天的两次练习。第一次练习你可以用实心点和实线来记录主观不适感得分，第二次则可以用 × 和虚线来记录。你还可以参考琼的暴露练习主观不适感记录图（见图 7–4）。

在每次练习前，评估一下自己的主观不适感水平，在图 7–3 上标出来，记为"起始点"。如果需要，可以用表 7–1 中的隐喻和"帮助自己直面焦虑的应对口号"来帮助自己去靠近焦虑感受。不管怎样，不要试图与焦虑对抗，不要用仪式化行为或其他隐秘的回避策略来减少它。同样，不要过度分析自己强迫性焦虑的真实性。允许自己担心和体验对可怕后果的不确定感。你的工作是欢迎那些不愉快的想法和感受，就像欢迎那些"门口的讨厌鬼"一样。做个棋盘，只是留意它们，但不要和它们对抗。你可以做到的！

让我们花点时间来看一下图7–4。

使用应对口号和隐喻来帮助自己改变对焦虑感受和强迫思维的看法。它们其实都是你的一部分。练习从客观的角度去看待它们，而不是从自己想象的角度。

日期：＿＿＿＿＿＿＿＿＿

暴露练习内容：看杂志上的男模

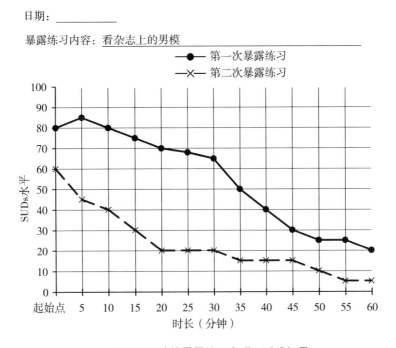

图 7–4 琼的暴露练习主观不适感记录

在第一次暴露练习时，琼翻看了时尚杂志里男模的照片，当时她的主观不适感评分是80分（第一个实心点），毕竟她已经回避这个情境很久了。她一页一页翻看杂志，允许自己感到焦虑但并没有与之对抗或试图让其消失。经过半个小时的暴露练习，琼依然非常焦虑，但她通过这次宝贵的练习已经收获到：不仅能够应对这些感受，甚至还可以接受它们。在接下来的半个小时的时间里，琼的不适感水平有了快速的下降。在结束暴露练习时，她已经意识到了自己其实可以允许焦虑感出现。

当天晚些时候，琼进行了第二次暴露练习，还是看男性杂志上的模特照片。注意，这次她的主观不适感分数降得非常快。经过 20 分钟的暴露练习，她的评分就仅仅只剩 20 分了。正如我之前提到的，如果你能以开放的态度去直面自己的恐惧，接受焦虑和所有随之而来的身体感受（也就是说，给自己设定较高的开放度），你可能会发现，随着暴露练习次数的增加，不适感的下降速度会越来越快。在那周接下来的日子里，琼每天都以不同的方式做两次暴露练习，比如，她会选择不同环境（候诊室、公交车上、旁边有人在场、独处时）翻看不同的男性杂志。进行暴露练习时，你也应该尽量设置不同的场景。

你学到了什么

在每次完成暴露练习之后，请你给自己一点鼓励，回顾一下整个过程，看看自己从中学到了什么。评估自己去欢迎可怕情境和焦虑情绪的意愿程度。在这个过程中，最让你吃惊的是什么？你所害怕和恐惧的预言成真了吗？暴露练习真的像你想象的那么困难吗？不要指望自己每次都做得很完美，也别要求自己每次都成功。你要学会看到自己哪怕最细微的进步。不断表扬自己，不要妄自菲薄。请记住，克服强迫症是很难的，有时候甚至是非常痛苦的。有时候你可能会怀疑这一切是否值得。所以，记住自己所有的成果，每取得一点进步都要及时奖励自己，这是非常重要的。同时，你必须让自己保持合理的期待。不要指望奇迹会突然降临，但如果你努力坚持去直面暴露清单上的情境，你会看到自己真真切切的进步。

在完成暴露练习后，琼依然无法百分百地确定神明并不会生她的气，但她确信自己并不会因为看一个帅气的男士而遭到雷击。她同样亲身体验到，自己可以只是观察"犯下罪过"的想法，而不是去与之对抗或分析。最重要的是，她认识到了自己可以和别人一样带着不确定感和怀疑去正常生活。在完成暴露练习后，我建议，你将自己学到的内容记录下来（在我稍后介绍的暴露工作表中就有记录的地方）。琼当时写的是："在进行了 45 分钟的暴露练习后，我不再感到焦虑了。焦虑并不会没完没了地持续存在。我可以像其他人一样去看看帅哥。我不必因此而有所顾忌。虽然无法得到百分百的保证，但我相信神明不会把我当作罪人。"后面，我们还会谈到更多与信仰相关的强迫观念的暴露练习。

> 你在暴露练习中学到了什么？
>
> 你能主动靠近焦虑吗？
>
> 你能应对不确定感吗？
>
> 有什么可怕的事情发生了吗？

逐步完成暴露清单

在早期成功的基础上再接再厉

如果你感觉自己已经能够顺利完成暴露练习了，那么你可以尝试进入下一步了。如果你是按照难易程度来逐步完成暴露清单的，那么你可以试着一点点地增加暴露练习的难度。如果进入清单上的下一个阶段让你感到害怕，那么你可以想想自己之前的成功的暴露经验。下面，我们来回顾一下你的暴露工作表。

- [ ] 你对焦虑的感受和身体不适的反应是否比自己预想的要好？
- [ ] 你的不适感是否最终消失了？
- [ ] 你预测的糟糕结果真的发生了吗？
- [ ] 你是否能够应对不确定感？
- [ ] 在完成暴露练习之后，你可能会有疲劳或愤怒的感觉，你是否能够坚持完成那一天的工作？
- [ ] 在完成暴露练习之后，你是否有成就感？

没有任何证据可以表明，完成暴露清单上的不同条目会带来不同的感受。不过，也许下面的条目会激发你更强烈的焦虑，但你做过的练习也已经为你积累了更多的经验，并做好了准备，不是吗？

生活化的暴露练习

如果你患有糖尿病等慢性疾病，但你只是偶尔会留意自己的饮食和血糖水平，那你可能会面临严重的并发症，甚至可能死亡。尽管焦虑并不会夺走你的生命，但强迫症也是慢性疾病的一种。慢性疾病需要你持久的关注，即你要让暴露练习变成你生活中的一部分，而不能"三天打鱼，两天晒网"。

CBT 小贴士 在日常生活中，要把握每一个机会去直面自己的恐惧。当你每次面对恐惧诱因而没有使用仪式化行为的时候，你都在进步；反之，当你每次选择回避诱因或使用仪式化行为时，你都在增加强迫症的影响力。

CBT 小贴士 作为有计划的暴露练习的辅助手段，偶然的"生活化的暴露"可以增加你成功的可能性。不过，偶然的暴露练习依然不如计划好的效果好。所以，你可以试着把握日常生活中出现的所有机会，去练习直面而不是回避自己的强迫性诱因。主动寻找自己害怕的情境，选择去体验焦虑。

在完成暴露清单的过程中，不要轻易忽视和放过自己挑战过的条目。也就是说，如果你在暴露练习中已经挑战并直面了某个自己害怕的情境，那么当你在日常生活中再遇到它的时候，你就不能再像以前那样回避它了。你应该尽可能地、时时刻刻地寻找机会去挑战你的恐惧诱因，这会帮助你阻止自己重新采用回避模式。在我接诊的患者中，有些人本来已经很好地完成了自己设定的暴露练习，但之后在生活中遇到了恐惧的诱因后又选择了回避，这就像"进一步，退两步"。

此外，不要觉得你必须直面清单上那些还没计划好去挑战的条目。如果你碰巧遇到了这类情境，感到非常害怕，并且认为自己必须回避或采用仪式化行为，没关系，那就去做吧。

但你要确保稍后你会设计一个完善的计划，再来进行针对这一条目的暴露练习。在第9步，我们会更详细地介绍应对持续性仪式化行为的方法。

直面自己最大的恐惧并管理强烈的焦虑

"我真的必须直面自己最大的恐惧吗？"我理解你的惊慌，但答案是肯定的。回避自己最大的恐惧诱因，只会强化负性信念，让你觉得那些情境（以及高强度的焦虑）真的非常危险或是超出你的应对能力。这会从根源上妨碍你的进步，甚至可能让你之前的种种努力都付诸东流。你可以回顾ACT隐喻，使用应对口号和认知治疗策略来帮助自己转换视角看待问题，去拥抱焦虑和强迫思维。如果需要，你可以一步一步慢慢来。重点是，你最终能够做到在不回避、不使用仪式化行为的情况下去完成这些暴露练习，而不是快速地完成练习。

> 你将自己最大的恐惧写进暴露清单了吗？

像所有的暴露任务一样，当你在特定的情境中（比如在家里）掌握了直面自己最大恐惧的方法后，你就可以试着在其他情境中（比如工作场所、学校、公众场合）去重复暴露练习。假如你的强迫观念与暴力有关，暴露练习则是尝试直面自己过去会回避的刀具或剪刀。如果你能够成功地在独处时完成暴露，就可以试试在与他人相处时完成暴露。琼在做完看帅气男人的照片的暴露练习后，又选择去游泳馆进行下一步暴露练习，以前她可是绝对回避这个地方的。研究表明，在不同的情境中面对自己的恐惧会帮助你获得最佳的长程疗效。

> **CBT 小贴士**　如果你在面对自己最大的恐惧时感到非常害怕，那么你可以暂停，回顾 ACT 隐喻、认知治疗策略或应对口号，然后再重新进入这个情境练习。

不同类型强迫症的情境暴露

下面会介绍一些针对不同类型的强迫性恐惧来设计和进行情境暴露练习的方法。尽管我无法涵盖每一种强迫症，但我提供了最"典型"的和相对不常见的几种类型的案例。你要做的就是活学，并且活用到自己暴露清单上的可怕情境中。如果需要，可以让你的治疗伙伴给你提些建议。

治疗伙伴小贴士

事先和治疗伙伴商量好，当你面对自己最大的恐惧且需要帮助时，或者你在暴露过程中变得非常焦虑、感觉自己需要暂停练习时，请他介入，帮助你保持住状态，并最终从练习过程中学到一些重要的东西。

给治疗伙伴的小贴士：如果看到患者正处在很强的焦虑中，你可能会说一些安慰的话，比如"别担心，一切都会好起来的。我们可以改天再试"。但如果你真的想帮助你的亲朋好友，你要做的是给他们支持和鼓励，让他们坚持住，停留在焦虑情绪和诱发情境中不再逃避。你可以说"我知道这真的很难，但再坚持一下"或"你就要克服它了。你可以的"。这种表述既肯定了暴露练习的困难，也给予了对方的认可，鼓励他们在焦虑状态下依然坚持去完成任务。

下面是一些类似的参考用语，当对方太过焦虑时，你可以考虑这样说：

- "试着坚持住。把这视为你练习的机会，你可以改变自己对强迫症的认知和应对策略。强迫症欺软怕硬，如果你逃跑，它就会没完没了地缠着你。坚持住，想想你的自我应对口号。"
- "关注当下。让自己感受焦虑。请记住，那只是你的战或逃反应。尽管它看起来好像会伤害你，但其实它只是'门口的讨厌鬼'。你可以熬过去的。"

- "不要与焦虑对抗，或是要求自己放松。这就像不让自己去想粉色的大象一样，那只会让事情变得更糟。试着接受焦虑，等它自己平复下去。与此同时，别忘了，感到焦虑是再正常不过的事了。"

这时，你需要注意以下两点。

第一，不要让你协助的患者分心。当你关心的人感到非常焦虑时，你经常会跟他聊天或是让他关注别的事，以分散一下他的注意力。这样做或许可以帮助患者熬过当下的困境，但从长远来看并没有用，因为这也属于一种回避。暂时的一点点分心是可以的，但患者始终需要停留在眼前的暴露情境、自己的想法和感受中，他需要将身心同时投入到"此时此刻"。也许当时看起来有些残忍，但如果你能让他停留在此时此刻，其实是在帮他。在暴露练习中，不要让他分心，而要提醒他使用应对口号。

第二，如果你帮助的那个人感到太焦虑了，威胁要终止暴露怎么办？如果是这样，尊重并接受他的选择，毕竟暴露练习是非常困难的，但不要让他轻言放弃。你可以试着说："我认为我们需要完成这个练习，现在放弃是不对的。"然而，不管怎么说，他如何选择都是你无法控制的。是要继续进行暴露练习并努力改善，还是选择回避仍受困于强迫症而无法自拔，这是他自己的选择。作为治疗伙伴，你能做的只是提供支持和鼓励，让他自己做出正确的选择。

当你阅读这些示例和建议时，请记住，暴露并不仅仅是要去做"大多数人"或"正常人"会做的事。暴露的重点是让你明白，在面对强迫和焦虑时，你其实是有选择权的，你并不需要去回避或进行仪式化行为。你可以接受适当的风险，接受日常的不确定性，即使焦虑和不必要的想法突然出现，你也依然可以正常生活。有时你需要突破某些看似合理或"正常"的范围，

CBT 小贴士　记住设计暴露练习的指导原则：你要挑战直面的情境和项目都应该与你的恐惧相关。

以证明自己害怕的情境并没有那么危险，你其实可以应对。这可能意味着你要做一些大多数人在日常生活中不会去做的事，但这些事的风险仍然很小。

也请记住，当你在进行情境暴露时，也要练习想象暴露与反应阻断。我会在本书的第 8 步和第 9 步中进行更为具体的说明，不过早点知道自己能用三种方法一起来应对强迫症显然也没什么坏处。

与污染有关的强迫观念

如果你担心细菌、疾病或是将疾病传染给他人，你就必须练习直接接触你害怕的污染源，比如地板、鞋子、栏杆、脏衣服、门把手、浴室、洗手间、垃圾桶、医院及他人携带的物品，等等。你可以用上厕所、开门或在自己膝盖上放一条被汗打湿的毛巾来做暴露练习。我曾经陪同害怕杀虫剂的患者一起去园艺商店，他们在店里做了正确使用杀虫剂的暴露练习。如果你不能直接触碰自己害怕的物品，试着"污染"一块布或纸巾，并将其带在身上，用于后续的暴露练习；如果你害怕尿液、粪便、唾液或其他体液，试着放几滴在自己手上。如果这对你来说太难了，那你可以试着先用一点点你害怕的东西（如几滴尿或血液）来污染一张纸巾，然后练习触碰那张纸巾上污染最严重的区域。

重点是，你并不仅仅是用指尖触碰到了自己所害怕的污染物，而是让自己感觉到"我已经完全被污染了"。也就是说，你想象着"细菌"已经沾到了你的手上、衣服上、头发上、胳膊上、脸上，甚至你的物品（比如枕头、钱包、手机或汽车）上。你在周围环境中设计越多的"污染"场景，暴露练习就会越有效。如果你害怕把细菌传染给他人，那么就试着在自己被"污染"的时候去和别人握手、触碰他们的东西或是为他们准备食物。重复对污染物的暴露练习，并不是为了永久地改变你的卫生习惯，而是为了帮助你学会接受日常生活中的风险和不确定性，并继续自己的生活。经过反复的暴露练习，你就不会那么害怕细菌了。

珀尔害怕感染疱疹病毒。为此，她选择回避公共厕所、门把手和垃圾桶，也会尽量避免与他人及其物品（如笔、电话等）接触。身体排泄物（如尿液、粪便和汗液）也会激发她的强迫性恐惧。

表 7–2 是珀尔的情境暴露清单及其对应的主观不适感（SUDs）评分。

表 7–2	珀尔的情境暴露清单及其 SUDs 评分
暴露清单条目	SUDs 评分
门把手和栏杆	45
与他人握手	65
使用公用电话	70
触碰垃圾桶	75
触碰汗液	80
使用公共厕所	85
触碰尿液	90
触碰粪便	95

下面是珀尔每周的情境暴露练习计划。

- 第一周：每天穿过公司所在的办公楼，触碰门把手和栏杆，每次触摸几分钟。作为暴露练习的一部分，她在纸巾上沾染了"门把手上的细菌"，并将其放在自己膝盖上一小时。在逛商场时，她也进行了同样的暴露练习。在每次的暴露练习中，她都让自己停留在焦虑之中，并思考患上疱疹病毒的可能性。

- 第二周：与陌生人握手。有计划地触摸并使用同事的电话，因为她过去总是担心会因他人口中的病毒感染上口唇疱疹，所以她让自己的嘴唇离话筒很近，并让自己处在担心感染疱疹和其他疾病的恐惧中。

- 第三周：练习触碰垃圾桶（从外到内）。她先触碰自己家里的垃圾桶，然后去商场或餐厅这类公共场合触碰那里的垃圾桶。

- 第四周：每天跑完步后摸自己的腋窝和鞋子的内侧，挑战触碰汗液。她还在包里放了一只脏袜子，每隔几个小时就摸一次。

- 第五周：围绕洗手间展开表露练习。先从触碰洗手间的门把手、水龙头、肥皂盒开始，每次保持接触几分钟；然后坐在马桶旁边，触碰冲水按钮和坐垫；最后，练习坐在公共厕所的马桶（比如她之前曾回避的商场里的马桶）上。

- 第六周：每天进行尿液暴露练习。在纸巾上滴几滴自己的尿液，放在包里带着，一天摸几次，并让这张纸与自己的手机、口红、床或沙发有所接触。

- 第七周：增加对粪便的暴露练习。用厕纸沾染一点自己的粪便。

这里我没有列出珀尔的反应阻断计划，这部分我将在本书的第 9 步予以详细介绍。

对伤害或错误行为担责的强迫观念

CBT 小贴士　如果你担心自己做得太过了，请参考心理学家乔纳森·格雷森（Jonathan Grayson）博士的建议："问问自己，没有强迫症的人是不是也会偶尔或有意让自己陷入同样的情境或做出类似的行为。如果答案是肯定的，你就可以将这个行为纳入自己的暴露练习计划。"

针对这类强迫症的暴露练习往往包括情境暴露练习和想象暴露练习两个部分。进行情境暴露练习时，你需要让自己置身于"有风险"的情境中，也就是说，你感觉在这里自己可能会诱发一些伤害他人、损坏物品、自身受伤或其他（发生在你身上或其他人身上）的负性事件。但不要被动地陷入这些情境中，你只要主动承担风险即可。

有这类强迫观念的人可以做以下的暴露练习。

- 如果你担心引发火灾，那么你可以在离开家时不拔掉家用电器（如熨斗和烤面包机）的插头、不关灯，等等。

- 如果你担心没关掉家用电器，那么你可以做这样一个暴露练习：先用一下这个电器，然后在关掉它的时候移开视线（比如转过身去或闭上眼睛）。确保自己没有用手去感应其开关在什么位置就离开房间、离开家或上床睡觉，而不去检查。然后让自己想想看，这个设备是不是真的关掉了、是不是安全的。如果你担心没关好门窗，那你同样可以采用类似的策略。当然，我们在第 9 步也会谈到，一旦着手进行暴露练习，你就绝对不能回头检查。这些练习的目的就是让你意识到，你可以带着这样的不确定性正常生活。

- 如果你害怕开车撞到路人或害怕发生事故，那么你可以练习在人多的地方（如商业街、停车场、生活小区）开车而不特别留意路边的情况或看后视镜。你可以从较为容易的路线开始，然后逐渐升级，最后驶入激发你焦虑的路线。你也许可以在暴露清单上加入夜间行车、在光线不足的地方行车等练习项目。你是否担心开车时因听广播或和乘客聊天会增加自己撞人的概率？如果是，把这几项也纳入你的暴露清单。确保自己不再开回去检查，以此让自己放心你并没有撞到任何人。你的任务是让自己成为棋盘，留意观察自己的焦虑和强迫怀疑，但不要让它们（或反复检查的仪式化行为）干扰自己的活动。

- 如果你害怕写下糟糕的愿望会噩梦成真，那就试着把它写下来，比如"我希望儿子今天死于车祸"，看看你在不求证的情况下能坚持多久。

- 如果你害怕某些特定的言语或数字会给你带来厄运，你可以有意识地直面它们或将它们写在纸上随身携带。例如，我的一位患者就是把最害怕的数字贴纸贴在了胳膊上。

- 如果你担心自己会因为不小心而毒害他人，你可以将有毒的物质（如清洁剂、杀虫剂）放在灶台附近。

- 如果你担心自己会由于失职或疏忽而给他人造成伤害，那你可以有计划性地去做一些你担心会给他人带来伤害的事情，比如在超市的过道或美食广场的地板上洒水。

如有可能，你可以使用暴露练习去进行检验，看看自己故意犯错或实施

某些你害怕的行为时会发生什么。比如，在亲人的照片上写下数字 13，看看他是否会就此厄运缠身；如果你害怕引发火灾，那么试着开着电器（比如电炉子）不管它一阵子（去别的房间待会儿或是在小区里溜达一会儿）；如果你害怕写错信封上的地址，那就故意漏写一笔，看看信能否顺利到达；如果你害怕自己表现得不够完美，那你可以故意犯下一些"不完美"的小失误，以此来作为练习任务。

请记住，有些针对与责任有关的强迫观念的情境暴露练习，比如插上电熨斗或打开电炉子，在一次暴露练习中只能做一次，如果立刻重复练习，往往会适得其反，因为重复这个动作会让你有机会去检查并确保自己没有引起火灾。因此，你需要做好计划，在做暴露练习的同时不给自己寻求保证的可能。做完情境暴露练习后迅速离开而不检查会是个不错的办法，你会发现自己可以在思索令人恐惧的后果并接受不确定性的同时，依然可以完成日常生活的其他各项事宜。在本书的第 8 步，我会介绍如何运用想象暴露来辅助这类暴露练习。

有些时候你需要自己一人去完成这些暴露练习，因为有治疗伙伴或其他人的陪同可能会让你感到自己（对造成潜在灾难）要承担的责任没那么大，这也可能会降低你的焦虑水平。比如，如果在暴露练习中，你开车时旁边总有人陪着，你就没那么紧张，你会觉得如果有什么状况旁边的人一定会提醒你。这并不算是直面自己担心造成伤害的恐惧，因此达不到练习目的。

> **CBT 小贴士** 在处理与责任有关的强迫观念时，进行暴露练习的指导原则是：这项练习必须让你感到自己要为造成（或没有尽力阻止）可怕的灾难担责。

安杰洛总是担心自己会给别人造成人身伤害或财产损失，由此激活了许多检查的仪式化行为。看到消防车，他就会联想到自己可能无意中引发了火灾。因此，他会看新闻、翻报纸、给消防队打电话，以反复确认自己没有造成任何事故。每天晚上，在妻子和孩子们入睡后，安杰洛会反复检查家里的所有电器、门窗和水龙头有没有关好以及自己的车是不是拉好了手刹。

表 7–3 是安杰洛的情境暴露清单及其对应的主观不适感（SUDs）评分。

暴露清单条目	SUDs 评分
开 / 关电灯开关	75
路过消防队或看消防车	40
开 / 关窗户	65
开 / 关车门	60
松开 / 拉紧车的手刹	40
开 / 关电器（电炉子）的电源开关	75
开 / 关水龙头	60

表 7–3 安杰洛的情境暴露清单及其 SUDs 评分

下面是安杰洛每周的情境暴露练习计划。

- 第一周：从电灯开关入手，因为这个问题的仪式化行为占用了他太多的时间。他实施暴露练习的方式是，首先上班前打开家里所有的灯（确保此时家里没人），然后以最快的速度关掉所有的灯，并马上开车去上班，不给自己检查的机会。路上有意识地安排自己路过消防队，强迫自己去想象，如果漏了一两盏灯没关，就有可能会引发火灾而把整个家都烧掉。从这个过程中他了解到，即使他有意让自己陷入不确定感和焦虑之中，他依然可以完成日常的工作。

- 第二周：他打开再关上家里一层的窗户，然后强迫自己做家中被盗的想象暴露练习（这部分我们会在第 8 步予以详细说明）。

- 第三周至第四周：在这两周里，他不管在哪儿停车，都先放下车窗，然后迅速关上车窗，锁车，关闭引擎，拉好手刹，再迅速离开，不给自己检查的机会。安杰洛强迫自己去想象，如果他忘记拉手刹、没关好车窗或忘了锁车会发生什么。

- 第五周至第六周：他选择在自己家里进行暴露练习，打开再关上电器（如电熨斗、电炉子、电烤箱）和水龙头的开关，然后迅速离开家，不检查。同样，他会刻意开车路过消防队，增强诱发产生家里失火或被水泡的想法和画面。

在完成所有暴露清单上的练习后，安杰洛开始在不同环境（比如在工作场所或女儿家）中进行暴露练习。随后，他也开始尝试在晚上入睡前做开关电器、窗户、水龙头、汽车和灯的暴露练习。

与秩序和对称相关的强迫观念

进行这类暴露练习可以帮助你检验自己忍受事情"不是刚刚好"的耐力。请注意，你的目的是激发那些不愉快的感受，而不是设法把事情变得"刚刚好"（比如放在某个特定位置、按某个顺序摆放或进行"完美"的安排）。你可以把平常收拾整齐的物品弄乱，把衣服团成一团，右脚鞋带系得比左脚紧，或是故意不好好写字等来诱发你的不适感。然后进行练习，试着去接纳这些不适感，继续自己的日常生活，而不是回头去"修正"这些混乱的状况。如果你只是让自己关注和保持这种不适，而不去做任何事情改变它，你就会发现这并没你想象的那么糟，焦虑感也会随着时间的推移而降低（习惯化）。

如果你的强迫观念与不精准、混乱、不完美或不对称会带来厄运或导致糟糕的结果有关，比如"如果我没有把衣服摆放'正确'，妈妈就会受伤"，那么就去练习做这些你认为会导致糟糕结果的事。这和应对与责任有关的强迫观念时的暴露练习一样，想象自己的行为可能会导致糟糕的后果，然后观察自己的想法和不确定性，可以帮助你视觉化那些令人害怕的后果。在第 8 步中我会进行更具体的介绍。

伊夫琳的强迫思维与"不完美"和"不平衡"有关。因为她要确保自己写的每个字母都准确无误且"完美无瑕"，所以完成书面工作往往会花掉她几个小时的时间。伊夫琳必须确保房间里的东西都放在特定的位置上，不能弄乱。她最常见的症状体现在左右平衡上。如果她用右手开冰箱门并从里面拿点什么，她就会感到一种冲动驱使着她再用左手来完成同样的动作以保持平衡；反之亦然。

表 7-4 是伊夫琳的情境暴露清单及其对应的主观不适感（SUDs）评分。

表 7–4　　　　　　　　　　　伊夫琳的情境暴露清单及其 SUDs 评分

暴露清单条目	SUDs
写字时不追求完美	40
不要求写在账本上的字体很完美	55
放任家里的东西胡乱摆放而不收拾	67
只关注"右"而不管"左"	75
留意左右不平衡的情况	75
只碰物品的一侧	85

下面是伊夫琳每周的情境暴露练习计划。

- 第一周：写字时不追求完美。先是在白纸上随意书写，然后在给别人的便条上随意书写，最后在财务报表等正式文本上不刻意追求完美地书写。检验自己的假设，看自己是否真的无法忍受不完美的书写而必须重写。

- 第二周：在写支票和账本时故意写错（如漏掉笔画）。

- 第三周：不按照以前的条理性和"平衡"重新摆放家里的物品，或轻轻碰歪相框和书架上的书。先从起居室开始，最终扩展到卧室。在想象暴露中不断提醒自己，这些东西都是"无序的"。在反应阻断中，控制自己不去重新"正确"摆放它们。

- 第四周：只提"右"而不说"左"。只提"右"这个词或将其写在双手背面，或将写有"右"的纸放在兜里随身携带。

- 第五周：留意生活中的左右不平衡的情况。观察并留意自己开车时有六次左转但只有两次右转，单位电梯的按钮大多安在右侧，以及医院里的大多数人都会坐在候诊室的右侧候诊。

- 第六周：有意识地触碰自己左侧或右侧的墙和桌子，但并不采取维持左右"平衡"的行动，甚至在系腰带时故意将腰带扣略微偏左放（不放在中间位置），并将左脚的鞋带系得比右脚更紧。

与暴力相关的强迫观念

涉及与暴力内容有关的强迫观念时，主要的干预策略是想象暴露，但在减少与诱发相关的情境或事物引起的回避行为时，情境暴露也是很有帮助的。如果你脑海中出现的强迫思维和画面与死亡有关，那么你可以试着观看一些带有暴力镜头的影视作品［如《绝命毒师》（*Breaking Bad*）］，浏览一些与暴力有关的网页或书籍［如《美国精神病人》（*American Psyco*）］，或是直面枪支、刀具、棒球棒、剪刀、绳索、割草机、斧头或其他潜在凶器的照片或画面。如果与潜在受害者待在一起会诱发你的强迫观念，那么你可以试着单独与这类人（如孩子或老人）相处。你也可以试着练习直面与暴力有关的词汇，比如谋杀、杀害、捅伤、受害者、死亡、斩首、子弹，等等。

不过不用担心，为了应对这类强迫观念而进行的暴露并不会让你变得对暴力麻木不仁，也不会让你爱上连环凶杀案之类的恐怖电影或小说（当然并不是说这种爱好有问题），更不可能让你成为一个有暴力倾向的人。设计这种暴露练习的目的，就是帮助你改变自己与日常的暴力想法之间的关系。你会逐渐发现，尽管这些想法可能让你感到很不舒服，但你并不需要去对抗或控制它们。而且，有这样的想法并不意味着你是个可怕的人。最终，你会明白，你只是有与暴力相关的想法，尽管它们可能极其激烈、逼真甚至残酷，但并不意味着你就一定会做出那样的行为。

帕克斯顿的第一个儿子刚刚出生，但自从儿子出生后，他的脑海中就开始出现自己无法摆脱的可怕念头——儿子被他误伤的可怕画面。比如，他割草的时候，脑海中就会出现用割草机伤到儿子四肢的画面；看到刀具的时候，就会出现划伤儿子的画面。帕克斯顿既往从未有过暴力行为，他被自己的这些念头吓坏了。他开始回避与儿子接触，尤其不肯单独和儿子待在一起，也不肯推车带他出去散步。他甚至退出了棒球队，因为拿起球棒，他眼前就会出现球棒误伤儿子的画面。

表 7–5 是帕克斯顿的情境暴露清单及其对应的主观不适感（SUDs）评分。

表 7–5 帕克斯顿的情境暴露清单及其 SUDs 评分

暴露清单条目	SUDs 评分
抱着儿子拍嗝	65
抱着儿子靠近楼梯	50
带儿子到有车的地方去散步	40
在繁忙的街角抱着儿子	45
给儿子洗澡	75
儿子在附近的时候使用刀具	70
儿子在附近的时候拿起球棒	65
儿子在院子玩耍的时候使用割草机	85
用刀子钝的那一侧触碰儿子的皮肤	90

下面是帕克斯顿每周的情境暴露练习计划。

- 第一周：给儿子拍嗝。儿子吃完奶后，竖着抱儿子，轻轻地拍着他的后背。(这可以帮助帕克斯顿对抗自己用力过猛、伤到儿子的强迫性画面。)

- 第二周：抱着儿子站在楼梯顶端。

- 第三周：用婴儿车推着儿子到繁忙的街道闲逛，先和妻子一起去，然后自己去。(这可以帮助帕克斯顿直面自己失控将婴儿车推到车流中的想法。)

- 第四周：在繁忙的十字路口，把儿子从婴儿车中抱出来，想象自己会将儿子扔到路中央。(这一练习可以帮助帕克斯顿意识到，想象可怕的事情并不意味着自己真的会那么做。这也让他明白，这种想法并不足以妨碍他与儿子共度美好时光。)

- 第五周：在浴缸里给儿子洗澡，这会诱发溺死儿子的想法。先在妻子的陪伴下进行暴露练习，然后再自己独立完成。

- 第六周至第九周：选择可能诱发强迫思维的、有潜在风险的不同情境。比如当儿子在附近（距离足够远、足够安全）时，拿着（或挥舞）棒球球棒；儿子在院子中围栏里玩时，试着用割草机去割草（这也是帕克斯顿最近会完全回避的一件事）；试着用刀子钝的那一侧触碰儿子的皮肤。

上述练习证明，帕克斯顿出现暴力的想法和做出暴力行为根本不是一回事。在治疗尾声，帕克斯顿改变了自己对那些不必要的想法的认知，意识到它们只不过是"门口的讨厌鬼"；他可以欢迎它们的出现，并同时继续享受自己的派对。

进入第8步

在第7步，我们学习了准备和进行情境暴露练习的核心知识。希望这部分内容为你的治疗提供了一些建议和启发。既然你现在已经熟悉了情境暴露，那么是时候进入想象暴露了，你可以利用它来改善自己与强迫思维、怀疑、表象和恐惧之间的关系。我希望你现在已经清楚地知道，强迫症所导致的问题非常复杂，需要全方位的治疗。等你了解更多与情境暴露、想象暴露与反应阻断有关的知识后，我会在第9步中告诉你如何将各种方法结合起来运用，以确保达到最佳的治疗效果。

直面强迫思维、怀疑和表象

◇ 在进入第 8 步前，请先阅读第 7 步。

◇ 在进行想象暴露练习之前，先阅读第 7 步至第 9 步。

◇ 在学习暴露与反应阻断技术时，你依然可以继续练习自己在第 6 步中学到的认知治疗技术，每天 45 分钟，坚持 1~2 周。

◇ 如果你在进行情境暴露和想象暴露时遇到了困难，请阅读本步骤"解决难题"的部分。

如你所知，强迫症可以将你的想象力变成你最可怕的敌人。明明是不太可能发生的灾难看起来却似乎已成定局。你的思维会将不现实的想法幻化成真，于是大脑就会卡在不可接受的、可怕的、不道德的、尴尬的、麻烦的或不必要的想法和表象中。有时，这些强迫思维似乎比生活中让你害怕乃至逃避的真实情境更难以应对。但信不信由你，你可以用自己的想象力去

纸老虎指的是看起来很可怕但其实毫无杀伤力的东西。强迫思维就是纸老虎，它看起来很强大、令人望而生畏，但事实是，它一点儿也不可怕。

揭穿强迫思维的假象，让它们原形毕露（不过是些无害的精神噪声），而不会再被这些纸老虎吓倒。在本步骤，我会向你展示如何把想象暴露练习与你在第7步中学到的情境暴露策略结合在一起使用。

情境暴露和想象暴露如何协同工作

情境暴露和想象暴露可以结合起来使用。在现实生活中，有些恐惧让人难以直视，比如疾病、火灾、交通事故、暴力事件、不可接受的性行为、来自老天或神明的惩罚，以及那些你担心的但在很长一段时间内都不会发生的灾难（比如害怕罹患癌症或下地狱）。这类恐惧往往以强迫思维、表象和怀疑的形式出现在你的想象中，所以对抗它们的最佳方式同样是运用你的想象力。如果你害怕开车时会撞到路人，你当然不能真的开车去撞人来做暴露练习。不过，你可以选择在晚上去一条光线不好的乡间小路上开车（情境暴露），然后想象自己可能不知不觉撞到了人（想象暴露）。在这一步中，我会帮助你将情境暴露和想象暴露结合起来，以期能更好地应对你的强迫性恐惧。

你也可以用想象暴露去挑战突然出现的或在不同情境中"复发"的强迫思维。比如，有一类患者每当想到某个特定的人时，他们的脑海中就会出现与乱伦或猥亵儿童有关的强迫表象；也有一类患者每次看到能用来当作武器的物品后，他们的脑海中就会浮现与暴力或伤害他人有关的画面；还有一类患者很多时候都会出现亵渎神明的想法。如果这些强迫思维是由环境中的诱因所激发的，患者就可以针对诱因去做情境暴露，针对强迫画面做想象暴露。如果你的强迫思维没有任何明显的诱因，只是时不时会自发地冒出来，那么你只需要做想象暴露就够了。

你的强迫思维会不会突然"冒出来"？

想象暴露如何起作用

请记住，你的强迫观念其实都是一些无害的闯入性想法，只是因为被错误地解读为非常重要、危险或具威胁性，才让它们不断发展壮大起来。以这种方式去解读强迫思维，你就会采取仪式化行为、回避、不停寻求保证并压制自己的想法的方法，希望以此战胜或击溃它们。但这些方法的副作用往往更大，因为它们会导致更多的强迫思维，即"越是不想要，越是甩不掉"。随着时间的推移，强迫思维会变得越来越强烈、越来越可怕，而你根本没有想过它们其实只是无害的"精神噪声"。所以，对抗或试图压制强迫思维只会让你进入恶性循环中无法自拔（如图8-1所示）。

> 越是不想要，越是甩不掉。拼命回避或与强迫思维作战只会徒劳无功，这反而会放大你的强迫观念，让你越来越相信那些想法比事实更具杀伤力、更危险、更重要。要摆脱强迫症，你就要制订一个新的计划，将自己从恶性循环中解脱出来。

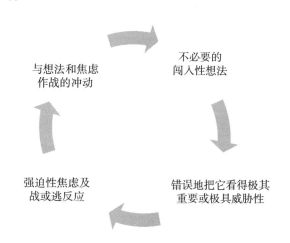

图 8-1　强迫观念的恶性循环

我知道这听起来很奇怪，但如果你能反复去挑战那些最可怕的想法、怀疑和表象，坚持停在那儿而不分散注意力、不对抗或不逃避，你就会发现强迫症其实就是纸老虎，它根本没有能力阻拦你享受每天的日常生活，你根本不用花时间去回避或采取仪式化行为来应对它。

我每次向我的患者介绍想象暴露时，总是喜欢使用史蒂文·海斯博士提出的"公交车上的乘客"这一 ACT 隐喻。我认为，这个隐喻可以很好地帮助我们理解这类暴露练习的深层原理及效果。

想象自己是一名公交车司机。公交车象征着你的生活，你的行车路线代表了你的生活方向，车上的乘客是你的想法、感受以及其他的个人体验，其中有些人神情愉快，有些则恰好相反。在某一站，一群看起来凶巴巴的乘客上了你的车。这些人代表了你与强迫症有关的内心体验（强迫思维、焦虑和不确定感、不想要的身体感受，等等）。他们选择坐在前排，你感受到了他们的威胁。他们欺负你，对你指手画脚："在这儿左转！""你得开快点，赶紧的！"

请把你的强迫症（你车上的乘客）在日常生活中没完没了地告诉你的话（比如"你最好多洗几次手！"）写在专栏 8-1 的横线上。

专栏 8-1　　　日常生活中强迫症没完没了地告诉你的话

1. _____

2. _____

3. _____

你不喜欢开车时被人指挥怎么开，也不喜欢这些讨厌的乘客坐在自己后面指指点点。于是你开始跟他们讨价还价：如果他们肯坐到后面，老老实实地蜷缩在座位里（这样你就看不到他们），不再欺负你，你就答应开到他们想去的地方。也许这句话听起来似曾相识，为了把自己的强迫症塞到"公交车后座"上，你是否曾经许下过类似的承诺呢？

可是，迟早你会厌倦按他们的要求开车，因为你有自己想去的地方。所以，你决定想办法甩掉这些乘客。你把车停下来，走到后排想把他们轰下车。然而，这些乘客个个身强力大，和他们硬碰硬恐怕并不是个好主意。这个场景是不是也似曾相识？你和强迫症之间的争斗和对抗是不是与此很相似？

为了不让这些乘客没完没了地回到前排对你嚷嚷，你似乎只能顺应他们的要求。慢慢地，这就变成了一种习惯。他们并不需要提醒你在哪儿转弯、以什么速度开车，你就知道他们到底想要什么。有些时候你甚至可以装作他们并不在车上。但让我们纵观大局，坐在驾驶座上的人是你，也就是说，你才是那个真正能控制车辆的人。然而，为了控制那些乘客（"待在后面，别让我看见你们"），你不得不将自己的控制权拱手相让（"我会按你们的要求开车"）。这与你应对强迫、焦虑、不确定感和不想要的感受是否很相似呢？

如果你想按照自己的意愿开车，不再让其他人替你做主，那么会发生什么呢？当然，由于你违背了之前对他们的承诺，这些人恐怕又会回到前排来。但最糟糕的结果是什么呢？除了对你大声嚷嚷、企图引起你的注意之外，他们还能做些什么呢？尽管有些时候他们看起来似乎会冲上来争抢方向盘，从而导致车毁人亡，但其实你从未尝试检验这种结果会不会发生，正如你从未尝试专注开车、放任他们嚷嚷一样。这就是想象暴露的切入点，它可以帮助你认识到强迫症并不是你想象中的那种坏蛋。想象暴露可以帮助你练习欢迎自己的强迫思维、表象、怀疑、焦虑情绪等，让你明白，它们只是纸老虎，而你可以在载着它们的同时依然按照自己的意愿开车。甚至，等这些乘客发现他们根本没法欺负你的时候，他们就会没趣地下车了。

弗拉基米尔认为，他有那些闯入性的想法（如袭击自己年迈的母亲）就意味着自己是一个危险而失控的人。他经常努力将这些想法赶出自己的脑海，有时也会刻意回避与母亲共处一室。但当他强迫自己反复想象袭击母亲的画面时，他改变了自己的感受。他意识到这些想法并不能影响自己与母亲相处，他会将这个想法付诸行动的可能性变得越来越小。

所以，想象暴露可以减少强迫观念的方法之一，就是通过调整对闯入性想法的错误理解而实现的（与认知治疗一样）。反复挑战令你不安的念头可以帮助你认识到，它们并不重要，自己并不需要运用精神仪式化行为或微仪式化行为去压制它们。通过允许自己"待在那儿"和在想象中体验灾难性的后果，你会发现所担心的可怕的事并不会真的发生。我的患者经常会告诉我，在做想象暴露练习的时候，那些极其可怕的强迫思维、主意和表象似乎都失去了威力，而那些他们曾经怕得要命的灾难性结果似乎也变得荒谬起来。

为什么你必须刻意地去思考那些令人不安的想法，才能降低它们的可怕程度呢？想象暴露的作用原理其实和你在第 7 步学到的一样：反复挑战某些让你害怕但其实并没有那么危险的事情（比如强迫思维），会让你发现自己其实是安全的。同理，可以想象一下自己反复观看一部恐怖电影 100 次之后的感受。一开始，这部电影会给你带来很多恐惧和内在的不适（如心跳加快、肌肉紧张），但看的次数多了，你的视角也会逐渐发生变化。恐怖情节渐渐地只是屏幕上的画面，与现实生活没有关系了。可见，想象暴露可以帮助你改变自己看待强迫思维、焦虑和不确定感的角度。

着手开始想象暴露练习

如果你还没有准备好，那么现在你可以试着思考一下怎样将想象暴露运用到自己的治疗中。下面是我的三名强迫症患者运用想象暴露的例子，希望对你能有帮助。

与刹车相关的强迫观念

加里总是担心自己会忘记拉好汽车的手刹。在治疗过程中，为了不让自己去反复检查，他在手刹上套了个纸袋。当他快速离开汽车而不去检查手刹时，他运用了想象暴露来挑战自己对可能发生的灾难性后果的想法和怀疑。他还特意写了一个因为没拉好手刹而发生可怕后果的情境故事的脚本：

　　我不确定自己是否拉好手刹了。我要是忘了怎么办？如果溜车了怎么办？我真想回去检查一下，但我知道这并不是个好主意。当我正在担心会不会溜车时，我看到两位警察向我走来。我的心脏开始狂跳，我无法集中注意力。这时，其中一位警察问我的车是不是一辆绿色的现代牌汽车。"是的，那就是我的车。"我答道。我感觉自己紧张得腿肚子抽筋。警察告诉我，我的车在停车区域发生了溜车，撞到了另一辆车。听到这里，我感觉自己的惊恐症都要发作了。警察建议我去检查一下车损，因为两车的碰撞程度看上去真的很严重。他告诉我我忘了拉手刹。当时我要是小心一点该多好！

　　接下来，我让加里大声朗读他写下的这个故事情节，并把它录了下来。通过循环播放录音，加里能够不受干扰地反复聆听他的强迫思维，并将注意力集中在那个令人不安的场景上。我建议他在朗读时用一种惊恐的语调，这样听起来就和他内心的感受一样。然后我解释说："刚开始听录音会激活你的焦虑，但你会逐渐了解到，你可以让那些想法'待在'自己的脑海里。"在反复练习后，加里可以改变自己与强迫观念之间的关系，了解到它们只不过是一些精神噪声罢了。之后，我给了加里一些指导意见，让他在接下来一周的时间里每天做一次这种暴露练习。

与未来相关的强迫观念

　　你的强迫观念是否与很久以后才会发生的灾难，甚至可能是你死后很久才会发生的事有关？基雅娜非常害怕胶水，她并不是害怕接触胶水会马上生病，而是担心胶水挥发出的有害物质在很多年后会导致她发生神经病变（无法控制自己的肌肉）。为此，她会没完没了地阅读与这类疾病相关的信息，试着计算出她将来罹患这种疾病的概率，最终影响

　　如果你的强迫观念和恐惧与遥远的将来发生的事情有关，那么担心造成可怕的后果和确定会发生可怕的后果带给你的糟糕感觉其实是一样的，前者甚至更可怕。因此，在这类情况中，想象暴露练习必须聚焦在你的不确定感上。

了她正常的工作和家庭生活。基雅娜听说过暴露治疗，但她认为这对她不可能有效，因为她永远无法百分百地否定将来发生糟糕结果的可能性，毕竟不确定性永远在那儿。

我向基雅娜澄清，暴露治疗的目的并不是证明她对自己将来发生神经病变的恐惧是不合理的，她的想法也不是完全没有道理，这事儿谁也不能百分百担保一定会或不会发生。暴露治疗实际上是帮助她在没有（也永远不可能有）绝对保证的情况下，依然能够正常地过自己的生活。所以，在情境暴露中，基雅娜在皮肤上放了一点点胶水，在办公室里放置了一个一直敞着口的胶水罐（在整个过程中，她并没有刻意靠近去闻胶水）。然后，她运用想象暴露去挑战自己对出现神经病变的恐惧和表象。我帮助她将自己想象的故事的脚本集中在不确定性上，让她有机会去练习欢迎那些不确定性（比如自己将来某天可能会生病）。事实上，世界上的每个人（不管有没有强迫症）都面对着同样（或是非常相似）的不确定性。

我已经接触过胶水，甚至闻过胶水挥发出的气味。现在我害怕自己老了以后会出现神经病变。我想确认自己是否摄入了过多的有毒物质，但我无法得到准确的答案。尽管找不到确定的答案，但我依然必须继续自己的生活。我可以想象自己年老时逐渐失去肌肉控制能力的样子。一开始，我的手指和脚趾不听使唤了。一段时间后，我无法挪动自己的胳膊或大腿，不得不依靠其他人喂我进食。接下来，我连嘴唇也动不了了，我的心肺会停止工作，我会缺氧窒息而死。我会成为家里人的累赘，没有人愿意陪伴我。也许这些真的会发生在我身上，但我永远也无法确定。

基雅娜录下了自己的故事脚本，并反复聆听。在坚持一周没有去寻求确认胶水的摄入量是否过度的证据之后，她开始对自己的强迫症和不确定性有了新的认识：尽管她无法得到"自己永远不会出现神经病变"的保证，但她的风险水平可能和大多数人的一样是相对较

当你将情境暴露与想象暴露相结合练习时，你会发现自己在日常生活中可以接受自己害怕的灾难性后果的不确定性。

低的。即使再次想到风险，她也可以活在当下而不逃开，不管是在工作场所、家里或任何其他情境中。

与魔鬼相关的强迫观念

应用想象暴露的另一种方式是直接挑战那些看起来令人反感、恐怖或无法接受的想法，它们可以是固着在你脑海中会诱发焦虑和仪式化行为的想法、字词、句子、念头和画面。尽管有时你可以用情境暴露练习来诱发这些强迫问题，但想象暴露可以帮助你更有效地挑战它们，并保证你的思路不会转移到不那么痛苦的主题上去。

乔纳斯的强迫观念与"魔鬼""堕落天使"和"暗黑破坏神"这些词汇有关，它们在他的脑海里挥之不去。他选择使用想象暴露来直接挑战这些想法。一开始，他对刻意去想这些词汇感到很愧疚，尽管他深知每个人时不时都会想到它们。我向他表述了自己的理解，也向他表明，解决这一问题的最好方式就是强迫自己说出这些词，然后反复聆听，并在这个过程中集中注意力，不使用仪式化或中和行为。既然他无论如何都会想到这些词汇，还不如将其用作治疗的方式。于是，乔纳斯写下并反复去想那些会激发自己强迫性恐惧的词汇。最终，他对这些词汇感到厌倦，并学会了将它们视为一种没有对错的体验。

> 你害怕让自己去思考一些每个人都会出现的想法吗？

刻意去想那些让自己备受困扰的念头肯定不是一件容易的事。然而，我所治疗过的患者通常都会惊讶地发现，当他们停止对抗强迫观念，并欢迎它们到来时，它们就开始变得既不真实也没那么令人痛苦了。我的患者之所以能够停止企图控制他们自己的想法而做的无谓挣扎，就是因为他们认识到脑海中出现的想法、主意或表象其实根本不算什么。

> 当你用想象暴露去挑战不想要的闯入性想法时，你将学会接受这些想法。你能够与自己的强迫症发展出一种新的关系，并允许自己将其视为一种精神噪声。

治疗伙伴小贴士

如果你发现自己因为害怕"想法代表了你这个人"而回避想象暴露，那么你可以试着向治疗伙伴寻求帮助。但并不是说你要让伙伴反复向你保证想象暴露练习是安全的，而是你要与伙伴分享自己的想法和感受，让治疗伙伴知道你感到压力的部分在哪儿。你们可以讨论一下，如果焦虑和不确定性变得更加糟糕，那你们需要怎样去应对。

给治疗伙伴的小贴士：请记住！再多的保证也没用！不要向你患有强迫症的朋友或家人去保证想象暴露中什么糟糕的事也不会发生，不要试图用这种方式来立刻缓解他们的压力，而要试着通过以下几种方式提醒他们注意。

- 每个人（不管是否患有强迫症）都会产生一些与强迫观念相似的、奇怪的、无来由的、不必要的想法。与你的人格和信仰相违背的想法、主意和表象可能是不雅的、令人不安的、烦人的、暴力的、不道德的、不妥的甚至是令人无法接受的，但它们其实都是生活的一部分，你或许还可以与自己的伙伴分享几个。
- 错误地解读这些想法会导致你陷入焦虑和强迫问题的恶性循环中。做想象暴露练习可以帮助你改变这些错误的解读。
- 想象暴露并不会让那些强迫思维消失，它们还是会在那儿，看起来依然让人无法接受。但反复地直面和挑战它们会帮助你的患者从全新的、更健康的视角去看待问题。
- 讨论一个或多个 ACT 隐喻，比如"棋盘"或"公交车上的乘客"。

心想并不意味着事成

想象暴露对弗恩来说实在是太可怕了，她担心挑战自己亵渎神明的画面。她说:"万一我这么想了,万一我背叛了神明怎么办?"伯尼连续几年都会回避参与治疗,因为他担心直面自己的暴力强迫思维会让自己付诸行动并杀掉家人。

反复思考一个念头就会改变你的性取向、宗教信仰或人格吗?会让别人遭受厄运吗?世界上绝大多数的人并不害怕这些,我在自己的人生经历中也没见过这种事。但是,我永远无法做到让你百分百地放心,因为当强迫症占据了我们的大脑时,它会让我们没完没了地找出理由来证明这些想法、怀疑、表象和主意真的非常重要、

> 进行想象暴露,反复思考自己的强迫思维是值得冒险的!它并不是要把你变成一个享受这些想法的人,也不会让你拥抱或赞同自己的强迫观念。不过,它确实会改变你对这些想法的认识,并让你明白,你可以把它们视作你的一部分,不去评判它们的对与错。

非常危险或一定会成真。不仅如此,努力安慰让你放心,也许可以给予你短暂的舒缓,但从长远来看只会助长强迫症对你的控制;相反,我只会鼓励你直视生活中的不确定性,努力去面对自己的恐惧。

想象暴露练习的小技巧

和情境暴露一样,如果你能以正确的方式进行练习,同样会取得最佳的治疗效果。所以,除了在第7步中提到的暴露练习小技巧之外,下面介绍的四点在想象暴露练习的过程中也会对你大有帮助。

1.增加细节,让情境变得更加栩栩如生。确保增加足够的细节,让自己的想象尽可能地贴近现实。比如,如果你的强迫思维与孩子的葬礼有关,那么就尽可能具体地描述一下那个场景。你站在哪儿?身边还有谁?棺材看起来是什么样的?同样,将自己的反应代入情境。你感觉如何?你在哭吗?你不需要对背景进行过于详细的描述,你的目的是尽快将自己代入情境,比如"我忘了检查卡罗琳的摇篮,她在睡梦中死去了。现在我正在她的葬

礼上……"

2. **关注不确定性**。如果你的强迫观念与遥远未来的灾难事件或无法检验的负性环境有关，那么请试着将自己的想象暴露练习聚焦在不确定性上。刻意让自己陷入并未发生的、可怕的后果情境之中。基雅娜担心将来自己会生病的那个故事就是很好的示例。认为神明会对自己失望是另一种常见的强迫性恐惧。试想，人类是否真的能知道神明的想法吗？

3. **加入自己最大的恐惧或最痛苦的画面**。除了挑战不确定性外，你也应该在设计想象暴露的脚本时，将自己最大的恐惧或最令自己痛苦的强迫画面安排进去，不要害怕诱发焦虑。请记住，你只是在脑海中想象这些令人不安的画面，它们并没有真的发生。勇敢地向前一步，让自己试试。

4. **不需要任何仪式化行为或安慰保证**。不要在想象暴露练习中告诉自己那些强迫观念是没有来由的、错误的或虚假的。不要在想象中加入仪式化行为，也不要加入任何他人安慰你或向你保证的情节。这些只会干扰你，让你无法直接面对自己的强迫观念，更没有机会认识到它们其实是安全的。在做想象暴露练习时，只加入那些令人不安的负性内容或不确定性。通过反复挑战这些情境，你会发现自己不必分散注意力、无须使用进行中和的仪式化行为或寻求保证，就能够游刃有余地应对自己脑海中的那些想法。

设计你的想象暴露练习

选择要直面的强迫思维

开始做想象暴露练习前，回顾你在第4步中的想象暴露清单（见表4-9），该表列出了你的强迫思维以及你所担心的可怕结果。选择其中的一个条目来练习想象暴露。如果你正在用情境暴露的方法应对自己所担心的可怕灾难，你就可以选择与这项灾难有关的想象暴露条目。例如，本书的第7步中，琼在做情境暴露练习时选择去看帅气的男士照片。

有些想象暴露条目可能与情境暴露不一致。比如，与性或暴力相关的想法或表象通常会在没有诱因的情况下冒出来，因此对待这类强迫问题的暴露练习也有所不同。你可以先从诱发不适感较小的想法和表象开始进行暴露练习，然后逐渐升级。你也可以从出现最多的或对生活影响最大的想法和表象开始做暴露练习。

> 研究结果表明，从长远来看，随机选择暴露练习条目的方式其效果最好。为什么会这样呢？因为在现实生活中，你永远无法提前预测焦虑和不必要想法的出现。随机选择暴露条目练习的方式可以让你明白，无论生活带给你什么想法或多么强烈的焦虑情绪，你都可以应对自如。

设计你的脚本

专栏 8-2 "想象暴露练习准备工作表"可以引导你撰写自己的脚本。选择好暴露条目后，你需要完成该工作表，作为你暴露练习的大纲。

然后，用这个工作表作为指导，并记住我告诉你的小技巧，在纸上设计并写下自己的脚本，内容要包括切合实际的强迫思维、主意、表象或可怕的结果。理想的脚本朗读时长为 1~3 分钟，不过脚本的时长并没有脚本的质量重要。回顾自己所写的脚本，确保里面包含了激发焦虑的重要细节。不要回避令人不安的素材；恰恰相反，要确保这个脚本能够生动地展示你的强迫思维。同样，脚本的结局应该是有不确定性的或极其可怕的。在本步骤后面的部分，会有针对不同类型的强迫性恐惧的想象暴露练习的建议和例子。

> **CBT 小贴士**　多复印几份想象暴露练习准备工作表以备用。当你准备好开始想象暴露练习时，手边一定要备一份这个工作表。

专栏 8-2　　　　　　　　**想象暴露练习准备工作表**

1. 简单描述你要挑战的强迫思维（表象、可怕结果）：

_____

_____

2. 描述一下在这样的情境中，你脑海中会出现怎样的想法、主
意、怀疑或表象：

_____

_____

_____

3. 想象一下，如果自己此刻身处其中，那么：

- 已经发生或可能发生什么糟糕可怕的结果？比如，会伤害某些
  人，会搞砸某些事，你要为之负责，你感到非常尴尬，等等。

_____

- 为什么会发生这样的事？你能做些什么去阻止这些事的发生？

_____

_____

- 你不确定的是什么？

_____

- 你在做什么？

_____

- 其他人在做什么？

_____

- 你脑海中出现了什么想法？

_____

> • 你的身体内部发生了什么变化（比如心跳加快、性冲动、困惑）?
>
> _____
>
> • 你感觉怎么样?
>
> _____

直面你的强迫思维

记录情境脚本

　　成功的想象暴露练习需要你把那些令人不安的情境保留在自己的脑海中，并持续保持关注。进行想象暴露练习其实也是你对自己的预测进行检验的过程。例如，想象可怕的事情是否会让你成为变态? 你是否就是自己想的那样，根本无法忍受这些念头在自己的脑海中停留超过几分钟? 当你愿意给自己机会去检验这些预测的真实性时，就说明这次暴露练习成功了。如果强迫思维只能激活较低程度的焦虑，或你开始对这个情境感到厌烦，那这也说明这次暴露练习是成功的。由于对令人不安的想法保持一定时长的关注比较困难，所以除了视觉化自己的强迫思维之外，你也可以将它录下来反复播放，这样你可以保证自己的想法能够较为长久地集中在强迫问题的细节上。

　　用手机或录音设备将暴露情境脚本录下来是个不错的选择。这些设备通常都便于携带（手掌大小），所以你可以随时随地戴上耳机，在保证隐私的情况下聆听自己的暴露情境脚本，如果需要也可以循环播放，这样就可以帮助你将注意力集中在脚本上。你也可以保留和存储多个脚本录音，随时挑选自己想听的，不需要时也可以随时删除。

　　不管你采用什么技术来记录自己的情境脚本，哪怕只是把它写在纸上读出来都可以，别担心自己做得不够完美。朗读脚本时，你在某个词上卡住了、结巴了或即兴发挥一下，都不会影响暴露练习的效果，但应避免太过情绪化。

特蕾西一直纠结自己是真的得了强迫症还是患上了其他更可怕的疾病。她最怕的是自己患上了其他精神疾病（如精神分裂症），今后会丧失理智而不得不住院治疗。在做想象暴露练习中，特蕾西读故事脚本时哭了起来，之后她反复听脚本录音，注意力也都被自己的压力和痛苦吸引了。等特蕾西平静下来后，她重新录制了情境脚本。这次她的语气虽然还是沮丧郁闷，但较为严肃冷静，她可以将注意力集中在脚本内容上，并最终成功地完成了暴露练习。

做想象暴露练习时也要尽量避免开玩笑，因为玩笑会减少压力，让你的思路从强迫观念中跳出来。最佳的想象暴露练习故事脚本既能让你痛苦的想法栩栩如生地浮现在你的脑海中，又不会诱发你过多的情绪而让你偏离练习的重心。

当你聆听自己的强迫观念故事脚本时，你的感受是怎样的？

直面你的想象脚本

当你准备好做想象暴露练习时，不管是单独练习还是与情境暴露一起练习，你都需要用到第 7 步中的图 7-3 来检测自己的主观不适感水平。你同样需要按照第 7 步中提到的策略，来帮助自己做好体验焦虑的准备。

接下来，反复聆听自己的脚本。闭上眼睛，想象这个情境此时此刻正发生在你身上。如果你挑战的是不必要的想法或表象，那么试着欢迎它们出现在脑海中。刚开始你可能会感到很不舒服，但你要坚持下去，并保持这种状态。如果需要，你可以使用第 7 步中的 ACT 隐喻和应对口号来帮助自己将强迫思维和焦虑感受保持在自己的脑海和身体里。无论如何，不要去对抗或压制这些体验。不要试着分析它们是不是真的（这是一种精神仪式化行为）。使用仪式化行为、回避策略或中和策略都会影响暴露练习的效果，让你无法从中获益。试一下，就只是简单地欢迎那些不想要的体验，让它们"停在你的脑海中"。关注不确定性（"也许会，也许不会""也许有，也许没有"，诸如此类）及强迫问题中令你不舒服的方面。当你欢迎这些想法和怀疑的到来时，你的焦虑、不适和强迫观念也许就会（也许不会）消退，但不管它们在或不在，你都学会了以一种更健康和更有效的方式去看待它们。

将想法视为溪流中的叶子

做想象暴露练习可以帮你减少与强迫思维（和焦虑感受）的"过度联结"，并以崭新的视角来看待它们。如果你在解开自己与强迫观念之间的联结时还有困难，那么下面的这个 ACT 隐喻可能会对你有所帮助。

试着想象有很多树叶漂浮在水面上。每当一个强迫思维进入你的脑海时，你就对自己说："我注意到自己有个关于＿＿＿＿＿＿的想法，以及一种焦虑的情绪。"然后将它放在浮在水面的一片叶子上，看着它随波远去。允许水流以它自己的速度流动，不要试图让水流加快或催促你的想法消失。你不需要想方设法摆脱自己的强迫观念，你只需要简单地观察它们，允许它们以自己的速度出现和离开。如果你的脑海中出现"这很危险""我很害怕"或"如果＿＿＿＿＿＿发生了怎么办"的念头，那就将这些念头也放在叶子上。如果某片叶子在哪里卡住了，允许它停在那儿，直到它自然而然地继续漂远。如果某个强迫思维再次出现，那就重复这个过程，再次看它漂走。

至少要计划出一个小时的暴露练习时长去直面强迫思维或表象，并坚持到你对这个强迫观念或焦虑情绪的预测已得到检验。每次练习情境暴露时，都应反复进行相应的想象暴露练习（每天一次，坚持一周），还要在不同的情境中（如在家、在单位、在学校、旅行时、工作中、锻炼时或享受生活时）展开练

CBT 小贴士　每天两次，每次一小时，持续练习一周，挑战自己想象暴露清单上的每一个条目。

习。我知道这看起来很难。但当你看到自己可以在多种不同的情境中欢迎强迫思维的出现，并依然能坚持完成生活中的重要事情，而不会因受到强迫想法的影响选择回避或卡住时，你就会增强对今后生活的信心，获得最佳的长期疗效。试着改变一下想象暴露的故事脚本也会有所帮助。重复和变化对暴露练习来说都非常重要。坚持想象暴露练习，直到你能够成功挑战清单上的所有条目，并能对任何情境中的强迫思维都保持开放的态度为止。

不同类型的强迫观念的想象暴露

下面，我会介绍运用想象暴露去挑战不同类型的强迫观念的方法。显然，我无法一一介绍每种强迫观念，但我列出了最"典型"的和相对少见的几种类型的示例，可能会对你进行想象暴露练习有帮助。

在阅读这些来自我的患者的真实案例和建议时，请记住，你要挑战的想法和表象可能是令人痛苦的、尴尬的甚至是不雅的。这意味着你需要迫使自己写下并思考那些非常隐私和令人不安的素材。请记住，想象暴露的指导原则是去挑战那种特定的、能激活你焦虑的强迫思维和表象。你能做到的！

与污染有关的强迫观念

如果你有与污染相关的强迫观念，那就练习想象你感染了那些让你害怕的细菌或疾病。如果你的强迫思维与污染他人有关，那就试着在故事脚本中加入相关情节。比如，你无法确定自己是否会令他人患病；安排一些与自己特定的强迫恐惧有关的故事，如由于你的疏忽而导致他人患上重病（也就是说，这是你的错）。你可以将情境暴露和想象暴露结合起来使用。假如你害怕自己会

CBT 小贴士 做想象暴露练习时，你不需要比平时强迫症发作时想得更可怕。这项技术只是给你机会以治疗的方式来练习和体验这些想法。

将有毒的化学物质传给某位家庭成员，你就可以练习触碰清洁剂后再触碰这位家庭成员的物品（比如他的钱包或牙刷），然后想象他因为触碰了这些受到污染的物品而患上重病甚至死亡（结果取决于你的强迫性恐惧是什么）。当然，你也需要练习不洗手、不清洗、不用检查仪式以减少自己的焦虑（见第9步）。

还记得珀尔吗？我们在第7步描述了她的情况。每次在练习对"受污染的物品"进行情境暴露时，她就会同时做"患上疱疹"的想象暴露练习。她会想象自己生病、长疮、被确诊，以及为下半生都要患这项疾病而感到羞耻。在练习反应阻断时，她控制自己既不洗手，也不向医生寻求保证。下面是珀尔的想象暴露故事脚本：

我开始感觉不舒服，出现头疼、发热、腹股沟的淋巴结肿胀、背部后下方有痛感等症状。我注意到自己的皮肤开始变红、过敏、起泡，我不敢检查自己的生殖器官，害怕看到长有疱疹。我马上去医院就诊，医生为我做了检查。在我描述自己的症状时，医生看起来很担心并告诉我，这听起来像是得了生殖器疱疹，但要经化验血和尿才能最终确诊。当医生看到我的验血和尿检结果后，他明确地告诉我那是生殖器疱疹，且目前医疗手段无法完全治愈。看来今后我不得不一直携带这种病了，我也永远没办法去约会或享受性激情了，因为没有人愿意和得了生殖器疱疹的人在一起。我感到非常羞耻。我该怎么办呢？

为伤害或错误担责的强迫观念

在应对这类强迫观念时，想象暴露扮演了重要的角色，它可以让你将注意力集中在那些在情境暴露中你无法直面或挑战的灾难性结果上。我前面提到过的加里对拉手刹的强迫观念就是个非常好的例子。如果你有这类的强迫观念，可以练习挑战与每一种你害怕的灾难结果有关的想法、表象和怀疑。你可以根据自己已经完成的情境暴露去设计想象暴露的故事脚本（如加里的例子），同时在脚本中特意加入"灾难的发生都是因为你没能成功避免或用仪

259

式化行为中和它们"这样的情节。换句话说，要着重强调自己在灾难中的责任和作用。除此之外，你也可以无须情境暴露，只在想象暴露中挑战自己恐惧的灾难。比如，你可以想象自己在没留意的情况下开车撞了人，现在警察正以肇事逃逸的罪名来逮捕你。

试着回忆一下第 7 步里安杰洛的案例，他的强迫观念与导致家中失火、被水泡和造成交通事故有关。他选择进行想象暴露练习，以挑战在情境暴露练习中激活的怀疑和不确定性。比如，当他做情境暴露练习时，他会快速打开再关上所有的电器，然后不做任何检查马上离开家，他会开车去 10 千米之外的公司，坐在办公桌边开始做想象暴露练习。安杰洛的想象暴露故事脚本如下：

我不确定自己出门前是否关掉了所有的灯。如果有盏灯没关上怎么办？如果突然短路引起火灾怎么办？我听说这样的事的确发生过，等消防员赶到的时候，整个家可能都烧光了。我想回家检查一下，但我知道自己不能这样做，但我家里极有可能已经烧起来了。我会失去我的衣服、家具、存折、收藏品和照片。如果我失去了所有，不得不从零开始怎么办？太可怕了。这都是我没有关灯也没有仔细检查惹的祸。

当然，安杰洛同样要控制住自己不回家去检查，这样他才可以练习带着不确定性生活。他不再努力分析自己的怀疑，不再试图确认那些问题是否真实存在（精神仪式化行为），而是选择反复播放自己的强迫怀疑的录音，练习带着不确定性去完成自己的日常工作。等他意识到自己根本不会受到不确定性的阻挠和影响时，他就可以开始试着做与火灾有关的想象暴露练习了。

与对称和秩序有关的强迫观念

如果你的强迫观念与对称和秩序有关，而且与对厄运或灾难的恐惧无关，那就不太需要在治疗方案中引入想象暴露，只用情境暴露的效果就很好。但是，如果你认为，除非使用仪式化行为，否则不准确、不完美、不对称或奇怪的数字就会导致可怕的后果，那么你在进行情境暴露练习的同时，也需要用想象暴露练习来挑战那些可怕的结果。例如，你刻意不把衣服以"合体的"样子穿好（情境暴露），以此挑战"如果自己没有'正确'穿戴或实施仪式化行为，母亲就会死去"的强迫性想法（想象暴露）。当然，你也需要阻断检查、寻求保证或重复行为，以此帮助自己练习欢迎生命中的不确定性，并最终意识到，强迫思维只是纸老虎。

与暴力有关的强迫观念

在应对与暴力有关的强迫观念时，想象暴露是一个有力的工具。如果你听到"谋杀、捅伤、死亡、斩首、子弹"等词汇时就会感到不舒服，那你可以自己读出这些词汇并录下来，然后反复聆听，感受那些"公交车上的乘客"冲你大喊大叫的过程（如果能在日常生活中加入这种练习就更好了）。如果你的强迫观念（比如残忍虐待自己所爱的人）是以表象或想法的形式出现的，你就必须用这些念头最初出现时的样子作为挑战练习的蓝本。就像我之前提到过的，这类暴露练习会让你非常不舒服，因为它需要你思考发生在你所爱的人身上的可怕场景。但从长远来看，如果你直接面对，你就会发现自己根本没必要和它们对抗或回避它们，更不必让它们成为幸福生活的绊脚石。

在本书的第 7 步中，我描述了帕克斯顿有关害怕会伤害自己刚出生的儿子的强迫观念。在想象暴露练习中，他选择去直面自己可怕行为的表象。下面是他写的故事脚本之一。如果你的强迫问题是以表象形式出现在脑海中的，或是极其残忍的，不要回避。在写脚本时，非常重要的一点就是你需要对自己保持诚实。在直面强迫观念的时候，不要回避那些令人极其不舒服的内容，不要用任何强迫性的、精神化的或是微小的仪式去"让一切好起来"。

> **CBT 小贴士** 想象暴露练习可以帮助你学会观察自己的强迫思维，而不是去对抗、攻击、评判或控制它们。

我带孩子出门散步时需要穿过一条繁忙的街道。我在等红绿灯时，"将婴儿车推到街道中间"的念头突然冒了出来。这次，我决定不去管它，不再努力将它赶出自己的脑海，尽管我确实害怕自己会失控。然后，突然间，我无法阻止自己……我一把将婴儿车推到了马路中间。我听到急促的刹车声。我惊恐地看到，婴儿车被一辆一辆汽车撞倒，到处都是鲜血，儿子血肉模糊的身体弹了出来，落在了马路上。我整个人都呆住了。多么恐怖的场景呀！我想象着如果我妻子知道是我杀了孩子，她会有多么震惊。

与宗教信仰有关的强迫观念

与宗教有关的强迫观念的想象暴露脚本通常会分为两类。第一类通常包括让你感到不舒服的、亵渎神明的、大不敬的词语、短语、表象和怀疑。我在前面的步骤中曾描述过乔纳斯针对"魔鬼"这个词所做的暴露练习，就是这种类型的示例。第二类则是对"你犯下的罪过让神明对你感到失望"进行挑战的想象故事脚本。在做这两类想象暴露练习时，你需要控制住自己不采用任何仪式化行为来减少压力。

哈蒂的强迫思维与和爱神发生暧昧关系有关。因此，当她运用想象暴露脚本去挑战这个想法时，内容和乔纳斯的练习差不多，只是从细节上更符合哈蒂脑海中特定的画面。为了停止这个想法，哈蒂允许自己反复去挑战与爱神发生暧昧关系的画面。但她同时也会有另一个强迫怀疑，担心自己不够虔诚，神明会对她感到失望。因此，她按照同样的方法写了一系列的故事脚本去挑战这个想法，下面是其中的一个脚本：

我总是会想到各种理由来证明自己不够虔诚。我总感觉自己对神明的爱和信任不够，因为我脑海中总会出现那些可怕的想法。我想知道神明会怎么看我。我知道自己已经尽了全力以充满爱和信任的方式信奉神明，但我还是有些不确定。我的朋友和丈夫甚至神职人员都劝过我、给我保证，试图让我安心，但他们都只是凡人。他们怎么会知道神明的想法呢？我是否有可能证明神明确实是爱我的呢？是否能证明自己是个足够虔诚的人呢？事实上，我怀疑神明是否真的爱我，这也足以说明我并不虔诚，神明可能会对我感到失望。

尽管哈蒂付出了很多勇气才敢于去挑战这些强迫思维，但当她允许自己直面问题后，她发现这些想法变得越来越无力。她也学会了接受那些不必要的想法。由此，她不但不再需要寻求保证，而且还发展出了更坚定的信仰。

> **CBT 小贴士** 如果你的困扰与这部分描述的内容相似，那你可以试着与自己的治疗伙伴或一位有相关知识背景的专业人士一起做暴露练习，他们会帮助你解决这些难题。

解决难题

下面是在开始暴露练习（包括情境暴露和想象暴露）时常会遇到的一些问题，希望这些解决方法可以帮助你继续前行。

如果暴露练习没有诱发焦虑怎么办

伽罗的强迫思维是，如果她在遇到黑色时没有说仪式化的祈祷语，厄运就会降临到她爱的人身上。在情境暴露中，她挑战穿上了黑色的衣服，而且没有说仪式化的祈祷语。在接下来的想象暴露中，她挑战直面"因为自己没有祷告而导致家人出事故"的表象。但当伽罗记录自己的主观不适感水平时，她发现自己的焦虑水平并不高。

如果你对自己暴露清单上的某个条目做了情境暴露或想象暴露练习，却发现这个练习并没有激发你太多焦虑情绪，那么有以下两种可能性。一种可能性是这个情境或强迫观念其实并没有你在设计清单时预估的那么令人不适。也许你在进行暴露练习之前就以某种方式（对强迫症相关知识的学习、对 ACT 或认知治疗策略的运用）克服了这种恐惧。如果是这种情况，你就可以跳过这项，继续挑战清单上的其他条目。

另一种可能性是你做暴露练习的方法不对，并且这种情况往往更为常见。

例如，在暴露练习中没有感到焦虑，可能是因为你没有全身心投入去面对自己的恐惧；可能是因为暴露情境和你实际的恐惧诱因并不匹配；可能是因为在想象暴露脚本中并没有加入强迫思维和表象中那些充满压力或让你感觉不适的内容；还可能是因为你在应用隐蔽的（或没那么隐蔽）仪式化行为或其他策略来回避问题，让自己感到安全或保护自己免于完全的暴露。如果刚开始进行暴露练习时，你的主观不适感水平有所升高，但进入可怕的情境不久后就迅速降下来了，那就说明你可能在使用安全策略去应对暴露带来的压力。

为了解决这个问题，让我们一起来详细地讨论一下。你可能在无意中做了一些事而干扰了自己的暴露练习。试着花几分钟的时间回答专栏 8-3 中的那些问题，相信可以帮助你找到答案。

专栏 8-3　　你是否在不经意间干扰了自己的暴露练习

1. 你正在练习的暴露条目是什么？

_____

_____

2. 你对这个情境或强迫思维的恐惧是什么？这个情境或想法对你的威胁是什么？

_____

_____

3. 在开始做暴露练习前，你采用了什么预先准备措施，以确保自己恐惧的结果不会发生或让自己感到更安全？

_____

_____

4.在进行暴露练习时，你采用了什么预防措施（可能是行为或精神策略）来阻止可怕的事情发生？

_____

_____

_____

5.在进行暴露练习时，你做了什么来控制自己的焦虑情绪？

_____

_____

_____

6.你应该怎样做（或停止做什么）来让暴露练习变得更真实或更有压力？

_____

_____

在进行暴露练习时，你有没有全身心地投入去面对恐惧呢？伽罗意识到，她会去"提醒"家人，自己在这一周要穿黑色的衣服，这样他们就会更加谨慎小心地来避免厄运。通过这种方式，伽罗释放掉了一部分"穿黑色会给家人带来厄运"的压力。这种隐蔽的安全保证（伽罗并没有意识到这是个问题）降低了她对暴露练习的恐惧，但也阻碍了她在练习中学习。过了几周，她再次试着穿上黑衣服，想象着在不警告家人朋友的情况下他们可能遇到厄运。这一次，她成功地激活了焦虑情绪，并最终意识到，黑色并不会招来厄运。

你是否也会用预先准备的安全措施或其他方法来控制自己的焦虑呢？

如果我无法承受了怎么办

劳伦斯感觉自己已经无法忍受了。他这周的暴露练习计划是要坐在浴室的地板上，但他的负性情绪太强烈了，主观不适感评分似乎飙升到了 101 分。除了这次暴露练习所引发的焦虑之外，劳伦斯的人际关系也出现了严重的问题，他的老板刚刚警告他，如果他的工作再没有起色可能就会炒他鱿鱼。他感觉自己已经无力承受，只想放弃。

尽管最强烈的焦虑感和身体反应都是完全正常和无害的，但它们有时看起来似乎还是超出了你的承受范围，尤其是当你还有其他烦心事的时候，比如伴侣提出分手、失业、失去所爱的人、健康出了问题、生活拮据或发生充满压力的生活事件。如果你因为情绪过于强烈，导致你在做暴露练习时出现困难，你就很难集中注意力去体会暴露练习的深层意义。在这种情况下，最好先暂停一下，花点时间先解决问题（可能是更紧急的）。等情况相对稳定之后，你可以再继续完成暴露练习。

如果你因为做想象暴露练习过于焦虑，导致中止练习，那就试着完成专栏 8–4，以帮助自己找到解决问题的方法。

专栏 8-4　　　　　当暴露练习看起来似乎无法承受时

1. 描述一下激活极度焦虑情绪的那个暴露练习。

_____

_____

2. 找到一个过渡性的暴露练习，在满足挑战性的同时，又可以比问题 1 的暴露练习更容易掌控。这项过渡性的暴露练习可以为你以后挑战问题 1 的情境奠定基础。

_____

_____

3. 调整暴露练习。你该如何调整或改变自己的暴露练习，以降

低它激活焦虑的水平，从而让自己继续完成练习？

_____

_____

4. 拥抱高水平的焦虑。你在这本书中学到哪些方法可以帮助你
应对这种高水平的焦虑，让你能够完成暴露练习？

_____

_____

5. 现在，回顾自己对问题 2、问题 3 及问题 4 的回答。在下面写
出你可能尝试的三种策略。

（1）_____

（2）_____

（3）_____

但要注意，过于焦虑并不是你停止或干脆放弃暴露练习的理由。事实上，如果情况变得充满挑战，你依然能推动自己坚持下去，那么你会从暴露练习中获得更多。因为一开始你越害怕，到最后越会发现自己其实能够应对这种强烈的感受，也就越有成就感。请记住，再高水平的焦虑也无法真正伤害你，如果你坚持一会儿，它们就会消退。焦虑只是你遇到威胁时的正常反应——你的战或逃反应。我们的目的是练习拥抱这些个人体验而不是抗拒它们。

进入第 9 步

现在，你已经学会了两种不同的暴露治疗方法，它们可以帮助你减少强

迫思维和降低焦虑情绪水平。但就像你读到的那样，强迫症治疗的另一个关键要素是反应阻断。如果你继续使用仪式化行为，那么再精密的计划和再完善的暴露练习也是无效的。在第 9 步，你会学到反应阻断的重要性，并开始制订减少自己的仪式化行为的计划。

第9步

抗拒自己的强迫冲动

◇ 在开始暴露练习之前，阅读第 7 步至第 9 步。

◇ 在学习暴露与反应阻断技术的过程中，你依然可以
继续练习自己在第 6 步中学到的认知治疗技术，每
天 45 分钟，坚持 1~2 周。

在本书的第三部分，我着重强调了治疗取得成功的两大关键策略：（1）
直面你害怕的情境；（2）停止强迫性的仪式化行为。这就是这种治疗方法被
称为暴露与反应阻断技术的原因。你需要阅读这两部分的知识，并在自己的
练习中将它们融会贯通。在第 7 步和第 8 步中，你已经学会了如何运用情境
暴露练习和想象暴露练习去应对自己的强迫性恐惧。接下来，你将开始学习
反应阻断技术，也就是说，要对自己的强迫性仪式化行为、不明显的微仪式
化行为、精神仪式化行为以及寻求保证的行为喊停。

为什么说只做暴露练习还不够呢？挑战一下直面那些激发强迫性恐惧的
情境，问题不就解决了吗？想象一下，如果你在运用暴露练习的过程中激发
了强迫性焦虑，然后迅速地采用仪式化行为来降低焦虑并让自己感觉安全，

那会发生什么？一是，你永远无法明白自己其实并不需要仪式化行为来保证安全；二是，你将无法学会改变自己看待焦虑的角度，不会明白它们根本无法定义你的人生。恰恰相反，你会强化自己在遇到强迫问题时使用仪式化行为的冲动，强化自己的错误信念，把仪式化行为视为你应对风险和不确定性的唯一出路。除非你能停止仪式化行为并将它们从应对方式中剔除，否则暴露练习根本就不起作用。

> 仪式化行为是如何偷走你生活中的快乐的呢？

反应阻断如何发挥作用

在减少或停止仪式化行为的过程中，起初你可能会感到焦虑和充满压力。但如果你能坚持做暴露练习，就会发现自己可以应对这些情绪而不用与之对抗了，这些个人体验其实都只是"公交车上的乘客"。焦虑情绪和强迫症并不像它们看起来那样具有威胁性，你不需要让它们左右你。随着时间、耐心和决心的不断增加，你会减少自己对仪式化行为的依赖。

> 反应阻断会让你看到，当强迫性焦虑出现时，仪式化行为并不是唯一的选择和出路。

强迫症给你设置的陷阱就是让你以为自己需要确凿的证据来证明你所担心的结果绝对不会发生。在使用反应阻断技术来停止仪式化行为时，你实际上就是放弃了去寻求这种保证。事实上，追求百分百的确定性是不现实的。你很难从绝对的角度来确定自己害怕的事情会不会发生。例如：

- 我所做的努力足够让自己免于感染细菌、犯错或遭受厄运吗？
- 我是否撞了人却还不自知？
- 我只是患上了强迫症吗？
- 我是不是患上了更严重的疾病？

- 我会不会有一天失控虐待自己的孩子？
- 我死后会不会下地狱呢？

仪式化行为也许可以帮助你暂时逃避这些问题，但请记住，这个游戏是被强迫症操纵着的：不管有多少来自他人的保证，强迫症总会找到办法引诱你，让你觉得自己还需要更多保证。所以，与其去做仪式化行为来消除所有的风险，还不如主动选择与合理的不确定性共存，这样才能让你的情况有所好转。而且，想想吧，如果你不再需要仪式化行为，你会找回很多属于自己的时间。

当强迫症告诉你"你最好让自己放心"时，想想那些"公交车上的乘客"，他们是怎样通过大喊大叫吸引你的注意力、指挥你的行车方向的。你能看到他们，也会听到他们的吵闹声，但这些就是他们的全部手段。按你想去的方向开吧，因为你对现实风险的评估，将自己身家性命全部押了上去，对你而言这个决定就是最正确的。

做好停止仪式化行为的准备

理解停止仪式化行为的重要性是一回事，在自己感到焦虑和不确定的时候要真正控制住那种冲动则是另外一回事。所以，你需要在停止仪式化行为之前做好准备。

露西娅的强迫观念与担责有关。她总是没完没了地担心自己犯错并导致（或没来得及阻止）灾难（如火灾）的发生。她每天会花几个小时的时间来做一系列的仪式化行为，因为担心自己会不小心毒害家人而每天要洗手四十多遍，这样她才能确定没有任何有毒物质（比如清洁剂）粘在自己手上。她同样会采用重复的仪式化行为来避免厄运的发生，直到想法消失为止。

使用 ACT 隐喻

在进行反应阻断时，你可以利用自己在本书中学到的 ACT 隐喻来获得帮助。我的建议是，在计划停止仪式化行为时，先回顾一下本书中最适合你的 ACT 隐喻。在表 9–1 里，我列出了几条建议供你参考。在表 9–1 的右列中，请写下你是如何将这些隐喻用于停止你自己的仪式化行为的。

表 9–1　　　　　　　使用 ACT 隐喻来帮助自己停止仪式化行为

隐喻和建议	如何将其用于停止自己的仪式化行为
强迫症挖坑（见第 3 步） 仪式化行为就像挖坑。通过用力挖坑来离开强迫症这个深坑是不可能的。你越用力挖，这个坑就越深。在反应阻断中，你的任务是放下铲子，学会接受自己已经在坑里的事实	
两个开放程度仪表盘（见第 3 步） 使用仪式化行为控制焦虑和强迫思维只会增加它们的影响力。反应阻断技术可以帮助你将自己的开放量表的分数设置得高一些，这样焦虑和强迫就能有更大的活动空间，让它们消失的可能性就更大	
与诈骗大师的拔河比赛（见第 3 步） 反应阻断就像是放下绳子。别让诈骗大师诱惑你参加一场不可能获胜的拔河比赛	
穿越泥沼（见第 5 步） 你进行暴露与反应阻断练习的原因只有一个：去"泥沼"另一边寻求不受强迫症影响的生活，追求更好的人生	
强迫症流沙（见第 7 步） 仪式化行为就像你身陷流沙后拼命挣扎，结果只会让你越陷越深。抵抗仪式化行为，让自己体验不适感，就像在增加自己与流沙的接触面积，这才是让你脱离困境的明智之举	

续前表

隐喻和建议	如何将其用于停止自己的仪式化行为
"门口的讨厌鬼"（见第7步） 焦虑情绪和强迫性问题就像你家"门口的讨厌鬼"。实施仪式化行为就像是努力把它们堵在门外，根本无暇去享受属于自己的派对时光。不再采用仪式化行为，证明你可以在欢迎讨厌鬼进门的同时，依然专注于对自己而言重要的活动。请记住，治疗的目的是，让你能更好地应对闯入性想法和焦虑情绪，而并非彻底消除它们	
棋盘（见第7步） 做个棋盘！拒绝采用仪式化行为，让自己有机会与强迫、焦虑和不确定性进行接触，而不是企图控制这些"棋盘上的棋子"	
公交车上的乘客（见第8步） 到底是谁在开车？你，还是那些乘客？他们在对你大喊大叫，企图让你实施仪式化行为或寻求保证。让他们喊去吧！你不必听他们的。反应阻断就是让你按照自己的想法（你的生活）去驾驶汽车而不理会那些嚷个没完的乘客	
溪流中的叶子（见第8步） 让叶子按照自己的步调漂走。你只是看着它们，观察，但并不评判。所做的仪式化行为就像试图控制这些树叶或溪流，反应阻断则是让你安心地做个旁观者	

监控：留意自己的仪式化行为

应对强迫和焦虑时，你可能像露西娅一样有成套的仪式化行为。请回看本书第4步的表4-14，那里列出了你最希望干预的仪式化行为。在进行反应阻断时，你需要学会停止这些行为。为了成功地达到这个目的，你需要多加留意。监控仪式化行为，意味着要用记录或日记提醒自己采用仪式化行为的时间和方式。

除了帮助你更多地了解自己的仪式化行为之外，自我监控本身也是具有治疗效果的，它可以降低你使用仪式化行为的频率。有些患者告诉我，只要他们知道自己在记录，就能克制自己不去采用仪式化行为。自我监控的另一个好处是让你能够清楚地了解到自己的进步。

如果以前没尝试过，那么刚开始监控自己的仪式化行为可能会有点困难，所以我列出了如表9–2所示的"仪式化行为监控工作表"。每次采用仪式化行为后，请在表9–2中填写上日期、仪式化行为开始的时间，并简要描述一下当时的诱发情境或想法。然后用如图7–3所示的暴露练习主观不适感记录图评估一下自己强迫性恐惧的强度。下面是填写仪式化行为监控工作表的一些小建议。

- 不要估计仪式化行为持续的时长，尽可能用手表来精准地记录。

- 仪式化行为发生后，尽快填表。如果过了一段时间再填写，你可能会忘记很多重要的细节。

- 随身携带一份或几份表格。如果做不到及时填写，那越早填写越好。

- 每天晚上回顾一下表格所填写的内容，了解一下自己今天采用了多少仪式化行为。

> **CBT小贴士** 在练习暴露与反应阻断技术时，可以多复印一些仪式化行为监控工作表作为备用。由于采用仪式化行为的频率不同，你可能需要很多表格。

表9–2 　　　　　　　　　　仪式化行为监控工作表

发生日期	发生时间	激发仪式化行为的情境或想法	SUDs评分	仪式化行为	持续时间（__分__秒）

表 9–3 是露西娅于 6 月 11 日早上填写的仪式化行为监控表。你可以看出她是怎样将那些不同的仪式化行为与自己对污染、火灾和伤害的恐惧联系起来的。在开始自我仪式化行为监控后，露西娅发现了自己的仪式化行为其实远比预期中的更为频繁。通过自我监控，她对那些会激活自己仪式化行为的特定情境和想法也有了更清楚的了解。

CBT 小贴士　从现在起开始监控自己的仪式化行为，这样的话，在正式进行暴露与反应阻断练习前，你还能有一两天的时间来收集信息。这能帮助你对自己的仪式化行为建立"基线"或"治疗前"的标准。等你完成治疗项目，就可以将这个数据与"治疗后"的数据进行比较，看看自己花在仪式化行为上的时间下降了多少。

表 9–3　　露西娅的仪式化行为监控工作表

发生日期	发生时间	激发仪式化行为的情境或想法	SUDs 评分	仪式化行为	持续时间（　分　秒）
6/11	上午 8：30	如厕后想到细菌	66	洗手	4 分 30 秒
6/11	上午 8：55	触碰了垃圾桶后	75	洗手	5 分 05 秒
6/11	上午 10：25	想到孩子会出车祸	75	在门口反复进出	2 分钟
6/11	上午 11：00	离开家时想到火灾	60	检查电器	10 分钟
6/11	上午 11：30	想到房子被烧毁	70	给邻居打电话以寻求保证	3 分 15 秒

设定目标

下一步，让我们来考虑一下如何选择仪式化行为的干预目标。以露西娅的计划为例，她第一周要进行的暴露练习是在不关掉灯和电器（如烤面包机、电脑）的情况下离开家一会儿，这项暴露练习会激发她的检查仪式，于是她决定先从这项开始记录；接下来，她计划挑战自己害怕的污染，这项暴露练习会激活她洗手的冲动，所以她对洗手的仪式化行为进行了记录；随着治疗的进展，露西娅进一步挑战重复性仪式化行为，并做相应的暴露练习。

现在轮到你了。想想看，你最初几次暴露练习会诱发什么样的仪式化行为，最好先从这些仪式化行为入手。随着暴露练习的不断深入，你可以将不同的仪式化行为当作干预目标。在如表 9–4 所示的"反应阻断计划工作表"的相应空白列，根据你正在做的暴露练习，依次写下其中出现的仪式化行为。

表 9–4　　　　　　　　　　　　反应阻断计划工作表

目标仪式化行为 （描述对应的反应阻断计划）	SUDs 评分	对应的暴露练习

为了对这项任务建立完整的理解和认识，你可以参考露西娅的反应阻断计划工作表（详见表 9–5）。表 9–5 列出了露西娅计划停止的仪式化行为、主观不适感水平（停止仪式化行为所带来的不适感）及相应的暴露练习。在将反应阻断技术应用于不同类型的仪式化行为时，表 9–5 就是露西娅的行动指南。

表 9–5　　　　　　　　　　　　露西娅的反应阻断计划工作表

目标仪式化行为 （描述对应的反应阻断计划）	SUDs 评分	对应的暴露练习
不再检查电器开关、门窗的锁，不再给邻居打电话询问房子的状况，不再半夜让丈夫下床去检查门锁好没有	60	离开房子的时候不拔掉电器插头、不关闭电源开关，想象发生火灾；做因门没锁遭小偷盗窃的想象暴露练习
停止仪式化洗手的行为	80	触碰自己害怕的化学物质（如杀虫剂、汽油等）
即使出现可怕的想法也不再采用仪式化行为	70	做家人在火灾或事故中受伤的想象暴露练习；刻意去想"死亡""厄运"等词

如何停止仪式化行为：反应阻断技术

研究结果表明，你越是坚定地停止仪式化行为，治疗效果就会越好。当然，这并不是说，一开始就完全严格地戒断所有的仪式化行为就是最适合你的方式。让我来介绍一些非常有效的反应阻断技术，看看哪些更适合你。

强行戒断你的仪式化行为

最完美的假设是，当你开始进行 CBT 治疗后，就立刻停止自己所有的仪式化行为。如果你觉得自己能做到，那就试试看。但请记住，戒除仪式化行为通常说起来容易做起来难。这就是我们在北卡罗来纳大学的诊室中所采用的反应阻断技术并没有那么极端的原因。在这种"改良过的强行戒断"中，我们会尽可能地让患者停止自己的仪式化行为，但我们也知道，这更像是一个目标而不是一个要求。如果患者在尝试了各种策略后依然无法完全抗拒仪式化行为，那么我们就会建议他立刻再次尝试暴露在这种仪式化行为的诱因中，或是做一些他已经在暴露练习中挑战过的项目。我建议你也考虑一下这种方法，尽管在学习驾驭 CBT 这匹野马的过程中，你可能会摔下来，但这种方法可以拉你一把，助你重新回到马背上。

> 治疗时，停止仪式化行为的最佳方式是什么？
> 你是否应该一次性戒断所有的仪式化行为呢？
> 你能循序渐进地去做仪式化行为吗？
> 试着推迟一点做仪式化行为会怎样？

有一天，尽管露西娅已经非常努力地克制自己，但她还是忍不住想要回到厨房去检查烤面包机有没有着火。其实，她这么做就背离了暴露练习的目的。不过还好，露西娅在检查时马上清醒了过来，她没有去拔掉烤面包机的插头，而是转身离开了厨房，然后想象自己的烤面包机会因此着了火，以此立刻开始接下来的想象暴露练习，这让她有了第二次机会去抵抗采用仪式化行为的冲动。还有一次，因为害怕化学物品，露西娅没能克制住自己洗手的冲动。她意识到自己必须重新回到 CBT 治疗中去，于是立刻拿起了一罐杀虫剂接着做第二次暴露练习，这次她努力控制自己没去洗手。

如果在尝试各种办法后你依然无法强行戒断自己的仪式化行为，那么也可以试着参考一下接下来介绍的这些循序渐进的反应阻断技术。

调整仪式化行为

如果你已经反复尝试戒除仪式化行为但似乎并不成功，或者此刻你还没有做好强行戒断的准备，那么接下来你可以试试"以错误的方式"来做仪式化行为。也就是说，刻意"做错"来改变一些仪式化行为的内容。例如：

- 如果你有强迫性检查的行为，你可以改变自己强迫性检查锁、门和电器的顺序；
- 如果你有洗澡的仪式化行为，你可以试着以不同的（或相反的）顺序来清洗身体的不同部位；
- 如果你有数数的仪式化行为，你可以试着改变自己数的次数，或是干脆错着数（如 1、4、2、8、5……），让自己无从把握。

这样做的目的是刻意让自己感觉仪式化行为做得不够好，就像工作未完成需要回头再来一遍的感觉。如果你能对这种"错误地做仪式化行为的方式"所带来的感受保持开放的态度，那么你就离戒除仪式化行为的目标又近了一大步。

如果有的仪式化行为你目前还无法戒除，那么该怎样调整实施这些行为的细节，变相地对强迫症做出一击呢？

这种策略对那些你认为自己必须"完美"或按照特定规则去做的仪式化行为是非常有效果的。例如，露西娅必须要按照某个特定的流程洗手才觉得是"完美的清洁"：手心手背先要各洗 1 分钟，接着手指缝洗 30 秒，然后洗手

> **CBT 小贴士** 调整仪式化行为的关键在于，让自己感觉仪式化行为没有做好，需要再做一次。如果你能试着多做错几次，就更容易调整或完全停止仪式化行为。

腕……在努力进行停止自己的仪式化行为练习时，露西娅可尝试以"错误的方式"洗手：只洗手掌，不洗指缝。这会让她感觉仪式"不够完美"，从而达到停止做仪式化行为的目的。

几乎所有要依据一套规则去做的仪式化行为都可以进行调整，你可以用巧妙的、隐蔽的方式或非常简短的方式来调整你的仪式化行为。如果你平时开车时，通过迅速看一眼后视镜以确定自己有没有撞到人，你可以在后视镜上贴一块透明胶带，让你的视野变得模糊一些。如果你习惯快速瞟一眼车门和车灯的开关来确定关没关好，你可以试着在昏暗的光线下进行检查。

用这一策略来应对难以一下子就完全停止的精神仪式化行为也很有效。比如，如果你有祈祷的仪式化行为，你可以试着说错祷词或故意漏掉某些重要的东西。如果你觉得自己必须重复"安全"或"幸运"这类的词或短语，你可以用外语来说，或是想象这些字词被拼错的样子。总之，任何让你感觉仪式被影响了的方法都是可以的。如果你有回顾检查的仪式化行为的习惯，那就试试刻意只记住那些做错的仪式化行为。

> 以错误的方式来完成仪式化行为，可以帮你认识到仪式化行为并没有什么神奇之处。如果你能以错误的方式去完成，那么你也就离最终戒除仪式化行为更近了一步。

为了有效地使用这一策略，你需要细致地做好如何调整仪式化行为的计划。如表9-6所示的"仪式化行为调整工作表"可以帮助你分析在仪式化行为中你想改变的细节，并找出打乱或干扰仪式化行为的方法。首先，在工作表左列填入这项仪式化行为的诸多细节。其次，思考一下你能对其中哪些细节进行调整来影响仪式化行为或削弱它的效果。最后，在表格的右列记下你在进行行为阻断时会改变的仪式化行为的方面。尽管调整得越多，效果就会越好，但也不需要改变仪式化行为的每个方面。关键是，你所进行的调整要让自己感觉到这个仪式化行为不够完整、不够完美就可以。

> **CBT 小贴士** 多复印几份"仪式化行为调整工作表"，这样就可以将其用于不同的仪式化行为了。

表 9–6 仪式化行为调整工作表

分析仪式化行为（你现在是怎么做的）	调整仪式化行为（你会怎样改变你的做法）

描述实际行为：

个性化行为的顺序：

重复行为的次数：

时长限制（比如至少三分钟）：

你所使用的特定物品（如特定的某种肥皂）：

仪式化行为发生的地点：

描述一下他人在仪式化行为中扮演的角色（比如
给予确认和保证、观看仪式化行为等）：

其他特殊的规则（比如避免重复特定的次数、必
须用右手、必须有某些人看着我做等）：

限制仪式化行为

另一项策略是，要么减少仪式化行为持续的时间，要么减少自己重复仪
式化行为的次数。如果你的仪式化行为（比如仪式化洗澡或清洁）持续时间
很长，或是需要多次重复（比如重复在门口进进出出），那么这一策略会对你
非常有帮助。如果你所做的仪式化行为并不需要太长的时间，那么这一限制
策略可能起不到太大的作用。

露西娅没法一下子彻底停止自己的强迫性洗手仪式，所以她使用了计时器来限制自己洗手的时长。一开始她允许自己洗 1 分钟，过了几天后她将时长降到 30 秒，再后来是 20 秒、10 秒，最后终于完全戒除了洗手仪式化行为。

如果你也想运用这一策略，那么请试着尽可能地对自己提出要求，基于现实来判断和选择自己能够达到什么样的目标。请记住，我们的目标是逐步减少仪式化行为，直到完全戒断。

> 试试减少仪式化行为的持续时间或次数怎么样？

延迟仪式化行为

另一种控制仪式化行为的策略是延迟仪式化行为。也许延迟一两分钟，也许延迟几个小时或几天。当然，你拖得越久越好。延迟的每一分钟都是让你认识到自己能够应对焦虑和不确定性的良机。所以，如果你有祈祷、重复行为、寻求保证、洗手或检查的强迫冲动，试着延迟 15 分钟再去做。如果成功了，那下次看看能不能延迟更久，尽可能地拖延时间。试着预测一下出现冲动时自己能坚持拖延多久，然后看看自己是不是比预料中的做得更好。

> 你能利用拖延的方式来阻挠强迫症吗？

露西娅就用了这一策略来应对自己的重复性仪式化行为。在一次暴露练习中，她从门口走进房子，脑海中想象着弟弟出车祸的情境。这激活了她的强迫冲动，想重新从门口走出去再走进来，重复这个动作直到弟弟出车祸的画面消失为止。露西娅没有立刻顺从自己的想法，而是决定 30 分钟后再去做。与此同时，她继续进行想象暴露练习。30 分钟后，她依然感觉到自己有想做仪式化行为的冲动，于是她打算再坚持 30 多分钟不去做。就在此时，电话响了，露西娅在电话里与朋友聊了 45 分钟。令人惊讶的是，聊天的过程中露西娅完全忘记了自己要做仪式化行为的事。这让她明白，自己并不是必须在完成仪式化行为之后才能去做自己想做的事。

在延迟仪式化行为的过程中，你的最佳选择就是继续过自己的生活，该做什么做什么，继续自己的日常生活，或是刻意去做些平时焦虑或强迫时不会做的事，或者自己喜欢做的事。我知道这看起来很难，但你会向自己证明，当强迫出现时你是有选择权的。你并不需要仪式化行为，你并不需要摆脱焦虑或强迫（那些"门口的讨厌鬼"）才能享受人生，你可以按照自己的意愿驾车而不用理会旁边的乘客对你大嚷大叫或是指手画脚。延迟仪式化行为同样会给你留出一些时间，用来思考 ACT 隐喻（详见表 7–1）、应用认知治疗策略（第 6 步）和应对口号（第 7 步）。这会给你带来全新的视角，等延迟时间到了，你也许会发现自己已经不再需要仪式化行为了。

推迟做仪式化行为，就相当于给自己创造了一个机会来运用在本书中学到的策略，会让你意识到，即使出现仪式化冲动，你依然可以正常过自己的生活。你也会发现，仪式化行为的冲动消失得比你预期的要快得多。

如何应对反应阻断出现的高度焦虑

当你开始做反应阻断练习时，请做好准备来迎接不断增加的焦虑和不适感。这有点像在走钢丝时被人撤走了安全网的感觉。但即使不适感增加，你也不要放弃。当你拒绝仪式化行为并感受到焦虑增长时，恰恰是运用学到的 ACT 隐喻（详见表 7–1）和应对口号（第 7 步）的最佳时间点。这些技术会在不采用回避和寻求保证行为的同时为你提供帮助。请记住，ACT 隐喻和应对口号并不是用来减少焦虑的，而是鼓励你以更开放的态度来应对这种体验的。你不需要享受焦虑的状态，但如果要从强迫症手中夺回属于自己的生活，你就必须学会接受焦虑的存在。

从家人和朋友那里寻求帮助

因为露西娅的丈夫和孩子们都不愿意看到她焦虑的样子，所以他们总是尽可能地做很多事来帮助她回避强迫诱因，并反复给她安全保证。比如，她丈夫每天晚上睡觉前都会检查所有的电器状态并向露西娅报告；孩子们没洗手的时候会避开屋里的某些特定地方。尽管他们以为自己是在帮助露西娅，但其实这些做法只会让她的强迫症变得更糟。

> 你的亲人或朋友会替你去完成仪式化行为吗？他们会配合你的回避策略吗？

治疗伙伴小贴士

你也可以请治疗伙伴来帮助你应对高度的焦虑。治疗伙伴应该可以通过应对口号、ACT 隐喻、认知治疗策略或提供支持和共情来帮助你。当你请治疗伙伴帮忙时，让他知道你现在感到非常焦虑，希望他能帮助你度过此刻。当然，治疗伙伴的工作不是通过保证来消除你的焦虑，而是帮助你认识到你自己有能力应对当下的不适感。

给治疗伙伴的小贴士：当你的亲朋患者正在试图应对强烈的焦虑时，下面是一些你"要做"和"不要做"的事项。当然，你的本能反应肯定是帮助他们消除不适感和压力。尽管这看起来似乎很合理，但从长远来看，这样做并没有任何帮助。你的目标是帮助他们控制仪式化行为冲动的同时去接受焦虑的正常体验。

要做的事项：

- 认真倾听你的亲人或朋友此刻所关心的事；
- 提醒他们抗拒仪式化行为是非常艰难的，但他们做得非常不错；
- 说你很高兴他们向你寻求帮助，而不是直接去采用仪式化行为；
- 鼓励他们去应用第 7 步里的应对口号或讨论表 7–1 里的 ACT 隐喻；
- 实在没有办法时，可以跟他们一起做些愉快的事，让他们从令人困扰

> 的情境中暂时脱离出来，比如出去散散步、看电影或打游戏。
>
> 不要做的事项：
> - 不要替你的亲人或朋友去做仪式化行为；
> - 不要鼓励他们采取回避行为；
> - 不要使用逻辑分析或向他们提供安全保证；
> - 如果他们坚持要使用仪式化行为，那么尊重他们的选择，不要与他们争吵、威胁或是辱骂他们（顺便说一句，压力只会让强迫症恶化）；
> - 不要保护过度，要让他们为自己的行为和问题负责；
> - 永远不要用武力去阻止任何人做仪式化行为。

你的家人或朋友是否为你提供过以下类似的"帮助"呢？如果有，请在方框里画钩：

☐ 由于你害怕火灾，室友会拔掉所有电器的插头；

☐ 由于你的坚持，你的伴侣或室友会把快递和杂货擦干净后再拿进房间；

☐ 由于你害怕污染，孩子们会避开小区里的某一类家庭；

☐ 由于你害怕刀，妈妈会帮你切好食物；

☐ 你所信奉的宗教领袖会反复向你保证你是一名虔诚的信徒；

☐ 你最好的朋友向你保证你并没有因粗心大意撞到人；

☐ 父母寄钱给你，供你购买大量的清洁用品和厕纸。

尽管他们的本意和出发点都是为了你好，但却可能在无意间恶化了你的强迫症。所以，按我下面说的去做，让他们以正确的方式来帮助你。

首先，不要责怪自己的亲人和朋友。因为他们不愿意看到你陷入焦虑或痛苦之中，所以他们很难袖手旁观。也许他们（错误地）担心"过多的"焦虑可能会对你有害；也许他们担心如果不配合你的仪式化行为和回避模式，你就会对他们大发雷霆（事实上可能确实如此）。为了让他们理解治疗的原理，你需要向他们解释反应阻断的工作机制，以及焦虑的危害其实并没有那么大，也可以让他们阅读一下本书的第一部分。

其次，分析识别身边的人在自己的强迫症问题里扮演了什么角色，以及他们能为你提供什么帮助。治疗的成功依赖于亲人和朋友为你提供的正确帮助。所以，你的亲人和朋友（孩子和成年人都算）需要停止配合你的仪式化行为，而你也需要停止要求他们替你去做仪式化行为；相反，他们应该按照他们希望的方式去生活，不再因为你害怕细菌或害怕出错就没完没了地进行清洗或检查，不再因为你害怕就把所有刀具都锁进抽屉里。你寻求保证的对象也应该停止为你提供安慰。

在如表 9–7 所示的"停止他人参与你的仪式化行为工作表"里，写下你身边重要的人是如何参与到你的仪式化行为和回避行为的，以及接下来他们应该怎样改变来支持你的反应阻断计划。

表 9–7　　　　　　　　　　停止他人参与你的仪式化行为工作表

重要他人（一人或多人）	在回避行为和仪式化行为中扮演的角色	他们应该怎样帮助你去做反应阻断练习

填写"停止他人参与你的仪式化行为工作表"让露西娅认识到让家人参与治疗方案的重要性。她召集了家庭聚会，向家人解释暴露与反应阻断技术的工作原理。她告诉家人焦虑并不危险，她正在努力学习如何接受焦虑以及不确定性。她还要求家人停止为她做仪式化行为和回避行为。这对露西娅来说是一件非常困难的事，但对她的治疗有很大的帮助。

最后，你应该与特定的朋友和家人会面，并向他们提出具体的要求（可参照表9-7），明确说清楚你希望他们以后要做什么和不要做什么，要求他们以后拒绝为你回避某些东西或替你完成仪式化行为。比如，他们可以这样对你说："还记得吗？你跟我说过，我不应该再回答你这些问题了。"我的几位患者想出了一个主意，给那些参与他们仪式化行为的人写了一封信来解释强迫症的恶性循环。下面是这封信的内容。

亲爱的＿＿＿＿＿＿＿：

我决定开始着手解决我的强迫症了，希望你能帮助我。我不会麻烦你做太多的事，相反只需要你做很少的一些事！解决强迫症问题的最佳方式就是挑战自己的恐惧，让自己感到焦虑，并停止仪式化行为和寻求保证的仪式化行为。即使是最强烈的强迫性焦虑对身体也没有伤害，我能够凭借自己的力量去应对它，但仪式化行为和安全性保证一直以来阻碍了我去认识和发现这些真相。如果你替我完成仪式化行为或是给我安全性保证的话，我就永远也没有办法克服自己的问题了。

所以，我希望你为了我停止这些行为。同时，我也会非常努力地做好计划，不再让你帮我去完成仪式化行为或给我安全性保证。但如果我一时控制不住，再次向你提出这种要求，我希望你不要再为了安慰我而向我保证或帮我分析；相反，请你对我说出下面这些话：

• 看起来你陷入了偏执和怀疑的状态，除了做出保证外，我还能怎样帮助你呢？

• 你记得自己曾经给我写过一封信吗？信上说我不应该再回答这类问题了。所以，我不会回答你，因为我爱你，希望你好起来。我知道你现在感到很难受，但我相信你一定能做到的！

• 看起来你现在非常焦虑。请记住，焦虑并不会伤害你。不要再继续和它斗争了，只关注自己身体的感受即可。你可以做到的！

当你说这些话的时候，我很有可能会继续想尽一切方法来让你回答我的问题。如果我这样做了，请你不要听我的。也许我看起来很难受，但焦虑并不会真的伤害我。焦虑只是一种正常反应，我必须学会接受它。

最后，感谢你的支持和鼓励。这封信表明了我克服强迫症的决心，我希望你可以按照我说的方式来帮助我。

你真诚的，

————————

针对不同仪式化行为的反应阻断技术

下面是应用反应阻断技术来处理不同仪式化行为的一些小建议。虽然我不能一一列出所有的仪式化行为，但你可以调整这些建议和示例，应用于大多数"典型的"或较为少见的强迫性仪式、微仪式化行为、精神仪式化行为和寻求保证的仪式化行为。请留意，这里的示例大多是在本书第7步和第8步的暴露练习中出现过的例子。

阅读这一段时，请记住，反应阻断的目的是让你明白自己可以应对焦虑、强迫思维和实施仪式化行为的冲动并正常生活。在这个过程中，你也能学会怎样去接受一定程度的风险，以及带着不确定性去生活。你并不需要用仪式化行为来保证自己的安全，但这意味着有时你需要超越大多数人和通常做事的范围。不过，如果你认真想想就会发现，我在进行反应阻断练习中提出的大多数建议和在暴露练习中提出的一样，都是人们日常生活中可能想都

> **CBT 小贴士**　在计划和进行反应阻断练习时，可以阅读与自己仪式化行为有关的内容：
> · 消除污染的仪式化行为（如洗手、清洁）；
> · 检查和寻求保证的仪式化行为；
> · 秩序、排列、计数和重复的仪式化行为；
> · 精神仪式化行为；
> · 微仪式化行为。

没想就会去做的事（而且也并不会出现糟糕的结果）。所以，尽管停止仪式化行为并不会真的让你置身于危险之中，但它可能会让你感觉到不确定性的增加。在第10步中，我们会一起来回顾让我们停止反应阻断并回归正常行为的指导原则。

消除污染的仪式化行为

消除污染的仪式化行为（如洗手和清洁）的反应阻断目标是让你感觉自己一直处于污染之中，这样你对自己所害怕的污染物的恐惧就会一直持续。在进行反应阻断练习时应遵循的指导原则是：

有意识地不去洗手、洗脸以及不去清洗身体的其他部位，即使是在上完洗手间、倒完垃圾以及吃东西或处理食材之前。当然，每天至少刷两次牙是必不可少的，但可以尝试使用电动剃须刀以尽量减少你与水的接触。此外，在治疗过程中避免去游泳池游泳（如果是暴露清单上的一项，除外）。

请记住，也许你需要循序渐进地去做。如果你选择改变或调整这一指导原则，那么可以采用本步骤前面提到的调整、限制、延迟等策略。

这条指导原则也许会让你感到震惊。你可能会问："上完洗手间后难道不应该洗手吗？为什么要冒这么大的风险？"其实，很多人上完洗手间不一定都洗手，但依然没有影响他们健康地生活。饭前不洗手的也大有人在，想想那些看球赛或看电影时去买小吃的人吧。许多人尤其是小孩子，经常会触碰到垃圾桶、地面和其他"肮脏的"物品后没有洗手。即使是那些声称要保持最高清洁标准的人（如医生、护士等），通常也会在不经意间违背规则。

治疗伙伴小贴士

当你准备做反应阻断练习时，你需要让你的治疗伙伴了解你停止仪式化行为的计划。同样，要和他们讨论一下你希望他们怎样来提供帮助。也许你希望他们不要插手，让你自己来应对停止仪式化行为的工作。也许你希望他们密切关注你的活动，并在发现你使用仪式化行为时予以提醒。

给治疗伙伴的小贴士：你也许可以将自己这一治疗伙伴的角色视为被某家公司雇来的商业顾问。在这个角色中，你并不需要不断地监督患有强迫症的亲人或朋友（比如"你今天做仪式化行为了吗"）或主动给出建议（比如"你要保证今天不做仪式化行为"），而是希望对方主动来求助（除非你们两个有其他计划）。通常情况下，当你注意到对方正好出现了仪式化行为，最好婉转、温和地提醒对方（比如"你看起来似乎遇到了一点麻烦。如果你愿意，我很乐意为你提供帮助"）。

刻意要求自己不洗手会不会增加你生病的可能性呢？也许会，也许不会，但这可能并不像你想象的那样有那么大的影响。与此同时，不洗手（意味着减少强迫症问题）所带来的收益明显要高于其可能带来的风险。等结束治疗后，你当然可以恢复正常的洗手和清洁活动。在本书的第 10 步中，我还会谈到这一点。

坚持这样做，不要用任何其他方法（如借助手套、衣袖、湿巾或纸巾触碰物品）来消除或预防污染；同理，不要在自己的衣服或其他地方擦手。不要使用任何手部消毒液或消毒湿巾（把它们扔掉，以免受到诱惑）。唯一例外的是，如果你极度害怕被尿液或粪便污染，上洗手间时你可以戴上手套来避免与其接触，直到你做好了针对它们做暴露练习的准备为止。

- 不要清洗或擦拭自己经常接触的物品，比如家具或手机；不要过度清洗衣物或盘子，在清洗衣服或盘子之前，确保自己至少用过一次。
- 每天只花 10 分钟（用计时器）的时间来洗澡。这个时长应该足以让你保持个人卫生，同时又不会变成一种仪式化行为。在进行反应阻断练习的过程中，洗澡的目的并不是要达到百分之百的清洁，而是让你比洗之前干净一点儿。使用普通的香皂，而且身体每个部位只洗一次（且不使用仪式化行为）。不要清洗浴帘或喷头，多次使用毛巾和浴巾，等到跟衣服一起洗的时候再清洗。一旦你洗完澡，就要用暴露清单中的某个项目重新让自己进入"受污染"的状态。

- 不要再强迫他人加入你的洗手或清洗的仪式化行为，而要鼓励他们和你一样运用这些治疗原则（当然他们拥有最终选择权）。另外，不要向他人寻求某件东西干净或安全与否的保证。

- 不要因为感觉自己"被污染了"，就回避"干净的"物品或家里的区域。事实上，要刻意弄脏整个居住环境，不要有免遭污染的"安全港"或避难所。

- 如果你犯了错，违背了这些原则，可以在自己的"仪式化行为监控工作表"上（见表 9–2）记录下来，并立刻让自己重新暴露在导致自己犯错的污染物中，这样你就重新感受到被污染了。

珀尔（第 7 步和第 8 步中的例子）有与污染相关的强迫观念，接触到（即使只是在想象中接触到）自己害怕的污染物（如人体排泄物、公用电话），就会诱发她洗手的仪式化行为。如果采用"强行戒断"，就意味着她必须立刻停止所有的仪式化洗手行为。也就是说，她在有机会去进行暴露练习前（见表 7–2）就要直面自己最害怕的污染物（尿液和粪便）。所以，她最后采用了选择性反应阻断技术，即随着针对不同恐惧的暴露练习的推进，逐步停止自己的仪式化行为。下面是珀尔的具体治疗过程。

- 第一周：在触碰门把手和栅栏后，尽可能地不去做洗手的仪式化行为，仅在饭前便后和扔垃圾后洗手。不过，在洗手后，她会立刻让自己再度"被污染"。在暴露练习中，她垫上一张纸巾去触碰门把手，洗手后她又再次触碰这张纸巾，想象着自己沾染上了"门上的细菌"。通过这种方式，珀尔既让自己持续完成了清单上第一个条目的暴露练习，又没有做过度的挑战。

- 第二周：在和他人握手后，尽可能地长时间不去做洗手的仪式化行为，仅在饭前和便后或扔垃圾之后洗手。洗完手后，依然快速让自己再度"被污染"。

- 第三周：触碰垃圾桶后依然坚持不做洗手的仪式化行为，仅在饭前和便后洗手。洗完手后，再次触碰垃圾桶让自己再度"被污染"。

- 第四周：仅在饭前和便后洗手，其他时间都保持"被污染"的状态。并在洗手后触摸鞋子的内部或脏衣服，让自己再度"被污染"。

- 第五周：在完成公共洗手间的暴露练习后，尽可能地坚持不去做洗手的仪式化行为，但便后依然可以洗手。洗手后，再次触碰沾有"公共卫生间细菌"的纸巾，让自己再度"被污染"。

- 第六周：小便后不再洗手，但大便后还是可以洗手。洗手后，再次触碰尿液（触碰沾有几滴她的尿液的纸巾）让自己再度"被污染"。

- 第七周：停止一切洗手的仪式化行为，饭前和便后也不洗手。一旦洗手，就要再次触碰里面裹有一小块她的粪便的纸巾，让自己再度"被污染"。

检查和寻求保证的仪式化行为

对因伤害他人和错误行为担责的强迫观念以及导致（或未阻止）某些可怕灾难的强迫怀疑，是诱发大多数检查和寻求保证的仪式化行为的原因。但我也遇到过一些患者，他们采用检查的仪式化行为是为了应对与污染和疾病有关的恐惧。如果你有与宗教相关的强迫观念，那么你可能也会有寻求保证的仪式化行为。针对这些类型的仪式化行为进行反应阻断练习时，可遵循下面一些核心指导原则。

- 停止对门锁、窗户、电器开关、电源插座、路边、衣服口袋、自己所坐位置的检查行为，放弃通过搜寻媒体、网络去求证或找警察或消防员来帮你确认的行为。

- 如果你想通过触碰开关、锁、仪表盘或任何物品来进行检查，那么就把你的手拿开。如果你看它们一眼就能完成检查，那就用胶带或宽大的纸张把它们盖上，挡住你的视线。

- 控制自己不向他人（亲人、朋友、治疗师、同事、微信好友等）寻求与自己强迫性恐惧有关的保证。告诉你的亲朋（即使是虚拟的）不要给你任何保证。

- 不要查询并获取大量和自己害怕的情境有关的信息。例如，不要在网上搜索某种含毒物质导致患病的可能性有多高，也不要查询并获取你会将自己与暴力相关的想法付诸行动的可能性有多大，并远离网络上的讨论群。

- 不要试图去避开任何可怕的结果，也不要向自己保证可怕的结果一定不会发生。也就是说，坚决不要去做诸如捡起或清除"危险品"、向他人报告潜在的风险、计数、返回、寻求保证、列出清单等行为。

- 如果你开车时有查看后视镜的强迫行为，就在镜子上贴上一块透明胶带来遮挡自己的部分视线，这样你依然能看到较大的物休，只是没法看清楚较小的物体或细节；如果你担心自己无意间肇事逃逸，不要检查车身是否有相关痕迹；如果你拿不准自己是否出了交通事故，不要掉头回去查看或检查后视镜。

- 如果你有因担心邮件、文件或信封上可能出错而不停检查的强迫行为，那么就简单地读一下，但不要使用拼写或语法检查软件；如果进行统计，也不要反复计算。

- 如果你偶尔没坚持住进行了检查，试着再次把自己暴露在不确定性中，最好的方法是用想象暴露让自己面对那些可怕的情境。

安杰洛在家和单位都有检查的仪式化行为。在治疗开始的前六周，他集中精力戒除自己在单位和驾车时的仪式化行为（选择性的反应阻断）。事实上，从第一周开始做不关灯并想象火灾的暴露练习时，他就已经抵抗住了自己回家检查火灾的冲动，他也坚持住没去检查窗户、电器开关、电源插座、汽车以及水龙头。等安杰洛在家里成功戒除检查的仪式化行为后，他开始将反应阻断的范围扩大到单位及其他地方。

秩序、排列、计数和重复的仪式化行为

对这些仪式化行为的反应阻断是非常直接的：抵制住仪式化行为的冲动，

让自己保持在不完整、不准确、不平衡、不平等或不完美的感受和想法中。如果你做这些仪式化行为是为了应对痛苦的强迫思维，或者为了保护自己或他人免受灾难性后果的影响，那么你就需要迎接挑战，冒险放弃仪式化行为。下面，我给出迎接挑战的一些指导原则。

- 控制住自己不去重新排列和整理物品。在治疗过程中，让自己的房间、整个家、工作场所处于"无序状态"。

- 控制住自己通过特定的方式寻求"平衡"或"对称"的冲动，包括数数、触摸或敲击、以某种方式盯着物品、反复说一些词语或再走一遍，等等。

- 控制住自己重读或重写的冲动。

- 不要因为自己害怕厄运或脑海中出现可怕的念头就选择重复行为来应对。可以换个方式，用想象暴露来练习应对厄运的想法或可怕念头带来的恐惧。

- 不要因为担心神明会对自己做得不够完美而失望，就多次重复做宗教仪式或不停地进行忏悔。请记住，你要对神明有信心，相信神明能理解你、认可你的诚意。

- 如果你控制不住重复做某个行为的冲动，那就试着用"错误的"方式完成它，或者在"错误的"房间里做，或者用"错误的"次数，以此来降低仪式化行为的效力。

- 某些规则、排序、计数或重复的仪式化行为是很难停下来的，因为它们往往是自发性的行为，你会觉得没办法控制自己。为了帮助自己获得控制权，可以先从自我监控入手，比如用手持计数器来记录自己的仪式化行为的情况，这会让你更容易控制它们。然后，试着调整仪式化行为，用"错误的"方式去做（比如不按顺序摆放物品、计数时分心）或以"错误的"方式触碰或注释物品。一旦你能做到这点，你就在停止仪式化行为的道路上又前进了一步。

伊夫琳选择了练习循序渐进的反应阻断策略，成功地戒除了相关的仪式化行为。她每周都会开启一个新的暴露项目，同时也会停止一个仪式化行为。

伊夫琳的具体做法如下。

- 第一周：伊夫琳先试着不完美地（不认真地）书写文字（每天所有需要书写的内容），然后控制自己不重写、不重看所写的内容。

- 第二周：增加暴露练习的难度，即伊夫琳在支票本上潦草地书写，控制自己检查支票、重写、重新计算的冲动。

- 第三周至第四周：进行情境暴露练习。伊夫琳将房间里的物品胡乱摆放，忍着不去整理和做有序排列的强迫性行为。

- 第五周：当伊夫琳进行有关"左"或"右"的暴露练习时，她能抵制做"左右平衡"的仪式化行为的冲动。然而，如果伊夫琳很偶然地遇到有人提及"左"或"右"时，她就很难停止做"左右平衡"的仪式化行为。这是因为伊夫琳在意识到要抵制做"左右平衡"仪式化行为的冲动之前，她的仪式化行为已自发性地做完了。例如，如果伊夫琳看到一个写着"红灯亮时禁止右转"的提示牌，她脑海中就会自动出现"左"这个字。伊夫琳的治疗伙伴于是建议她练习说出或想相反的方向，这样她就再次陷入了不平衡的状态，可以"抵消"自发性的仪式化行为。再比如，如果伊夫琳听到有人说"我把钥匙放在 ① 桌子上了"，"右"这个词就会自发性地出现在她脑海中来中和"放"。此刻，她会要求自己说出"右"，以此再次打破平衡。这个方法对伊夫琳来说还是非常有用的。

精神仪式化行为

精神仪式化行为很难被人们注意到，所以有时在进行反应阻断练习时会被我们忽略。在治疗中，我的一些患者最大的突破就发生在他们开始意识到并决定停止精神仪式

完全发生在脑海中的仪式化行为看起来似乎没有那些你付诸行动的行为（如洗手、检查和整理）重要，但在反应阻断练习中，这类仪式化行为和实际发生的行为一样需要终止。

---

① 英文的"放在"与"左"是同一个词"left"。——译者注

化行为的时刻，这也是我在本书的第一部分对这类仪式化行为特意进行强调的原因。

　　针对精神仪式化行为进行反应阻断练习时，干预的目标就是你脑海中不断重复的"安全的"想法、字词、短语、数字和祷告词，以及那些你会用来中和不必要想法、减少焦虑或是预防厄运发生的东西。反应阻断练习也会对终止精神检查、分析和回顾等行为有帮助，让你认识到你并不需要努力为自己的决定或恐惧去寻求保证。但我们都知道，你不可能像停止洗手或检查的仪式化行为那样去停止一个想法。因此，停止精神仪式化行为需要事先做好细致的计划。下面是一些行动指南和技巧。

> **CBT 小贴士**　针对精神仪式化行为进行反应阻断练习时，最佳的方式就是找到最初激发这种仪式化行为的强迫思维或诱因并增加其暴露的机会。

- 不要刻意重复任何字词、短语或联想任何画面来减少焦虑、预防厄运的发生，也不要刻意对抗令人不适的强迫思维和疑惑。

- 不要要求自己"不去想精神仪式化行为"，而是选择试着想点别的。但要注意，"别的"是指那些会诱发仪式冲动的不必要的和令人痛苦的想法。比如，看到"死亡"这个词的时候，不要去想"生命"（仪式化行为），而是有意地多想一些和死亡有关的事。当你让自己想象痛苦的事情时，就没法去做精神仪式化行为了。

- 不要为了应对强迫性恐惧而祈祷（如"神灵保佑"）。如果你确实正在进行宗教活动，不要因为你可能会说错或走神而反复祷告。在随后的"解决难题"这一部分，我会对与宗教相关的仪式化行为做更细致的说明。

- 如果你有精神仪式化行为的自发性的反应，那么就要再次刻意安排自己反复直面令人不适的强迫思维或情境，以降低精神仪式化行为的效果。

- 如果你无法控制自己采取精神仪式化行为的冲动，那就试着用"错误的"方式来做，让它变得没那么有效。

- 控制住自己分析强迫思维的意义和诱因的冲动。你的工作是简单地观察这些想法（当作棋盘），而不是去解释（本来也没什么好解释的）。

- 如果你害怕你的强迫观念会显露自身某些不好的特质（如暴力倾向、行为怪异、变态、不道德或给他人带来危害等），那么你就要控制住回顾过去的冲动，"测试"自己是否认同强迫思维，或者努力寻找你的强迫思维真实性的证据。

帕克斯顿的暴力强迫观念与他刚出生的儿子有关，他过去经常会使用精神仪式化行为来降低自己的焦虑以及自己可能实施暴力的恐惧。当令人痛苦的念头出现在脑海中时，帕克斯顿会没完没了地对自己重复"我不想伤害自己的儿子"这句话，这会让他感觉好些，并中和掉那些不必要的念头。他也会花时间找证据并加以分析，来确认自己是不是那种"会做出可怕事情"的人。

通过反应阻断练习，帕克斯顿最后不再说那句仪式化的话了，也不再分析自己想法的意义了。如果他不小心又开始分析了，他就会提醒自己永远没办法确定这些想法的由来以及它们到底意味着什么。一旦他有了仪式化行为的冲动，他就会对强迫思维进行想象暴露练习。换句话说，帕克斯顿将这个情境作为暴露练习的机会，从而让自己以更开放的态度面对自己的强迫思维。

微仪式化行为

和精神仪式化行为一样，我们也很容易忽略微仪式化行为，因为它们通常很简单，也很隐蔽。但你别被它们的这些特点蒙蔽了。如果微仪式化行为能够减少你的焦虑，或让你觉得自己可以远离可怕的结果，那么你就必须停止这项行为。你可以通过识别它们（见第1步）、理解它们（见第2步）和监控它们（见第9步），来帮助你预测它们的出现，并及时终止这类行为。如果你发现自己不经意间实施了微仪式化行为，请立刻停止，或将自己重新暴露于强迫情景或诱因中。

解决难题

寻求极端的保证

　　如果你很难停止寻求保证的仪式化行为，说明你依然相信自己总有一天能找到安全的"终极保证"或是能找到可以让自己一劳永逸的"决定性信息"。所以，我想明确的是：如果你不能放弃自己对保证无休止的寻求、没完没了的提问，以及搜集信息的行为，那么问题其实并不是因为你还没找到"正确的"或"最佳的"答案，而是你在寻求一种实际上永远都无法达到的确定性。你也许会觉得，某个地方的某个人一定会有你所需要的答案，只要找到他，你就能一劳永逸、永不再担心了。但不幸的是，那个人和那个答案实际上都不存在。在这个世界上，我们每个人都生活在各种各样的不确定中，我们能获得的确定性是有限的。

> 你是否还在坚持一个不切实际的保证？

　　如果你不能完全停止寻求保证的仪式化行为，那么就试着设置一些指导原则。比如，我的一些患者坚持要向权威人士（比如宗教领袖、专家或专科医生）寻求保证。如果你也有这样的想法，我建议你看看下面的建议。

- 你最近是否向某位专家咨询过？如果是，专家是怎么说的？你现在想问的问题和你之前问专家的问题有很大的不同吗？如果你认为自己已经知道该专家会怎么回应你，那么恭喜你，你很可能是对的。也就是说，你第二次咨询的唯一目的就是缓解你的焦虑，从中你并不能获得任何新的信息。如果事实的确如此，那么你应该控制住向该专家咨询的冲动（强迫症挖坑隐喻中的放下铲子）。

- 如果你根本无法控制自己向专家咨询的冲动，那么可以安排一个简短的（不超过30分钟）单独会面。

- 准备好面谈的问题，避免问一些具体的问题。例如，可以问传染病专家"您能解释一下感染艾滋病的概率有多大？"而不是问"我从＿＿＿＿＿＿＿＿＿或从＿＿＿＿＿＿＿＿＿中感染艾滋病的概率有多大？"。

- 坚持只问自己提前准备好的问题。

- 会面结束后，回顾一下专家给出的答案，试着将其应用到与自己的强迫性恐惧有关的情境中。当你感到自己想要寻求保证时，试着问自己："遇到这个情况，专家会怎么说？"这将帮助你学会根据自己的判断和直觉行事，而不是向他人寻求保证。

治疗伙伴小贴士

如果你与专家会面，请治疗伙伴和你一起列出问题清单不失为一个不错的主意。如果你的治疗伙伴能陪你一起去见专家或权威人士就更好了。

给治疗伙伴的小贴士：帮助亲朋患者设计普适性的问题，即这些问题的答案应该适用于多种情境。在与专家或权威人士会面时，坚持只讨论提前设计好的问题，这可以确保咨询不会变为另一种寻求保证的仪式化行为。

应对自发性的仪式化行为

有些仪式化行为似乎是自动的，还没等你意识到就发生了。比如，你也许会本能地在裤子上擦手、检查口袋等。如果是这样，你可以试试用下面这些方法来帮助自己控制你的一些仪式化行为。

- 确保你自己了解这些仪式化行为的诱因。如果你认为这样做有帮助，可以回到本书的第 2 步，去分析自己的仪式化行为和自动化的仪式化行为。了解自发性仪式化行为的起因有助于增强你的控制力。

- 认真在表 9–2 所示的仪式化行为监控工作表上记录发生的情况。如果仪式化行为发生得太快、太频繁，你没法及时写下来，可以用手持式计数器来进行监控。此举的目的是加大你对这类仪式化行为的关注，以便你能终止这些行为。

- 针对诱发这类仪式化行为的情境和想法进行更多的暴露练习，然后尝试控制自己不去实施仪式化行为。

- 如果你发现自己在暴露练习之外出现了仪式化行为，试着停止或调整这一行为。如果你发现所做的仪式化行为来不及终止或加以调整，那就试着在即将结束时增加点别的内容，以降低仪式化行为的效果。

- 尽可能地拖延自己实施仪式化行为的时间，直到你能彻底放弃为止。

停止与宗教相关的仪式化行为（顾虑过度）

尽管我已经在这一步（第9步）的其他部分中讨论过与祈祷、忏悔和重复宗教仪式相关的仪式化行为，但你可能仍然觉得进行暴露与反应阻断练习会与你的宗教信仰相冲突。但是，我在前面几步中也解释过，强迫症治疗没有任何理由去破坏或违背你的宗教信仰和习惯。如果方式正确，CBT完全可以与宗教仪式和平共处。事实上，如果你是虔诚的信徒且正遭受强迫症的折磨，我希望你能用这本书来帮助自己增强信仰并拉近与神明的距离。正是用这种方法，我已经帮助了很多有同样问题的患者实现了这一目标。

处理这类问题时，最大的困扰可能是你很难对正常的宗教行为（即使在治疗中也可以继续）和需要停止的强迫症行为加以区分。这种不确定性会激活你对违背信仰的焦虑，以及对确保"无罪"的需求。但是，我们由于无法获取神明的明示，只能靠自己（基于自己的信仰）判断，放弃仪式化行为究竟算不算违背了信仰。你可能会希望向宗教人士咨询并寻求建议（如果有这个打算，记得要按照上述的"解决难题"那一节所说的去做，以避免寻求保证的仪式化行为）。不过我没想到的是，当我问患者有哪些行为是强迫症表现、哪些是宗教信仰时，他们通常都能给出和宗教人士相同的答案。换句话说，他们其实是知道答案的，他们只需要去面对那些不确定性，并做到心中有信仰就可以了。

简单地说，由强迫性恐惧激发的"宗教"行为并不属于信仰的范围，它其实是信任不足的表现。如果因为一时走神就必须反复祈祷，因为害怕神明不再关爱自己就要没完没了地忏悔，因为担心自己完成得不够完美就要来回重复宗教习俗和仪式行为，那只能说明你并不相信神明有能力理解你是虔诚的信徒。

试想，假设邻居要出门旅行一周，请你在这段时间里照顾她的狗。如果她自从走后就没完没了地给你打电话，提醒你该喂狗了、该领着狗散步了、别给狗吃太多零食（因为你自己也养狗，所以这些你都很清楚），你会有什么感觉？显然，邻居并不信任你能照顾好她的狗，否则她就不会没完没了地打电话提醒你了。讽刺的是，当你仪式化地重复祷词、做宗教仪式和忏悔时，你就是这样对待神明的。既然你认为神明是仁爱的和全知的，那么你必须信任神明有能力了解你内心的感受和你应对强迫症的行为。神明并不需要提醒。

从这个想法扩展开来，将那些被罪恶感和诅咒激活的强迫行为与那些带着虔诚的爱和信任参加宗教活动区分开来。停止那些看似宗教活动实则由恐惧激活的仪式化行为，会让你和神明联结得更加紧密，你的信仰也会更加虔诚。

如果出现了新的回避模式和仪式化行为怎么办

一些患者告诉我，他们停止旧的仪式化行为后，新的仪式化行为又冒了出来。就这种情况有两种解释。第一种可能是，你的治疗效果不错，在解决并消除了许多有问题的仪式化行为后，其他你过去没注意到的行为就浮出了水面。解决方式当然是继续推进治疗，解决这些过去你可能没有留意过的、并不常见的仪式化行为。第二种可能是，在停止仪式化行为的过程中，你找到了新的方法回避或逃离焦虑。例如，你可能会回避强迫诱因，或用更隐蔽的方式去中和强迫诱因，以此来让情况看起来没那么可怕。以前，我曾遇到过一位女性患者，她的仪式化洗手行为非常严重，但却在一周内就完全"强行戒断"了。我当时简直不敢相信！后来才发现，我对她"快速好转"的怀疑是有道理的。为了在一周内快速戒断自己过去一天内长达几个小时的仪式化洗手行为，她雇了一位管家，这样一来，她就不需要再去接触"被污染"的物品了。当然，这位管家并不是强迫症的"解药"，而是一个更复杂（也更不划算）的回避策略。

如果停止一些仪式化行为会导致你发展出新的回避模式或行为，那就说明，你的反应阻断计划还不够全面。你应该重新整理，确保自己在直面可怕诱因时能放弃所有的回避或逃跑的策略。你很可能也需要用情境暴露练习来确保解决掉自己的回避问题。

总结与整合

到目前为止，你已经掌握了强迫症是如何运作的，也了解了如何最有效地应用治疗策略。现在，是时候进入正题了。就像 ACT 隐喻中说的那样，为了让自己走出泥沼并最终过上理想的生活，是时候开始脏兮兮的征途了。接下来，我会列出第 6 步至第 9 步中介绍的所有策略和需要应用的工作表，和你一起进行总结与整合。

你的治疗时间线

到目前为止，你已经学习了如何应用认知治疗、ACT、情境暴露、想象暴露与反应阻断技术，你马上就可以像我在临床工作中那样，将其整合起来应用。你需要将所有学习过的知识整合起来，再结合我帮助你设计的时间进度和日程表，以及按计划实施暴露练习的参考流程来治疗自己的强迫症。

如何安排 CBT 治疗的日程

我会将治疗日程按周来安排，这会让你在进入下一步之前，有充分的时间学习和练习每种技术。通过阅读本书的第 6 步至第 9 步的内容，你可能已经对整个过程有了比较清楚的理解和认识，接下来我会提供一个简单的日程，如果你觉得这对你有参考价值，并对你的 CBT 治疗日程安排有所帮助的话，可以把自己的时间计划和安排填进去。

CBT 治疗日程

第一周（开始日期：____年____月____日）

- 阅读第 6 步的内容。
- 每天用 45 分钟的时间练习从第 6 步中学到的认知治疗策略。

第二周（开始日期：____年____月____日）

- 继续坚持，每天抽出 45 分钟的时间练习认知治疗策略。
- 阅读第 7 步至第 9 步的内容。
- 查看第 4 步中自己写下的情境暴露和想象暴露清单、反应阻断计划，看看是否有需要修改的地方。有时只使用认知治疗策略就可以改变暴露条目或其主观不适感水平。
- 每周给自己分配一项情境暴露和／或想象暴露任务，填写如表 9–8 所示的"暴露练习计划表"，根据暴露练习的内容来选择要终止的仪式化行为。
- 从第二周开始，运用如表 9–2 所示的"仪式化行为监控工作表"来监控自己的仪式化行为。

表 9–8　　　　　　　　　　暴露练习计划表

第 # 周		暴露练习 你会选择哪一项	反应阻断 你会停止哪一项
第__周	情境暴露：		
	想象暴露：		
第__周	情境暴露：		
	想象暴露：		
第__周	情境暴露：		
	想象暴露：		

注：在按计划完成每周的练习之后，可将它们从清单上划去。

第三周（开始日期：＿＿年＿＿月＿＿日）

- 按计划对暴露清单项目进行第三周的暴露练习。每天两次，每次练习1小时。每次开始时，先用10分钟的时间对适合自己并能为暴露做准备的认知治疗策略进行练习，回顾适合自己的ACT隐喻（见表7–1）。使用"暴露练习记录单"（详见专栏9–1）来记录自己每次暴露练习过程中的主观不适感水平的变化。

- 根据这周的暴露练习，选择要对抗的仪式化行为，并开始做反应阻断练习。练习期间，如果你实施了某个仪式化行为，则要对这个暴露条目做个简短的再暴露，以确保自己持续处于"暴露"状态。

- 继续监控自己的仪式化行为。如果你无法抗拒自己的冲动，可以使用表9–6所示的"仪式化行为调整工作表"，来帮助自己尝试改良过的反应阻断技术，直到你可以完全放弃这一仪式化行为为止。

- 每天晚上，回顾一下自己的"暴露练习记录单"（详见专栏9–1）和"仪式化行为监控工作表"（详见表9–2），以了解在面对恐惧和对抗仪式化行为的过程中自己所取得的进展。

- 如果在这周结束时，你依然无法对自己练习的条目持更开放的态度，那么请继续坚持暴露治疗，直到你觉得能应对为止（尽管会诱发焦虑），然后再进入下一项。

　　如何判断自己已经准备好进入暴露清单的下一项了呢？如果仅凭感觉判断对某个诱发情境或强迫想法的开放程度和信念已经发生改变，似乎完全是个性化的主观判断。请使用下面的标准来判断自己是否已经完全消除对暴露项目的恐惧，以及自己是否已经准备好进入下一个条目了。

- 你是否认为暴露在这项条目中已经不能给你带来危害了？

- 你是否可以在这项条目诱发焦虑或不必要的想法时不去对抗它们？

- 你是否能接受这项条目所带来的不确定性？

- 你是否可以在练习这项暴露条目的同时，继续自己的日常生活或完成生活中重要的事？

- 当你进行这项暴露时，主观不适感是否可以保持在较低（20 分或更低）的水平？

- 当你应对这项暴露时，你实施仪式化行为的冲动是否会逐渐降低甚至最终消失？

第四周和第五周及之后（开始日期：＿＿年＿＿月＿＿日）

- 像第三周那样继续进行暴露练习，但每周要挑战表 9–8 上一个新的条目，直到全部完成为止。必须完成清单上的所有条目治疗才算结束，整个疗程大致需要 5~10 周的时间。

- 继续根据本周和上周的暴露练习来选择要抗拒的仪式化行为。

- 继续坚持在如表 9–2 所示的"仪式化行为监控工作表"上记录自己无法抗拒的情况。

- 开始练习生活化的暴露，在日常生活中创造机会来持续挑战那些自己已经按计划挑战过的暴露条目。尽可能多地寻找机会在不同的场所和情境中运用暴露练习和反应阻断，在每次闯入性想法、负性情绪和其他个体体验出现时练习继续正常地生活，以强化自己学到的知识。

- 每天继续回顾相关的工作表。

制订暴露与反应阻断计划

表 9–8 的"暴露练习计划表"相当于帮助你克服强迫症的路线图。你要在表 9–8 中按周列出工作计划，安排自己进行情境暴露、想象暴露和停止仪式化行为的练习。要完成这个任务，你得先回看本书的第 4 步，看看自己之前编制的暴露清单和反应阻断计划。当初的清单和当下的治疗方案之间会有出入，其中最主要的差异是现在的你需要全面统筹地来安排自己的计划。也就是说，你要将情境暴露、想象暴露与反应阻断按照以下的具体步骤整合在一起，从而降低实施的难度。

首先，重新回顾你最初的暴露清单，根据自己现在的感受，调整条目或主观不适感水平。其次，从暴露清单中选择一个情境（或闯入性想法），将其记录在表 9-8 里（注意这个表里包括情境暴露和想象暴露两部分）。如果你挑战的第一个条目恰好有相应的想象暴露（或情境暴露）条目，则将它也写进练习日程中。最后，根据自己写下的暴露条目，选择可能被激活的仪式化行为，进行反应阻断。将这个仪式化行为记录在表 9-8 的相应位置。然后选择你下一步要挑战的条目和相应的仪式化行为，重起一行，写进练习计划。本书第 7 步、第 8 步、第 9 步里的示例可以帮助你对自己的清单条目进行排序，并将情境暴露、想象暴露与反应阻断结合起来。如有需要，重新阅读示例。你也可以请治疗伙伴来提供帮助。表 9-9 是安杰洛（在第 7 步至第 9 步中提及过）填写的"暴露练习计划表"，以供参考。

表 9-9　　　　　　　　　　　安杰洛的暴露练习计划表

第 # 周	暴露练习 你会选择哪一项		反应阻断 你会停止哪一项
第 3 周	情境暴露：开 / 关电灯后出门		检查灯的开关
	想象暴露：房子被大火烧成废墟		
第 4 周	情境暴露：开车经过消防队时看到消防车		寻求保证
	想象暴露：房子被大火烧成废墟		
第 5 周	情境暴露：开 / 关窗户后出门		检查窗户的锁
	想象暴露：忘关窗户可能会引来盗贼		
第 6 周	情境暴露：放开 / 拉起手刹后离开汽车		检查手刹寻求保证
	想象暴露：车子会滑下山去，发生事故		
第 7 周	情境暴露：开 / 关电器后出门		检查电器
	想象暴露：房子被大火烧成废墟		
第 8 周	情境暴露：开 / 关水龙头后出门		检查水龙头
	想象暴露：家里被水淹，损失不小		

注：在按计划完成每周的练习之后，可将它们从清单上划去。

请记住，"暴露练习计划表"里的条目并不是一成不变的。事实上，我建议你用铅笔而不是用钢笔填写，这样你就可以随时按照需求来调整。在开始治疗后，许多人都发现有些情境其实比自己想象的更容易挑战成功；也有一些会比想象的更困难，可能要先完成其他条目的暴露练习后才能返回来再做。在治疗过程中，你可以根据自己的进展情况，随时对计划内容进行调整。

使用"暴露练习记录单"

专栏 9-1　　　　　　　　　**暴露练习记录单**

日期：_____

1. 描述暴露练习（你要挑战什么情境或想法）：

_____

_____

2. 你要尝试放弃的仪式化行为是：

_____

_____

3. 在不采取仪式化行为的情况下，这项暴露练习会带来什么可怕的后果？详细描述一下你最害怕发生什么（准确、具体）：

_____

_____

4. 你会在这次暴露练习中使用哪些认知治疗策略和 ACT 隐喻？

_____

_____

5. 你认为自己能坚持暴露多久？

_____

_____

6. 在下面的图上跟踪记录自己的主观不适感水平：

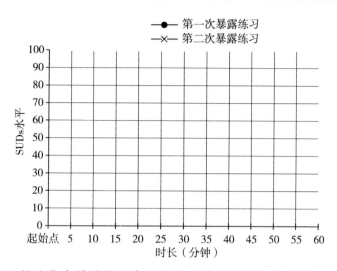

7. 描述你在暴露练习中的感受（使用"我非常害怕 ×××"这样的句型）：

_____

_____

8. 每天观察暴露图上的变化：

_____

_____

9. 描述暴露练习的结果。你担心害怕的结果真的发生了吗？那种焦虑或不确定性和你想象中的一样吗？

_____

_____

10. 你从暴露练习中学到了什么？发生让你感到吃惊的事情了吗？

_____

_____

11. 你会对这项暴露练习做哪些调整？

_____

_____

因为暴露练习可能会持续数周，所以可多复印几份"暴露练习记录单"备用。下面是针对这一跟踪记录单的步骤说明与建议，你也可以参考安杰洛的暴露练习跟踪记录单（详见专栏 9–2）。

1. 描述暴露练习。描述当天的暴露练习必须要做的事，比如你会挑战怎样的情境、想法或怀疑？你会在哪里进行这项暴露练习？尽量让一天内的两次暴露练习有一定的相似性，但又有一点点不同。如果今天你的暴露练习是针对未锁门责任的强迫性焦虑的，那么就让自己最后一个离开家，也最后一个离开单位，这样就会有两次不错的情境暴露练习和想象暴露练习的机会。

2. 你会抗拒哪种仪式化行为？针对这项暴露练习，列出自己可能会实施的仪式化行为。当然，这也是在反应阻断中你要努力的部分。

3. 担心结果。如果不实施任何仪式化行为，那么你觉得这项暴露练习会带来什么可怕的结果（比如"我的父亲会因此遭受厄运"）？如果你所担心的可怕结果发生在遥远的未来，那就请把它写下来，但也试着去检验那些暴露会带来的即时恐惧（比如"我害怕焦虑会升级""我会崩溃"或"我无法应对未来的不确定性"）。

4. 认知治疗策略和 ACT 隐喻。简单列出你计划在这两次暴露练习中应用的认知治疗策略和 ACT 隐喻。

5. 你认为自己在暴露练习中能坚持多久？预测一下，在不实施仪式化行为的情况下，你觉得自己能在暴露情境中坚持多久（几分钟还是几小时抑或几天）？然后试着比自己预测的时间坚持得更长一点。也许结果会令你大吃一惊。

6. 在图上跟踪记录自己的主观不适感水平。在第 7 步中，我讲过如何每隔五分钟记录一次自己的主观不适感水平。请记住，运用该图来帮助自己区分两次暴露练习时的主观不适感水平。这会有助于你看到重复练习是否会引起焦虑水平的变化，也可以比较不同时间段暴露练习的效果。如果主观不适感降低，那很好，说明你没那么焦虑了。如果主观不适感没降低，也没关系，说明你需要继续练习提升面对焦虑情绪的开放度。换句话说，不管结果如何，你都会有收获的。

　　不过，也要记住，不是每个人都会喜欢用数字量化评估的（也许你恰巧害怕使用某些数字）。如果你有这类强迫观念，或者你认为记录所有的数字会让自己很难受，也不必坚持完成练习。用图来记录自己的进步是一种很有效的方式，但是如果你把这些记在脑子里也不会影响治疗效果。

　　7. 描述自己在暴露练习中的感受。让自己体验那些由暴露诱发的个人感受和身体反应，越充分越好。当你将感受用语言表达出来时，就会发现自己其实比预想的应对得更好。

　　8. 观察暴露图上的变化。最终，在完成了一天的两次暴露之后，回顾一下自己的暴露练习跟踪记录，看看有什么改变、主观不适感水平是否有变化、进行暴露练习是不是没有你想象的那么可怕，等等。这些想法和总结会提升你的动力，有助于你坚持治疗。即使只是朝着最终目标迈出了小小的一步，也是对你的最佳奖赏。

　　9. 完成两次暴露练习后，描述练习的实际结果。它真的如你想象的那么困难吗？有没有什么可怕的事情发生？你是否坚持没做仪式化行为？就这些问题进行一下描述。

　　10. 你从暴露练习中学到了什么？发生的事儿让你感到吃惊吗？如果你所害怕的结果只在遥远的未来发生，那此刻你是否愿意接受未来的不确定性？你是否发现自己可以带着不确定性或怀疑一起生活？你的强迫思维是否失去了它们的威力？所有这些都让你感到吃惊吗？请记住，当事情出乎意料时，说明我们学到很多且学得不错。

　　11. 你会对这项暴露练习做哪些调整？试着想想自己能做哪些相似但或多或少有些不同的暴露练习，比如不同情境、不同条件等。在一系列不同的设定情境中去进行暴露练习是学会不再害怕的最佳方式。

专栏 9-2　　　　　　　**安杰洛的暴露练习记录单**

日期：<u>8 月 6 日</u>

1. 描述暴露练习（你要挑战什么情境或想法）：

<u>打开房间里的所有窗户，然后快速地把它们关上，不去仔细检</u><u>查就离开家，试着想象因为自己的粗心大意，有窃贼从开着的窗户</u><u>爬了进来。</u>

2. 你要尝试放弃的仪式化行为是：

<u>反复检查窗户并确保锁好。</u>

3. 在不采取仪式化行为的情况下，这项暴露练习会带来什么可怕的后果？详细描述一下你最害怕发生什么（准确、具体）：

<u>也许我会粗心大意忘了关某扇窗户，有窃贼会从那里爬进来。</u><u>这是由于我的错误造成的。我没法一整天都坚持面对这种不确定性。</u>

4. 你会在这次暴露练习中使用哪些认知治疗策略和 ACT 隐喻？

<u>生命—存款赌注技术；公交车上的乘客；溪流中的树叶以及"门</u><u>口的讨厌鬼"。</u>

5. 你认为自己能坚持暴露多久？

<u>大约 15 分钟吧。</u>

6. 在下面的图上跟踪记录自己的主观不适感水平：

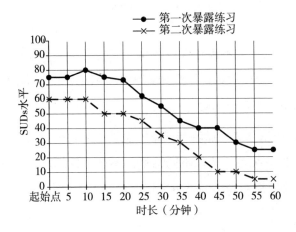

7. 描述你在暴露练习中的感受（使用"我非常害怕 ×××"这样的句型）：

我非常害怕自己没关好门窗，导致有窃贼溜进来。我的心怦怦地跳个不停，呼吸急促。如果这件事发生了，那完全是我的错，我感到非常内疚。

8. 每天观察暴露图上的变化：

我的主观不适感水平随着练习次数的增加有了显著的下降。我现在能更轻松地抵抗自己的仪式化行为了。

9. 描述暴露练习的结果。你担心害怕的结果真的发生了吗？那种焦虑或不确定性和你想象中的一样吗？

没有任何人闯入我家里，而且我可以带着不确定性去生活。当我不再检查时，我的主观不适感水平有了明显的下降。

10. 你从暴露练习中学到了什么？发生让你感到吃惊的事情了吗？

我坚持了一整天没有实施检查的仪式化行为，而这一天我过得还不错。没有任何人闯入我家，我发现自己可以带着不确定性去生活，这是最让我吃惊的体验了。我也没想到，即使自己不再反复检查，主观不适感水平依然会有所下降。

11. 你会对这项暴露练习做出哪些调整？

现在我已经用窗户做过暴露练习了，我会继续尝试其他的条目。我发现，我的最佳练习时间是晚上睡觉之前。下周我会出去旅行，在外待一两天，不在家的时候我也会尝试做暴露练习。

现在，你已准备好了吧

现在，你应该已经准备好开始做暴露与反应阻断练习了，这是 CBT 治疗强迫症和仪式化行为的关键一步。这是你真正开始直面自己的恐惧、向着设定的目标前进的机会。不要以为这个过程可以轻轻松松、一蹴而就，治疗总是要迎难而上。事实上，遇到困难恰恰说明你的治疗方式没错。但现在你已经做好全方位的准备了，你一定能做到！所有的努力和痛苦都会让你有所收获。在完成所有的暴露练习后，请阅读第 10 步，帮助自己巩固疗效。

第 10 步

结束治疗，保持健康

在过去几周的时间里，你一直在努力进行着暴露练习，并尽量减少回避和仪式化行为。我希望你已经取得了一些成果，停止了强迫症的恶性循环，理解了强迫诱因其实是可以被接受的和安全的，你可以只体验强迫思维和焦虑情绪，而不对它们做任何抵抗。也许，那些过去看起来非常可怕的情境和想法现在对你而言没那么可怕了，你可以不再回避，有更多的时间去自己想去的地方、做自己想做的事。也许，你已经注意到自己的人际关系、工作、学业及生活中的其他方面都有了极大的改善。

你认为自己的生活在开始治疗后发生了怎样的变化？

此时，你已经从治疗的"急性期"到了"巩固期"或"维持期"。在第 10 步中，你会重新审视自己取得的进步，并学习如何保持治疗效果。这是一个不断持续、发展的过程。最新研究结果表明，你必须在这段时间里让技巧练习成为自己生活方式的一部分。也就是说，对挫折和倒退保持警觉，预防暂时的倒退变为全面复发。如果需要的话，一位有资质的临床医生会对你非常有帮助。步骤 10 会介绍更多与之相关的内容。

结束治疗，但坚持"CBT 式的生活方式"

你是否尝试过节食减肥？许多人会意识到自己体重超标，需要改变饮食习惯。他们认为，坚持节食一两个月，减掉些体重就好了。但问题是，饮食习惯并不是电灯开关，按一下你就能节食了，再按一下你又恢复正常了。一旦你不再控制自己，就会回到之前的饮食习惯上，减掉的那些体重又会重新回到你身上。如果目的是减轻体重，短期而言节食可能是有效的解决方法，但从长远来说效果并不好。

不要让强迫症治疗变成另一种节食！如果是这样，你可能过不了多久就会重新回到以前的回避和仪式化行为的习惯中。试着将本书中的 10 个步骤理解为一种新的生活方式。你已经知道强迫症状就是一个恶性循环，也已经学会计划和开展有效的治疗并鼓励自己面对恐惧。最重要的是，你已经掌握了大量的技巧和策略，可以用不同的方式去应对闯入性想法，你可以跳出那个恶性循环了。与其将所有的经验都留在治疗里，不如在治疗结束后把它们变成自己生活中的一部分，从而健康地生活。下面是一些能帮助你将 CBT 整合到生活中的方法和建议。

> 如果保持健康是你的终极目标，那么这一目标没有终点。这是个要为之努力一生的目标。你必须坚持挑战自己的恐惧，抵制实施仪式化行为的冲动，因为那正是健康的人都会去做的事。

让暴露练习成为生活方式的一部分

为了降低重蹈覆辙的风险，我建议你采用循序渐进的方式来结束暴露练习，不要突然中断。一开始，你可以每隔一天做一次暴露练习；几周后，你可以每周做两次；最终，你每周做一次。

> **CBT 小贴士** 在治疗的维持期，不要突然中断暴露练习，而要循序渐进地减少练习次数。同时，做好准备，一旦强迫观念和仪式化行为再次开始影响你的正常生活，你就要重新恢复暴露练习的频率。

当然，如果你注意到强迫观念和仪式化行为又开始占用你的时间，或干扰到其他重要的事项了，那就应该重新增加暴露练习的频率。如果你连续几个月减少暴露练习也依然感觉不错，就可以试着停止暴露练习的计划和安排。但这并不意味着彻底停止暴露练习：就像我在第 7 步所阐述的，你应该继续在日常生活中把握一切机会进行生活化的暴露练习。也就是说，从此以后，

你要做的是主动靠近而非逃避与自己的强迫观念有关的情境。如果你想阻止强迫症卷土重来，就需要继续体验那些过去曾经回避或抵抗的情境和想法。这些治疗后的练习可以帮助你巩固或熟练掌握自己所学到的新的应对模式。

> 让暴露成为生活方式的一部分，意味着要主动靠近那些曾经会诱发你强迫观念的情境，而不是选择逃避。

除此之外，在那些过去你没有练习过的情境中，你也应该继续尝试做暴露练习。请记住，不同类型的暴露练习越多，效果就越好越长久。把握机会随时随地做些"微暴露"练习也是非常有效的方法。阿琳之前的强迫症与书面工作中的错误有关，通过做书写支票和信封地址后完全不检查就直接寄出去的暴露练习，她在很大程度上克服了这种恐惧。应用想象暴露对不确定性和害怕犯错的可怕结果进行了挑战。现在，阿琳尽管已经完成了治疗，但她每天依然会刻意在书写上犯点小错误（比如，故意拼错一个词、留下一个修改痕迹等），以此来进行微暴露练习，但不去记录自己的主观不适感评分。最后，阿琳发现

这个策略非常实用，因为每个人都会时不时地犯点小错误，所以她知道是时候接受自己也会犯错的事实了。

> 在日常生活中，你能整合哪些微暴露练习来巩固疗效？

你可以花点时间制定几条自己进行微暴露练习时应遵守的规则，并写在专栏 10–1 里，帮助自己坚持直面恐惧。比如：

- 每次离家时，都不拔掉熨斗的插头；
- 每次倒垃圾时都碰一下垃圾桶表面；
- 每次看到尖锐或危险的物品时，故意去想可能会伤害自己心爱的人；

- 需要设置密码时，故意用让你不舒服的数字；
- 出门前不上洗手间，而是特意上公共洗手间。

专栏 10-1　　　　　　　**我要遵守的微暴露练习规则**

1. _____

2. _____

3. _____

4. _____

5. _____

逐步减少反应阻断

同样，现在可以放松对自己的反应阻断要求并停止监控仪式化行为了。但这并不意味着你可以采取仪式化行为。这只说明，你可以像大多数人那样，是出于需要而不是出于恐惧去做事。总之，如果你为了寻求确定性、减少强迫性恐惧或摆脱不必要的想法而要去采取某个行为，那么你就该将其视为仪式化行为，并对抗这种冲动（想想第 3 步里的挖坑隐喻，请放下你的铲子）。

> **CBT 小贴士**　将自己遵守的微暴露规则写下来，贴在易于看到的地方（如冰箱门上或浴室的镜子上），直到它们自然而然地内化成为你的生活方式。

也就是说，与过去不同的是，现在该留意自己行动的理由了。问问自己："我为什么在做这件事？别人也会认为做这件事是理所当然的吗？"另一种绝佳的策略是使用第 6 步里的生命 – 存款赌注技术，或思考第 8 步里的"公交车上的乘客"隐喻。

在使用 CBT 技术三个月后，帕维尔已经改变了自己见到数字 13 和 666 的反应方式，不再因它们做仪式化祈祷了。某一天，当他为家人购买假期旅行的机票时，发现票价的总额是 666.13 美元（这不是虚构的）。帕维尔当时就惊恐发作了。"我的两个厄运数字竟然同时出现了！显然老天不想让我们去旅行，"他想，"某些可怕的事一定会发生在我们身上。"他感到有一股强烈的冲动，想去实施仪式化的祈祷行为，但内心深处，他又知道这样做是不对的。于是，帕维尔问自己："要么这是上苍给我的启示，要么这只是个巧合。如果我要用全家人的生命来下注的话，我会押在哪一边呢？"通过这样的思维方式，以及回忆所有自己完成过的暴露与反应阻断练习，帕维尔意识到，这可能只是一个巧合。他抵抗住了自己祈祷平安的冲动，而且选择继续这次旅行来作为新的暴露练习。

　　引入"正常"或常见的行为方式是帮助你将治疗技巧扩展到日常生活中的绝妙方法。例如，如果在暴露练习的过程中，为了抵抗反复检查的冲动，你将家中所有开关都遮挡住了，那么现在你可以试着去掉那些遮挡物。如果你再次出现反复检查的冲动，可以试着用普通的方式去应对——看一眼开关然后就走开，而不是触碰它或仔细查看。如果你已经消除了有关污染的仪式化行为，并且已经有很长一段时间不怎么洗手了。现在，如果你又有了想去洗手的冲动，可以试着以更正常的方式去应对：看到手的确脏了，那就去洗吧。如果你不用很仔细就能看到、感觉到或闻到自己手上有些不舒服的东西，而不是想象出来的，也可以简单地洗个手。如果你快速看一眼或闻一下没有发现任何东西，那就不用去洗。我在这里特别强调的是"不仔细看"和"简单地看"，因为这就是通往成功的关键点！你千万不要把对自己手部的例行检查变成一种强迫的仪式化行为。

　　我们经常建议来我诊所的强迫症患者应用下面的"回归正常行为的指导原则"，帮助他们回归更为正常或普通的行为模式。你也可以试着这样去做。如果下面的清单里没有涵盖你的仪式化行为，你也可以自行设定。如果你很难分辨普通行为和仪式化行为或过度行为之间的不同，可以考虑向你的治疗伙伴求助。

回归正常行为的指导原则

洗手

- 每天洗手不超过 5 次。

- 不使用便携式手部消毒液或消毒凝胶。

- 每次洗手不超过 10 秒。

- 只在饭前便后、看到自己手上有脏东西或闻到有异味（不是出于想象或猜测）的时候再洗手。

- 使用常规清洁效果（而不是强效）的肥皂。

- 直接用手开门、触碰物品表面或冲厕所，而不是间接地去做（比如隔着纸巾、袖子或用脚）。

洗澡

- 每天洗澡不超过 10 分钟。

- 如果身上有太多污垢或体臭很重，或出了大量的汗（不是出于想象或猜测），可以额外多洗一次，依然不要超过 10 分钟。

- 如果你需要参加某个正式活动（如约会或参加婚礼），可以额外多洗一次，但不超过 10 分钟。

- 使用常规清洁效果（而不是强效）的肥皂和洗发水。

清洁

- 每月只清洁一次房间。除非是看到灰尘、污垢或其他脏东西（不是刻意仔细检查的情况下），再去打扫房间及房间里的物品。

- 使用常规清洁效果（而不是强效）的清洁剂。

- 衣服穿过一次再洗，用常规清洁效果的洗衣液且只洗一次。

检查和寻求保证

- 在诱发仪式化检查的情境中，只检查一次。

- 不管出于何种原因，开车时都不要掉头回去检查（从车窗或后视镜看一眼是可以的）。
- 在检查门锁、家电等物品时，可能的话，只用看而非触碰的方式检查。
- 不要让其他人来替你检查。
- 不要就同一个强迫性恐惧的主题对同一个人或不同的人寻求两次以上的保证。
- 不要用互联网去比较自己和他人，查找有关强迫症的信息，或是寻求任何形式的保证。一般经验法则是，远离强迫症互助讨论小组。

祈祷和宗教的仪式化行为
- 除非神职人员有特别的指导或要求，否则只在做礼拜、吃饭前和睡觉前祈祷。
- 不要将祈祷作为应对与强迫思维或恐惧相关情境的策略。
- 即使你走神了或是怀疑自己说得不够完美，也要坚持每句祷词只说一遍，相信神明能理解你。
- 每个宗教仪式只做一次，即使做得"不够完美"。
- 不要为同一件事反复忏悔。

解决难题

长时间地坚持做暴露与反应阻断练习并不容易，持续运用这些策略是一个非常艰巨的任务。如果能让它们成为生活方式的一部分，事情就简单多了。但如果你很难保持动力继续坚持，可以参考下面列出的建议。

- 列出一份清单，说明在生活中继续应用 CBT 策略的好处。例如，它如何提升你的工作效率或学习成绩？在社交活动或约会上如何改进你的表现？这会如何影响你对自我的认识和看法？在专栏 10–2 中把你的答案写下来。
- 评估一下自己通过治疗取得的进步（见后面的"评估你取得的进步"部分）。与治疗前相比，你在哪些方面有所改善？回顾并思考自己取得的进步会有很好的激励效果。

- 为达到长期目标，可以先设定一个短期目标以及实现这一目标的奖励措施。请注意，只有达到目标你才能获得奖励。使用本书第 5 步中介绍的策略来帮助自己。将你的目标和奖励写在专栏 10–3 里。
- 跟自己签订一份协议，只有完成对某个令人恐惧的情境的暴露练习或停止某种仪式化行为并坚持一周后，才能去娱乐（如看场电影、旅行一次、给自己买个大件商品等）。将这些协议内容写在专栏 10–4 里。

用表 9–2 记录并监督自己的仪式化行为，并将其放在家里人都能看到的地方（比如贴在冰箱的门上）。家庭成员可以看到你对抗仪式化行为所付出的努力，也会称赞你所取得的成绩，这会让你的感觉很好。

专栏 10-2　　　　**将 CBT 策略作为生活方式的一部分，我能得到什么**

在我看重的那些领域（工作、家庭、学校、社交、志愿者工作、娱乐等）中，我的表现会发生怎样的改善？

_____

_____

_____

_____

我的自我形象会得到怎样的改善？

_____

_____

_____

_____

专栏 10-3   短期目标和奖励

目标：

_____

_____

达到目标的时间：____年____月____日（具体日期）

按时完成目标的奖励：

_____

_____

专栏 10-4   我的暴露与反应阻断练习协议

从____年____月____日（具体日期）起一周内，我会（写上自己一周内每天都会做的暴露与反应阻断练习的内容，要具体）：

_____

_____

除非达到自己本周的目标，否则就不能（写上自己渴望参加的活动、购买的物品等）：

_____

_____

另一个要注意的问题是，为了保持疗效而设定的目标不宜急于求成或太高。

费尔南多刚刚完成了自己的治疗，他已经有几周没有实施任何重复或排列的仪式化行为了。但他为自己设定了一个不现实的目标，即他坚持要求自己永不实施任何仪式化行为。这其实是把自己推进了失败的火坑，即使不是患有强迫症的人也难免会做一点仪式化行为。于是，当费尔南多最终无法控制排列整理书架的冲动时，他开始责备自己："我真失败，我毫无自控力。"结果这引发了他的另一个负性想法："反正我已经打破了自己设定的目标，那做不做仪式化行为也就无所谓了。"这样一来，费尔南多又成了老样子。

在挑战强迫症时，你不能期望完美。像费尔南多那样偶尔的失败是很正常的，这其实并不是因为他没有自控力造成的，某些特定的情境、事件或是缺乏练习都会引发这样的结果。但值得庆幸的是，所有这些都是可控的。接下来，我会告诉你如何解决这一问题。当你为自己设定不合理的规则和目标时，就会出现"破堤效应"（abstinence violation effect）。也就是说，如果这个规则被打破一次，你就会破罐子破摔，彻底将自己推向目标的反方向。为了避免掉进这个陷阱，千万不要让自己当完美主义者。只要做好心理准备，谅解自己会时不时出现强迫观念和仪式化行为，但请记住，自己是有能力和有办法去应对这些的。

评估你取得的进步

如果你一直在使用专栏 9–1 的"暴露练习记录单"和"暴露练习主观不适感记录"评分图（见图 7–3）这两个工具，那么其实你已经观察到了自己在治疗过程中取得的进步。可能有人也已经告诉过你，他们注意到了你的情绪和行为上的改变。为了能对自己目前的状态有一个更清楚的了解，或对自己发生的改变有更加深刻的印象，你可以重新使用本书第 2 步中评估自己目前的强迫性恐惧、回避和仪式化行为的图表。专栏 10–5 是你的"目标症状评估量表（治疗后版）"。回看你的"目标症状评估量表（基线版）"（见专栏 2–10），重新将自己过去害怕的情境、想法和仪式化行为填到专栏 10–5 里，然后评估自己目前的恐惧、回避和仪式化行为的等级，分数范围仍是 0~8 分。如果需要重温一下是如何填写的，你可以重读第 2 步的相关内容。

专栏 10-5　　　　　　**目标症状评估量表（治疗后版）**

第一部分　强迫性恐惧

使用数字0~8（数字0代表一点也不害怕，数字8代表极度害怕）对每个诱因或闯入性想法的恐惧程度进行打分。

0	1	2	3	4	5	6	7	8
一点不		轻度		中度		强烈		极度

让人害怕的诱因或闯入性想法	恐惧程度评分
1.	
2.	
3.	

第二部分　回避

评估自己的回避程度。

0	1	2	3	4	5	6	7	8
从不回避（0%）		很少回避		有时回避（50%）		经常回避		总是回避（100%）

让人害怕的诱因或闯入性想法	恐惧程度评分
1.	
2.	
3.	

第三部分　仪式化行为所占用的时间

0	1	2	3	4	5	6	7	8
一点不		很少		有时		经常		总是

	仪式化行为	花费时间评分
1.		
2.		
3.		

如果你的评分介于 0~3 分之间，说明那些症状基本上已经不再困扰你了；如果你的评分是 4~7 分，那么你依然还有中度以上的恐惧，或者还会经常使用回避或仪式化行为的应对方式；如果你的评分在 7 分及以上，说明你的问题依然很严重，可能需要寻求更多的帮助。不过也要看看和你在第 2 步治疗前的评分相比，现在的状态如何。如果现在的分数有所降低，那就说明你还是有进步的。如果愿意，你甚至可以将分数填入下面的公式，计算出治疗后的改善百分比。

（治疗前的分数 − 治疗后的分数）÷ 治疗前的分数 = 改善百分比

（＿＿＿ − ＿＿＿）÷ ＿＿＿ = ＿＿＿%

你在第 5 步中为自己设定的治疗目标完成得怎么样了？可以参考专栏 5–4 "我挑战强迫症的目标"。在专栏 10–6 "实现我的个人目标"里写下与专栏 5–4 相同的目标，并对每一项的完成程度进行评分，分数范围为 0 分（毫无进展）至 8 分（实现目标）。

专栏 10–6   **实现我的个人目标**

使用数字 0~8（数字 0 代表毫无进展，数字 8 代表实现目标）评估一下你在实现个人目标上做得怎么样。

0	1	2	3	4	5	6	7	8
毫无 进展		有点 进展		进展 良好		进展 很大		实现 目标

目标	实现程度评分
1.	
2.	
3.	
4.	
5.	

没有达到预期的目标怎么办

克服强迫症并不是一件容易的事。所以你的进度很可能会比自己的预期要慢。如果你觉得自己在治疗过程中已经竭尽全力，但评估结果却不尽如人意，别灰心。如果以下两个问题依然困扰着你，别忘了坚持生活化的暴露练习，并提升治疗练习的频率。

- 问题 1 是你很难记得坚持练习。试着用一些方法来提醒自己，比如：在关键地方（汽车后视镜上或车里）放一些便于阅读的提醒小贴士；给自己写邮件；设置闹钟；请家人或朋友提醒你；把每天的练习安排在同一时间有规律地进行等。

- 问题 2 是你有时会因为焦虑而回避暴露练习。提醒自己，焦虑并不危险，让自己感到焦虑是非常重要的，要学会欢迎"门口的讨厌鬼"参加派对，这样你才能学会认识到这些感受、想法和身体反应并不能阻止你去完成生命里重要的事。在进行暴露练习之前，试着回顾一下第 7 步中欢迎"门口的讨厌鬼"、第 8 步中"公交车上的乘客"这两个 ACT 隐喻或第 6 步中介绍的认知治疗策略。

如果你的治疗是由于其他原因才难以推进的，可以尝试去找一位擅长 CBT 技术的精神科医生。如果你确实决定恢复密集的练习，最好先花时间找到在接下来的几周中最适合自己的策略。如果你能专注于这些关键点，也许可以事半功倍。

享受没有强迫观念和仪式化行为的生活

强迫观念和仪式化行为是否曾经占用了你大量的时间，并限制了你的日常活动？如果答案是肯定的，那么现在就应思考一下，你打算利用这些时间做些什么。因为你过去受强迫症影响的部分已经不在了。学会用兼具创造性和奖赏性的活动将这部分空白时间填满是非常重要的，因为这样你才能全身心地投入到充满意义的生活中，不给强迫症留下任何可乘之机。如果你为自己夺回了宝贵的时间，那么要用它做些什么呢？

你可能需要安排一系列有规律的活动，或是学些新技能。社交活动、兴趣爱好或志愿者活动都有助于预防强迫症的复发。如果过去强迫症对你的生活造成了严重的影响，或者你特别担心自己的新计划会失败，那么可以向心理治疗师或社工寻求帮助。表 10–1 是我之前为我的患者安排的一些活动。

表 10–1	戒除强迫症所赢回来的时间能做什么	
绘画	参加社区活动	练瑜伽
创作歌曲	打高尔夫	跑步
写一本有关强迫症的书	学习一项团队运动	观看戏剧
参加读书会	骑马	听音乐会
加入征友平台	学习织毛衣	下馆子
做志愿者	看电影	旅行
返回校园	玩拼图游戏	滑雪
组建或参加强迫症支持小组	喝咖啡	游园
学一种乐器	参观博物馆	远足
冥想	健身	按摩
骑自行车	找份正式的工作	

防止倒退，预防复发

你很有可能能够保持治疗效果，甚至可能会随着时间的推移而做得越来越好。不过，即使你在保持疗效的过程中继续运用 CBT 策略，也不敢保证从强迫症中恢复的过程是一帆风顺的。如果遇到困难，你就要想办法加以解决来保持疗效。最重要的是，不要让暂时的挫折或倒退引发症状的全面复发。

什么是倒退

简单来说，在你的强迫症状得到真正的改善后，再次出现明显的回避、仪式化行为和寻求保证的问题，就是倒退。

朱迪斯在克服自己对生化实验室的恐惧方面取得了很大的进步，而且已经不那么担心偶尔暴露在有毒的化学物质中了。但某一天，她给大学的危险管理办公室打了五次电话，希望他们确保自己没有吸入过量的有毒物质。这就是朱迪斯正在经历"倒退"的一个迹象。

如果你发现自己正在回避某个情境或寻求保证，那么这是正常的行为还是仪式化行为逐渐增加的表现呢？

倒退和复发

倒退本身其实并不会给你带来太大的危害。它们通常是暂时性的，可能只出现一次，而且如果你能将其视为提醒自己需要练习 CBT 策略的信号，它们其实很容易应对。然而，当倒退变得越来越频繁、越来越有规律地出现时，你可能正在面临强迫症复发的问题，这可能会让你回到过去的强迫思维和行为模式里。准确来说，这个问题严重得多，也

问题其实不在于倒退是否会发生，而在于它何时会发生。因为倒退是不可避免的，而且通常并不难应对。但复发就是另外一回事了。复发意味着你忽视了那些早期出现的预警信号，你的老问题又回来了。至关重要的是，要尽早识别出倒退并尽快解决，才能避免倒退恶化、强迫症复发。

更难应对。令人庆幸的是，大多数的复发都可以通过预防来解决。重要的是，试着在第一次倒退出现时就迎难而上加以解决，以免其进一步发展。找到导致倒退和复发的诱因是解决这一问题的第一步。

倒退和复发的诱因

很多因素都会导致倒退和强迫症的复发。负性情绪或压力的加大则是一个极其重要的诱因。经济拮据、工作或学业上的困扰、人际关系不佳、丧亲、罹患疾病、空巢甚至新生命的到来都会降低你的抵抗能力、消耗你的精力，让你更容易受到胡思乱想和无益行为模式的影响。与你的强迫性恐惧相吻合的偶发事件同样可以引发倒退。例如，马克对精液污染的恐惧在他某次遗精后再次出现。像这样的巧合之后，出现倒退是很容易被理解的，但这并不意味着你又回到了原点、之前的努力都白费了。你已经战胜了强迫症一次，第二次只会变得更容易。

阿诺德似乎已经将自己最严重的与污染有关的强迫症问题抛之脑后了。现在他可以正常开门、握栏杆、触碰其他东西，完全不用洗手。"终于能放松下来了，摆脱强迫症的感觉真好，"他对自己说，"我很高兴自己终于不用再做暴露练习了。"但没过多久，阿诺德发现自己开始再次回避这些行为，洗手的次数也越来越多了。他完全没想到竟然会这样。

可见，倒退并不只是在你状态不好时才会出现，它也可能在你刚刚取得阶段性胜利的时候意外出现。在这种情况下，倒退可能是你对自己的状态过于自信了。如果阿诺德在自己的害怕情绪消失后坚持做暴露练习，可能就不会出现上述情况。

如果在治疗过程中，你所做的暴露与反应阻断练习数量不够，也可能会出现倒退的情况。也就是说，如果你没有在治疗中挑战自己最害怕的诱因和想法，或没有停止自己所有的仪式化行为，或在暴露练习中运用了隐蔽的回避策略，或没有在各种不同设定中进行暴露挑战，这些都有可能让你出现倒退。暴露与反应阻断练习完成得不够彻底，会给强迫症卷土重来留下可乘之机。

预防复发的个性化策略

预防复发在于主动留意那些可能会引发压力或倒退的情境。你也应该关注预警信号和倒退迹象，将其视为暂时的退步和挫折，相信自己有能力解决。然后，运用自己在本书中学到的策略和技术来扭转局面。下面，我将提供五条有助识别和应对复发的策略。

定期进行评估

避免复发的最佳方式之一就是定期（每隔几个月）检查一下自己的状态，以确保自己没有在不知不觉中退回到之前的强迫、回避或仪式化模式里。如果你正处于生活中某一特定的压力期，那么当下或之后尤其应该监控自己的症状，因为就像前面提到的那样，压力事件会增加倒退的风险。

识别"高风险"情境

近期你是否有家人离世或刚刚结束了一段亲密关系？工作上你是否有较大的压力，或家里的经济状况出了问题？这些都是负性的应激源。由于压力很可能引发倒退，因此你应事先做好心理准备，留意强迫观念和仪式化行为是否有所增加，而不是事到临头才大吃一惊。除此之外，需要调整和改变的积极事件同样会给你带来压力。你是否找到了一份新工作？你最近刚刚结婚吗？任何会带来压力的事件或情境都可能增加倒退的"高风险"。当你知道有一件充满压力的事情即将发生的时候，请做好准备，你可能会重新出现强迫观念和仪式化行为。如果你准备在先，一旦出现倒退情况你就不会措手不及，反而可以立刻采取应对措施。

接下来的几个月的时间里，你会遇到哪些充满压力的高风险情境呢？将这些写在专栏10–7里，然后识别出倒退的信号。

<table>
<tr><td colspan="2">专栏 10-7</td><td>我会遇到的充满压力的高风险情境</td></tr>
<tr><td>1.</td><td colspan="2">_____</td></tr>
<tr><td>2.</td><td colspan="2">_____</td></tr>
<tr><td>3.</td><td colspan="2">_____</td></tr>
<tr><td>4.</td><td colspan="2">_____</td></tr>
<tr><td>5.</td><td colspan="2">_____</td></tr>
</table>

识别预警信号

预防复发前，需要先识别出自己倒退的信号。下面是一些可能出现的情况：

- 无法接受焦虑的感觉和伴随的身体症状；

- 无法接受闯入性想法；

- 仪式化行为、寻求保证和回避的行为都有所增加；

- 更易被激惹或情绪低落；

- 回避和仪式化行为再次出现，人际关系紧张；

- 强迫症状影响日常生活，或让你无法参加重要的活动。

当你注意到这些（或其他的）预警信号时，是时候进入预防复发模式了。

保持积极态度

当第一次倒退的迹象出现时，你可能会出现恐慌。但不要自责。请记住，倒退是正常的、不可避免的。即使你特别不希望它们发生，但它们依然有可能发生。"哦，不，我又失败了"或是"太可怕了，我没法承受了"这种话只会让你陷入绝望的循环，增加你的压力。还记得吗？压力会让强迫症恶化。与其自责，不如试着保持冷静，采取行动。下面列出的心态也许可以帮助你有效地应对倒退。

- "没事的。这很正常，每个人都会发生倒退。"
- "复发之前我注意到这一现象，太好了，我知道现在该怎么做。"
- "不管怎样，我还是有些仪式化的问题。我猜这意味着我需要再努力一点。"
- "我之前成功地解决过这个问题。这一次也一样！"

采取行动

让我们先回顾一下，在了解本书技巧并加以练习的过程中，你都学到了哪些与强迫症有关的知识。回答专栏 10-8 里的三个问题可以帮助你思考，当感觉到强迫症即将复发时什么该做、什么不该做。

专栏 10-8　感觉到强迫症即将复发时什么该做、什么不该做

1. 写下所有你知道的与不必要的闯入性想法有关的知识，以及它们是如何发展成令人焦虑的强迫观念的？

_____

_____

2. 短期内可能减少焦虑、强迫观念和不确定性，但从长远来看却会影响你的生活并让强迫症恶化的行为模式有哪些？

_____

_____

3. 你学到的哪些知识可以帮助自己在焦虑和强迫观念出现时，以更具适应性和更健康的方式去应对？

_____

_____

_____

请回答专栏 10–9 里与你在本书中学到的 CBT 策略有关的问题。

专栏 10-9 　　　　　　**有关 CBT 策略的问题**

1. 在能够改善你的强迫性思维的认知治疗策略中，哪些可以用来防止你倒退？哪些效果更好？

_____

_____

2. 运用那些你觉得与你目前情况最为吻合的 ACT 隐喻，这会帮助你接受强迫观念、焦虑情绪和不确定性。现在那些"公交车上的乘客"还会对你指手画脚吗？你能打开门让那些"讨厌鬼"参加派对吗？你正在做哪种给自己挖坑的事情呢？怎样做你才能放下铲子？你是否依然在拼命要赢得棋局？如果你是棋盘，你该怎么做呢？

_____

_____

3. 通过接受强迫观念和焦虑情绪来防止倒退，不要屈服于想抵抗或回避可怕体验的冲动。你最好不要做的事情有哪些？比如，"我不会试图将这些令人不安的想法赶出脑海"。

_____

_____

4. 如果你一直在回避诱发恐惧的因素，试着针对它们设计一个循序渐进的情境暴露练习。如果挑战某个诱因对你来说太可怕，那就试着先从简单的开始，并逐渐增加难度，最后去尝试最可怕的情境。列出你回避情境的清单及挑战步骤，确保自己在不同的情境设

定中进行暴露练习。请记住，如果你真的要超越自己的极限，那就要去做大多数人不会去做的事（比如摸自己的鞋底而不是简单地碰一下它），这会改变你的视角，帮助你看到焦虑和强迫观念的真面目。请写出你要进行的暴露练习都有哪些?

_____

_____

5. 你的强迫性怀疑和想法是否与灾难性后果有关? 如果有，那就为自己设计一个想象暴露练习。请列出困扰你的强迫思维有哪些，并描述你将如何运用想象暴露技术去挑战它们。

_____

_____

_____

如果你有治疗伙伴，可以请他来帮忙; 如果你有治疗师，试着安排一些"强化训练"，来帮助自己重回正轨。因为你已经学过必要的康复技能，所以很可能会比自己的预期更快地恢复状态。你要做的是回顾自己已经学到的知识，规划需要尝试的暴露练习和停止仪式化行为。如果你认真地评估可能导致自己复发的诱因，并提前制定好应对策略，你的康复速度会更快、康复效果也会更好。

找一位临床医生或专业的治疗师

如果你的强迫思维、回避行为和仪式化行为的问题较为严重，或者本书中自助式的治疗方式对你效果不佳，你可以考虑去看精神科医生或遴选有经验的心理治疗师。在选择有经验的医生和心理治疗师之前，可能需要简单筛选一下。我们知道 CBT 在治疗强迫症上有较好的效果，但并不是所有的医生或心理治疗师都熟悉这种方法，或是接受过全面的培训。

你也可以从当地的精神卫生及心理支持相关机构那里寻求推荐名单。如果你恰巧住在有心理学系或心理学培训项目的大学附近，或是有精神科的医学院附近，你也可以打电话或上网查询他们是否有 CBT 门诊。不要太担心自己是否会遇到实习治疗师，尤其是那些正在接受 CBT 治疗焦虑和强迫培训的治疗师，他们通常会处于严格的督导之下（而且他们往往会更投入治疗以取得更好的督导成绩）。这类门诊所提供的治疗质量往往有所保障，而且收费也相对较低。

不管你是不是通过上面的方式找到的治疗师，先确保他在你所在地有执业资格。有些治疗师对 CBT 的基础知识有较好的掌握，但并没有用它们来治疗强迫症的经验。如果是这样，你可以问问他之前在应对恐惧症、社交焦虑或惊恐发作时是否用过 CBT 疗法，因为用 CBT 治疗这些问题的过程与强迫症相似。你可以由此判断，他是否有基本的知识和能力来帮助你应对强迫观念和仪式化行为。也许你可以建议他参考本书与你个人的强迫观念和仪式化行为有关的内容来为你做个性化治疗。

如果你考虑用药物来改善自己的强迫症状，可以找一位有这方面经验的精神科医生来为你治疗。如果你无法找到强迫症方面的专家，试着找一位在治疗焦虑症方面经验比较丰富的医生。通常情况下，治疗强迫症所用的药物与治疗焦虑发作的药物类似。

专栏 10-10　　　　　　　特别提醒

现在，有很多诊所、医疗公司甚至个人会承诺用你的基因（通过血液或咽拭子采集的方式）、你的大脑核磁成像结果或其他生物、化学、药学的手段来诊断强迫症或打造所谓最适合你的治疗方案（通常指的是药物），这些方法通常费用高昂（成千上万美元）。我的意见是，即使它们似乎是你最后的希望，也别去做。尽管他们声称这是高科技，很有保障，但其实到目前为止没有任何研究结果表明，这些昂贵的药物比专业、负责的治疗师的访谈提供更多的信息。我曾经遇到过许多购买过这类服务的患者，他们通常都感觉自己被骗了，因为并没有什么基因、大脑成像或其他医学检查能够筛查出强迫症。所以拜托大家，不要上当。

临别寄语

恭喜你！你已经走过了一段漫长的旅程。我希望这 10 个步骤中的观点、信息和 CBT 策略能够帮助你克服困扰你的问题。我喜欢 CBT，除了它的疗效极佳之外，还有一个原因就是你所练习和学到的知识永远都属于你自己，你永远都能使用它们，不用依赖别人的建议去决定每个星期做什么，也不需要没完没了地去吃处方药。你所掌握的技术和知识是属于你自己的，没有人能夺走，取之不尽，用之不竭。这会让我想起"授人以鱼不如授人以渔"这句古老的中国谚语。经历了所有这些辛苦与努力之后，你已经学会了如何"捕鱼"了，已经可以从强迫症手中夺回你的生活了。我衷心地祝愿你，一生都能享受"捕鱼"的快乐。